中华人民共和国经济与社会发展研究丛书（1949—2018）

编 委 会

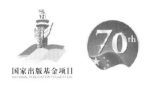

国家出版基金资助项目

"十三五"国家重点图书出版规划项目

中华人民共和国经济与社会发展研究丛书（1949—2018）

丛书主编：武力

中国医疗事业发展研究

Research on Medical Development of the People's Republic of China

郁　辉◎著

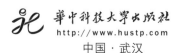

华中科技大学出版社
http://www.hustp.com
中国·武汉

图书在版编目(CIP)数据

中国医疗事业发展研究/郁辉著.—武汉:华中科技大学出版社,2019.6
(中华人民共和国经济与社会发展研究丛书:1949—2018)
ISBN 978-7-5680-5407-2

Ⅰ.①中…　Ⅱ.①郁…　Ⅲ.①医疗保健事业-产业发展-研究-中国-1949—2018
Ⅳ.①R199.2

中国版本图书馆 CIP 数据核字(2019)第 133545 号

中国医疗事业发展研究　　　　　　　　　　　　　　　　　　　郁　辉　著
Zhongguo Yiliao Shiye Fazhan Yanjiu

策划编辑:周晓方　周清涛
责任编辑:封力煊
封面设计:原色设计
责任校对:李　弋
责任监印:周治超
出版发行:华中科技大学出版社(中国·武汉)　　　电话:(027)81321913
　　　　　武汉市东湖新技术开发区华工科技园　　　邮编:430223
排　　版:华中科技大学惠友文印中心
印　　刷:湖北新华印务有限公司
开　　本:710mm×1000mm　1/16
印　　张:17.25　插页:2
字　　数:290 千字
版　　次:2019 年 6 月第 1 版第 1 次印刷
定　　价:139.00 元

内容提要
ABSTRACT

　　医疗事业关涉人民群众的幸福安康,是重大的民生问题。新中国成立以来,党和政府高度重视医疗卫生工作,大力发展医疗事业,努力使广大人民群众病有所医。"以史为鉴,可以知兴替"。当下,我国医疗事业正进入新的历史发展时期,本书旨在从经济发展及制度变迁的视角,对新中国成立以来党和政府在不同历史阶段推进医疗事业发展的制度政策举措及其基本历史成就和问题等作一历史的动态分析研究,从中透视新中国医疗事业发展变迁中的制度及政策演进历程和历史关联逻辑,希望为当下推进我国医疗事业发展提供可资借鉴的历史经验和历史启示。全书由六章构成,主要内容分为医疗事业的良好开端(1949—1957)、曲折动荡中的医疗事业(1958—1976)、医疗事业的改革转型(1977—1991)、深化医疗事业改革(1992—2002)、医疗事业的科学发展(2003—2018)和新时代医疗事业新发展。

中华人民共和国经济
与社会发展研究丛书
1949—2018

总 序

GENERAL PREFACE

　　早在 2013 年 6 月,习近平总书记就指出,历史是最好的教科书,学习党史、国史,是坚持和发展中国特色社会主义、把党和国家各项事业继续推向前进的必修课。这门功课不仅必修,而且必须修好。要继续加强对党史、国史的学习,在对历史的深入思考中做好现实工作,更好走向未来,不断交出坚持和发展中国特色社会主义的合格答卷。党的十八大以来,习近平总书记多次强调要加强历史研究,博古通今,特别是总结中国自己的历史经验。在以习近平同志为核心的党中央领导下,中国特色社会主义进入了新时代。2017 年是俄国十月革命胜利 100 周年;2018 年是马克思诞辰 200 周年和《共产党宣言》发表 170 周年,同时也是中国改革开放 40 周年;2019 年是中华人民共和国成立 70 周年;2020 年中国完成工业化和全面建成小康社会;2021 年是中国共产党成立 100 周年。这些重要的历史节点,已经引发国内外对中共党史和新中国历史研究的热潮,我们应该早做准备,提前发声、正确发声,讲好中国故事,让中国特色社会主义主旋律占领和引导宣传舆论阵地。

　　作为专门研究、撰写和宣传中华人民共和国历史的机构,中国社会科学院当代中国研究所、中国经济史学会中国现代经济史专业委员会与华中科技大学出版社一起,从 2014 年就开始策划出版一套总结新中国经济与社会发展历史经验的学术丛书。经过多次研讨,在 2016 年 5 月最终确立了编撰方案和以我为主编的研究写作团队。从 2016 年 7 月至今,研究团队与出版社合作,先后召开了 7 次编写工作会议,讨论研究内容和方法,确定丛书体例,汇报写作进度,讨论写作中遇到的主要问题,听取学术顾问和有关专家的意见,反复讨论大纲、改稿审稿并最终定稿。

　　这套丛书是以马克思列宁主义、毛泽东思想、邓小平理论、"三个代表"重要思想、科学发展观、习近平新时代中国特色社会

中华人民共和国经济
与社会发展研究丛书
1949—2018

主义思想为指导,以中华人民共和国近70年经济与社会发展历史为研究对象的史学论著。这套丛书共14卷,分别从经济体制、工业化、区域经济、农业、水利、国防工业、交通、旅游、财政、金融、外贸、社会建设、医疗卫生和消除贫困14个方面,研究和阐释新中国经济与社会发展的历史和经验。这套丛书从策划到组织团队再到研究撰写专著,前后历时5年,这也充分反映了这套丛书各位作者写作态度的严谨和准备工作的扎实。从14个分卷所涉及的领域和研究重点来看,这些问题都是中共党史和新中国历史,特别是改革开放以来历史研究中的重要问题,有些是非常薄弱的研究环节。因此,作为研究中华人民共和国近70年经济与社会发展的历程和功过得失、总结经验教训的史学论著,这套丛书阐述了新中国成立前后的变化,特别是改革开放前后两个历史时期的关系、改革开放新时期与新时代的关系,这些论述不仅有助于坚定"四个自信"、反对历史虚无主义,而且可以为中国实现"两个一百年"奋斗目标提供历史借鉴,这是这套丛书追求的学术价值和社会效益。

今年是中华人民共和国成立70周年,70年的艰苦奋斗,70年的壮丽辉煌,70年的世界奇迹,70年的经验教训,不是一套丛书可以充分、完整展示的,但是我们作为新中国培养的史学工作者,有责任、有激情去反映它。谨以这套丛书向中华人民共和国成立70周年献礼:祝愿中华民族伟大复兴的中国梦早日实现!祝愿我们伟大的祖国像初升的太阳,光芒万丈,照亮世界,引领人类命运共同体的构建!

中国社会科学院当代中国研究所

武力

2019 年 5 月

目 录
CONTENTS

中华人民共和国经济
与社会发展研究丛书

1949—2018

第二章　曲折动荡中的医疗事业(1958—1976)

第三章　医疗事业的改革转型(1977—1991)

第四章 深化医疗事业改革（1992—2002）

第五章　医疗事业的科学发展（2003—2012）

第六章　新时代医疗事业新发展

结语

绪论

医疗事业关涉人民的幸福安康,是重大的社会民生问题。新中国成立以来,党和政府立足中国经济社会发展的基本国情,高度重视医疗卫生工作,大力发展医疗卫生事业,努力维护广大人民群众的生命健康。新中国成立以来,中国医疗事业不断进步,取得了辉煌的历史成就。本书旨在对新中国成立以来中国医疗事业发展作一历史研究,以期为当代中国医疗事业发展提供历史参照。

一、新中国医疗事业发展的基本历程

中华民族有着悠久的历史和灿烂的文化,在人类文明的发展史上曾长期处在世界领先地位。然而,进入工业文明后,近代中国开始落伍,屡遭西方列强的侵略。在百年屈辱的半殖民地半封建的旧中国,由于帝国主义的野蛮侵略和封建官僚主义的残酷剥削压迫,近代中国人民灾难深重,民众生活贫困、百病丛生,近代中国也被西方列强称为"东亚病夫"。在外患频仍、内战不断的历史背景下,历届政府虽试图发展医疗卫生事业,医治民众的病灾,但因社会政治经济的总体性衰变而难以建构起现代民族国家的医疗卫生发展制度体系,民众只能在各种疾病中自生自灭。打开近代中国的历史画卷,人们不难发现,旧中国医疗事业发展脆弱,各类疾病经常流行于大江南北,无数民众染病而死的历史画面比比皆是,令人触目惊心。

中国共产党是中华民族利益的忠实代表,发展医疗卫生事业,维护人民的生命健康,历来是中国共产党矢志不渝的追求。新中国成立之前,中国共产党就在极其艰苦的革命斗争环境中积极发展医疗卫生事业,努力为革命根据地军民提供基本的医疗卫生服务,并取得了发展医疗卫生事业的基本历史经验。新中国成立后,党和政府很快把大力发展医疗事业、保障人民生命健康列入建设新中国的重要议事日程,新中国的医疗卫生事业发展由此开始起步。由于新中国成立之初,中国总体经济发展水平十分落后,国家财力非常有限,而优先发展重工业的国家工业化战略更需要庞大的财政投入。这些都决定了新中国医疗事业起步发展之时不可能选择走西方发达资本主义国家和一些社会主义国家的全民高福利医疗发展模式。基于当时国家经济基础条件的约束和国家发展战略导向的诉求,新生的中华人民共和国选择了符合自身国情发展要求的医药卫生道路。党和政府很快确立了"面向工农兵、预防为主、团结中西医、卫生工作与群众运动相结合"的基本卫生工作方针。在此基本卫生工作方针的指导下,党和政府在系统组建各级医疗卫生行政管理体制的基础上,依靠仅有的各级医疗卫生技术力量,充分发挥中国传统医疗卫生资源的优势,着力构建和发展城乡基层医疗卫生服务和疫病防治体系。到 20 世纪 50 年代末,党和政府已经初步建立起各级各类医疗卫生服务机构和组织,中国农村地区初步形成了县、乡、村三级医疗卫生服务网,城市地区则建立起了市、区两级医院和街道门诊部(所)组成的三级医疗服务及卫生防疫体系,确保城乡基层民众能够得到最基本的医疗卫生服务。在城乡居民医保制度方面,党和政府适应国家经济发展战略和计划经济体制的要求,率先在城市先后建立了城镇职工劳保医疗制度和公费医疗制度。在广大农村地区,党和政府则基于农村集体合作经济的不断发展,采取积极的政策措施支持由农民自发组织而逐渐兴起的农村合作医疗制度。由此,新中国三大基本医疗保障制度得以建立,并成为以后相当长的历史时期内中国城乡居民获得医疗保障的基本制度。同时,这一时期党和政府以强有力的政治组织优势广泛动员人民群众开展了规模浩大的疫病防控运动和爱国卫生运动,使旧中国长期危害人民生命健康的烈性传染病、地方病得到有效遏制,城乡公共卫生环境状况得到前所未有的改变。

1958 年,一场全国范围的"大跃进"和人民公社化运动在神州大地迅速展开。这种激进的经济发展运动导致新中国国民经济发展出现了严重的困难,从而使党和政府在 20 世纪 60 年代初不得不进行国民经济全面恢复和调整。在"大跃进"和人民公社化运动中,党和政府的医疗卫生工作也出现了"大跃进"局面,全国医疗机构及卫生人员数量猛增,各地医疗卫生组织机构盲目变革所有制关系,追求"一大二公"的办医规模,从而严重违背了医疗卫生发展的客观规律。"大跃进"期间,全国上下开展了以"除四害"

为中心的爱国卫生运动,各地干部群众参与规模之大、运动热情之高都是空前的。同时,伴随着农村人民公社化运动的展开,各地人民公社纷纷大办农村合作医疗,一时间出现了全国农村合作医疗大发展的局面。60年代前期,中国国民经济进入一个调整恢复期,党和政府在医疗卫生领域采取了一系列措施,大刀阔斧地压缩精简各地盲目发展起来的医疗机构及卫生人员数量,使全国医疗卫生机构数量明显减少。在医疗机构所有制关系上,改变了单纯追求"一大二公"的所有制关系,重新允许联合诊所和个体私人医生开业行医。这期间,中国农村一度大办合作医疗的局面也开始降温,在农村经济出现困难情势和政府对人民公社经营管理体制进行调整的背景下,一些缺乏集体经济条件支撑的农村合作医疗组织随之解体,到1964年全国农村只有不到30%的社队还继续维持合作医疗。① 十年"文革"期间,中国医疗卫生事业发展总体上受到较大的冲击和破坏,许多城市的卫生管理机构、医疗服务组织、卫生防疫机构、妇幼保健机构等在"文革"的政治动荡中被迫关闭,不少医疗卫生人员遭到政治批斗或被迫下乡接受贫下中农的再教育。不过,这一时期,在"六二六"指示的引导下,中国农村医疗卫生事业发展得到了前所未有的重视,党和政府着力把医疗卫生资源下沉到广大农村。因此,中国农村医疗卫生事业发展呈现出与城市截然不同的局面。在党和政府的组织动员下,大批城市医疗人员组织巡回医疗队深入广大农村进行医疗活动,为农村培养医疗卫生人员。不少城市医疗人员积极响应党的号召,"上山下乡",长年扎根于中国农村为当地农民提供医疗卫生服务。这一时期,中国农村合作医疗制度在整个农村得到了广泛普及和发展,赤脚医生队伍也不断发展壮大。因此,中国农村合作医疗的发展模式也随之赢得了世界卫生组织和世界银行的一致赞誉。

1978年,党的十一届三中全会的召开,标志着中国进入了改革开放的新时代。从1978年到1992年,这是中国经济体制改革逐渐由传统计划经济体制向社会主义市场经济体制转型的时期。经济体制改革突破了传统计划经济体制的束缚,使计划与市场这两种资源配置的手段被统一于现实经济生活中来。② 经济体制改革首先在中国农村取得突破,家庭联产承包责任制很快取代了人民公社的集体经济管理模式,改革也极大地解放和发展了中国农村的社会生产力。在农村改革取得成功经验的基础上,经济体

---

① 曹普:《新中国农村合作医疗史》,福建人民出版社2014年版。
② 韩莉:《我国医疗卫生资源配置研究》,中国社会科学出版社2011年版。

制改革逐渐在城市全面展开，国有企业实行"放权让利、承包经营"，多种所有制经济成分开始不断发展，国家也在财政、金融、投资、价格等方面逐步加大体制改革力度，中国经济体制的市场化改革转型稳步推进。在经济体制改革的促动下，中国医疗卫生体制改革也随之开始。在医疗卫生服务方面，改革主要是参照企业改革中"放权让利"的做法，逐步下放各级医疗卫生服务机构的自主管理权，国家对医疗卫生服务机构实行"全额管理，定额补助，结余留用"的财政补助制度，从根本上改变了计划经济体制时期国家对医院实行"通包通揽"的做法，从而在制度上激励和约束医疗卫生服务机构加强经济核算和管理，让医疗服务机构实现"自主管理，自负盈亏，自我发展"。在医院内部管理改革方面，逐步推行医院院长负责制，院内健全以岗位责任制为核心的医务人员薪酬分配制度，以绩效管理模式充分调动广大医务人员的积极性、主动性和创造性。这一时期，党和政府还出台一系列政策措施引导集体、企业和社会等多方力量创办医疗卫生服务组织，初步形成了以公有制为主体、多种所有制并存发展的办医格局。这些改革举措都极大地释放了中国医疗卫生事业发展的潜力，从而有效地缓解了20世纪80年代中国一度出现的看病难、住院难、手术难等社会问题。在基本医保方面，随着中国城市经济体制改革的推进，党和政府除了出台一系列遏制公费医疗费用和劳保医疗费用攀升的限制性政策外，还开始着手尝试推行城镇职工的社会医疗保险制度。然而，这一时期中国农村医疗卫生事业发展却不容乐观，在市场化改革的作用下，社会优质医疗卫生资源开始向城市聚集，城乡医疗卫生发展差距逐步扩大，农村三级医疗卫生服务网络有所削弱，曾经广泛普及的农村合作医疗制度出现大面积解体，许多农民又重新回到自费医疗的窘境。对此情况，党和政府试图扭转这一局面，但政策措施收效甚微，中国农村合作医疗的覆盖率仍在低位徘徊。

1992年，以邓小平南方谈话和党的十四大召开为标志，中国经济体制改革进入全面构建社会主义市场经济体制的关键期。中共十四届三中全会确立了社会主义市场经济体制的基本框架，明确提出了到20世纪末初步建立社会主义市场经济体制的战略目标，此后党的十五大系统地回答了有关建立社会主义市场经济体制的一系列重大问题。据此经济体制的战略构想，20世纪90年代中国市场经济体制改革加速推进，适应市场经济体制的国有企业改革不断深化，适应社会主义市场经济体制发展要求的多种所有制经济成分迅速发展，商品、资本、劳动力等市场逐步形成，市场已成为社会资源配置的基础性力量。随着社会主义市场经济体制的建立，党和政府为适应经济社会发展的新要求逐步深化医疗卫生体制改革。在城镇职工医疗保障改革方面,党和政府在经过充分改革试点的基础上,于1999年开始在全国范围内实行统一的新型城镇职工基本医疗保险制度,中国城镇职工医疗保险制度改革取得了突破性进展。此后,全国城镇职工基本医疗保险参保人数不断增加,覆盖职工人群不断扩容。在医疗卫生服务领域,党和政府进一步"放权让利",强化医疗服务机构激励机制,以充分发挥市场在优化医疗卫生资源配置中的重要作用。同时,在医政管理方面,党和政府实施新的医院分类管理制度,明确各级各类医疗机构功能定位,着力开展城市基层社区医疗服务机构建设。总体而言,这一时期中国医疗卫生服务领域的改革明显趋向市场化,一些地方政府大胆尝试医院产权化改革,试图通过市场化的拍卖、转租、承包等方式激活医疗服务机构的发展活力,最大化地甩掉办医的包袱。在全国医疗总费用及支出构成中,政府对医疗卫生服务的财政投入比重明显减少,人民群众个人医疗负担比例显著上升,各类医疗卫生服务机构越来越走向商业化和营利性,"看病难、看病贵"越来越成为突出的社会问题之一。特别是在中国广大的农村地区,医疗事业发展举步维艰,县、乡、村三级医疗卫生服务网络进一步弱化,农民因病致贫、因病返贫的情况多有发生。虽然,这一时期党和政府力图夯实农村三级医疗卫生服务网络,并采取一系列政策措施再次恢复和重建农村合作医疗制度,使农村合作医疗覆盖率有一定的提高,但是,总的来看,政策措施的绩效不大,全国有相当多的农民根本没有任何医疗保障。

进入21世纪以后,党的十六大把完善社会主义市场经济体制作为21世纪前20年中国经济体制改革的基本任务。在这一新的发展阶段,党和政府提出了全面建设小康社会的奋斗目标,而中国经济社会发展中不断突显的"不平衡、不协调、不可持续"的矛盾和问题也开始受到党和政府的高度重视。在全面建设小康社会的战略目标引领下,党和政府着力构建社会主义和谐社会,把加强社会民生建设作为推动中国经济社会发展的一个政策着力点。在加强社会民生建设中,党和政府着力破解人民群众的"看病难、看病贵"问题,明确把"建立基本医疗卫生制度,提高全民健康水平"作为重要的社会发展目标。党的十六大以后,中国医疗卫生体制改革也随之迎来一个大转折、大调整的重要时期。[①] 党和政府不断加大对医疗卫生事

5

---

① 李玲、江宇、陈秋霖:《改革开放背景下的我国医改30年》,《中国卫生经济》2008年第2期。

业的改革和财政投入力度,中国城乡居民基本医疗保障体系建设加速推进,在继续扩展城镇职工基本医疗保险制度覆盖范围的基础上,先后建立起了新型农村合作医疗制度和城镇居民基本医疗保险制度,并针对城乡困难群众实施大病医疗救助制度,从而建立起比较完善的城乡社会医疗保障体系。中国城乡群众享受基本医疗保障的人数逐年增加,基本实现了城乡人民群众"人人享有基本医疗保障"的政策目标。在公共卫生体系建设方面,党和政府充分汲取"非典"防控过程中的经验教训,大力加强突发公共卫生事件应急防控体系建设,从根本上改变了中国城乡公共卫生体系建设长期滞后的局面。2009年,党和政府经过充分酝酿,开始实施新一轮全面深化医疗卫生体制改革。新医改坚持政府主导和市场机制有机结合的医疗卫生事业发展模式,突出中国医疗卫生体制改革的公益性方向,明确把基本医疗卫生制度作为公共产品向全民提供,而相应的制度设置和政策重点在于保基本、强基层、建机制。新医改开始后,党和政府围绕新医改所确定的五项重点任务全面深化中国医疗卫生体制改革,新医改取得了阶段性的重大成果,广大人民群众反映强烈的"看病难、看病贵"问题得到有效缓解。然而,医改是一个世界性的难题,尤其是在中国这样一个人口众多的发展中大国进行医疗体制改革更是一个巨大的难题。中国新一轮医改的政策实践还远未达到人们理想的目标,解决广大人民群众"看病难、看病贵"的问题还依然任重道远,新医改还在负重前行。党的十八大以来,以习近平同志为核心的党中央,顺应时代发展的要求,统筹推进"五位一体"的总体布局,协调推进"四个全面"的战略布局,从维护全民健康和实现国家长治久安的战略高度大力发展中国医疗卫生事业,提出了一系列持续推进新医改的方针政策,使中国医疗卫生事业呈现出蓬勃发展的新局面。

二、研究文献综述

新中国成立后,中国医疗事业开始快速发展,这方面的政策文件和研究资料也逐渐增多。但总的来看,从新中国成立到中国改革开放之前,关于新中国医疗事业发展的相关资料多是政府部门发布的一些卫生政策文件和官方报纸刊登的一些宣传性文章或印发的小册子。特别是,在20世纪60年代和70年代初,中国农村合作医疗在广大农村迅速发展,其间为宣传农村合作医疗,《人民日报》曾展开了关于农村合作医疗卫生制度优越性的大讨论,开辟专栏发表了不少关于宣传和介绍农村合作医疗制度优越性的文章,一些介绍农村合作医疗制度的宣传材料也印制出版。这些文章或书籍可以说都是研究那时新中国医疗史难得的珍贵史料。改革开放后，在经济体制改革的促动下，中国医疗事业进入改革发展新时期，与之相关的学术研究逐渐勃兴，相应的研究资料成果也越来越丰富。1986年出版的《当代中国的卫生事业》对新中国医疗卫生事业发展的历史成就以章节的形式进行了全面系统的总结，可谓是研究新中国医疗卫生事业发展必备的参考资料。同时，一些地方性的卫生志编纂委员会也开始陆续编纂出版一些医药卫生志，其史料内容非常丰富，具有重要的研究参考价值。进入90年代，一些反映新中国医疗卫生事业发展历史成就的编著类著作也不断推出，例如，陈海峰主编的《中国卫生保健史》(1993)、黄永昌主编的《中国卫生国情》(1994)、蔡仁华主编的《中国医疗保障制度改革实用全书》(1997)、张怡民主编的《中国卫生五十年历程》(1999)以及王书城主编的《中国卫生事业发展》(2006)等等。这些汇编性的著作虽不是学术意义上的新中国医疗事业史研究，但其书中所提供的相关研究史料却极其丰富。

20世纪90年代以后，随着中国医疗卫生体制改革的推进和人民群众"看病难、看病贵"问题的日益显现，中国医疗事业改革发展问题受到社会广泛关注，也成为学术研究的热点议题之一。学术界出现了许多医疗卫生方面的学术研究成果，仅知网上就有数量众多的学术文章发表。概括而言，这些学术研究成果多集中于卫生经济学、卫生管理学、医学社会学、社会保障学、医学伦理学等非历史学学科的研究，而关于新中国医疗卫生事业发展史的史学研究成果数量则相对较少。从研究的内容情况看，总的来说，关于新中国医疗卫生史的研究主要集中在以下几个方面。

第一，对新中国成立初期的传染病、地方病防治运动和爱国卫生运动史的研究。例如，李洪河在一系列文章中系统地考察了新中国成立之初中国各种传染病、地方病的流行状况以及党和政府为防控疫病所采取的政策措施。同时，他还进一步对当时新中国的城市卫生管理和东北地区的卫生防疫运动等进行了更为细致的史料梳理和分析研究。王冠中利用新中国成立初期国家防控血吸虫病的历史史料，从政治社会学的视角揭示中国共产党在防控血吸虫病过程中所进行的政治组织动员及其组织资源整合的各项工作，透视了新中国成立初期中国传染病、地方病防控运动中国家的"在场"及其政治"隐喻"性。董国强等以新中国麻风病防控为例，深入探讨了新中国成立初期党和政府在疫病防控运动中的社会政治动员意识、社会政策和社会资源利用等多重性关系，进而揭示了在病疫防控过程中国家政权力量与社会力量间的互动共生逻辑。在爱国卫生运动史研究方面，肖爱树以历史档案资料考察了1952年起全国掀起的以反对美军细菌战为中心的爱国卫生运动,他以丰富的史料展示了20世纪50年代爱国卫生运动的伟大历史成就,并进而对60—90年代的爱国卫生运动演变情况进行了梳理,比较系统地总结了党和政府在不同历史时期爱国卫生运动成功的重要原因。李洪河撰文对1952年爱国卫生运动发生的国际背景和历史动因进行梳理评价,澄清了对爱国卫生运动的一些错误认识。

第二,关于新中国医疗保障制度史的研究。姚力在其著作《当代中国医疗保障制度史论》中以丰富的史料对中国农村合作医疗制度与城镇职工医疗保障制度的兴起及历史演变进程进行了梳理研究。而更多的研究者集中在对中国农村合作医疗制度史的研究,这些研究者重点探讨了中国农村合作医疗制度的兴起、推广、发展及衰败的曲折历史过程并进行了比较深入的梳理探讨,对中国农村合作医疗制度的历史功绩及兴衰曲折的历史原因进行了多元化的归因分析。其中,肖爱树的《农村医疗卫生事业的发展》、曹普的《新中国农村合作医疗史》是这方面学术研究的重要著作。此外,作为中国传统农村合作医疗制度的主要践行者,赤脚医生发挥了极其重要的作用,这一在特定年代出现的群体称谓一直为人们所赞颂。在对中国农村合作医疗史的研究中,有研究者还对这一特殊医疗工作群体的历史生成、发展变化、群体规模、生存图景以及所作出的历史性贡献等进行了多视角、多层面的微观历史梳理和研究。

第三,关于新中国领导人医疗卫生思想的研究。例如,姚力的文章考察并梳理了毛泽东"把医疗卫生工作的重点放到农村去"的历史缘由,对"六二六"指示的思想内涵及其对当时农村医疗卫生事业发展的历史贡献进行了分析评价。李玉荣撰文探讨了党的第一代领导集体发展新中国医疗卫生事业的一系列重要思想和主要历史贡献,并就改革开放前中国医疗卫生事业发展中存在的问题和不足进行了评述。李洪河撰文梳理了毛泽东关于发展中医药的重要思想,认为毛泽东所提出的一系列发展中医药的重要思想以及对中医药工作进行的具体指导,推动了新中国中医药事业的发展和进步,为新中国医药卫生事业的蓬勃发展作出了重要贡献。此外,还有些研究者对新中国其他领导人的医疗卫生思想进行了初步的历史分析研究。

综上所述,国内关于新中国医疗史的学术研究已经积累了一些开创性的成果。但上述这些研究还有些不足,还存在研究空白。概括而言,上述关于新中国医疗史的学术研究多数是内容单一化、碎片化的微观方面的研究,还缺乏历史大时段、总体性的历史变迁研究,因此,还难以从大历史的视野中总体把握新中国医疗事业发展的整体脉络和历史成就。此外,目前关于新中国医疗史的研究也更多是"就医疗谈医疗",还缺少从经济社会发展及制度变迁的宏观视角来对中国医疗事业的历史发展给予探究的学术专著。

三、本书内容结构安排

上述中国医疗事业发展的基本历史进程表明,自新中国成立以来,党和政府始终重视医疗卫生工作,在不同历史时期都不断推动中国医疗事业的发展,努力维护广大人民群众的生命健康。总体而言,新中国成立以来,医疗事业取得辉煌成就,中国广大人民群众的医疗健康水平不断提升。但是,我们也应当承认中国医疗事业发展过程中有诸多问题与不足,当下中国的医疗事业改革仍然任重道远,仍需要党和政府付出努力。历史是一面镜子,以史为鉴,可以知兴替。本书旨在对新中国成立以来中国医疗事业发展的基本历史进程、主要医疗制度、政策举措,以及所取得的重大成就等进行一次历史性的梳理研究,以期为当代中国医疗事业发展提供根本的历史参照。新中国医疗事业发展历史时段较长,涉及内容比较宽泛,本书试图从经济社会发展及制度变迁的视角切入,据此来划分不同历史时段,旨在把新中国医疗事业发展的历史演进置于经济社会发展及制度变迁的背景中进行有选择的梳理研究。本书力图揭示新中国成立以来中国医疗卫生事业发展是如何顺应中国经济社会发展要求而不断发展的,我们应该汲取哪些基本的历史发展经验。据此,本书的内容结构安排如下:

绪论为全书总论,概述了新中国成立以来中国医疗事业发展的基本历史脉络、相关研究文献综述和本书的研究目标及结构内容安排。

第一章 医疗事业的良好开端(1949—1957)。本章共分为四节。第一节对旧中国医疗事业发展情况作总体历史回顾,了解新中国医疗事业起步的历史前提。第二节概述新中国成立初期中国医疗事业起步所面临的医疗需求形势和总体医疗资源状况,分析新中国医疗事业起步时的经济基础条件,阐述新中国四大医疗卫生工作方针的确立。第三节阐述新中国成立初期中国基层医疗服务组织体系的初步完善和城乡基本医保制度的创建情况。第四节论述新中国成立初期党和政府所领导的群众性疫病防治运动与爱国卫生运动。

第二章 曲折动荡中的医疗事业(1958—1976)。本章共分为四节。

第一节梳理国民经济"大跃进"和人民公社化运动中医疗卫生领域出现的冒进式大发展情况。第二节主要阐述国民经济调整恢复期党和政府在医疗卫生工作中的政策调整、农村合作医疗衰减和毛泽东"六二六"指示等内容。第三节概述"文革"时期中国医疗卫生工作的总体性破坏和停滞状况，探讨分析这一时期党和政府组织引导城市医疗卫生资源下沉至乡村和农村合作医疗、赤脚医生队伍迅速大发展的历史情况。第四节对整个计划经济体制时期中国医疗事业发展的成败得失进行基本的历史小结。

第三章　医疗事业的改革转型（1977—1991）。本章共分为四节。第一节介绍"文革"结束后党和政府在医疗卫生工作中的拨乱反正及医疗事业的恢复发展情况。第二节基于中国经济体制改革的转型背景，探讨党和政府在医疗卫生服务领域和城乡基本医保制度方面所进行的初步改革探索。第三节梳理分析这一时期中国农村合作医疗的困境以及党和政府为恢复发展合作医疗所进行的探索努力。第四节对这一时期中国医疗事业的改革发展总体绩效及医疗体制改革中所出现的矛盾和问题进行分析总结。

第四章　深化医疗事业改革（1992—2002）。本章共分为四节。第一节阐述党和政府在医疗卫生服务体系中进行的若干重要改革和推行的政策举措。第二节探讨这一时期中国城镇职工基本医疗保险制度改革所取得的突破性进展，就党和政府深化中国城镇职工基本医疗保障制度改革的经济发展背景、医保制度改革的模式选择、"两江试点"以及城镇职工基本医疗保险的全面实施等内容进行分析梳理。第三节关注农村合作医疗发展，对这一时期中国广大农民因合作医疗缺失而陷入的医疗困境进行分析，阐述党和政府为恢复和发展农村合作医疗所进行的再探索、再努力。第四节总结分析这一时期中国医疗卫生事业改革发展中的过度市场化或畸形市场化趋向以及由此导致的社会大众"看病难、看病贵"问题。

第五章　医疗事业的科学发展（2003—2012）。党的十六大把完善社会主义市场经济体制作为21世纪前20年中国经济建设和改革的主要战略任务。此后，全面建成小康社会成为新时期党和政府的总体战略目标，在不断强化社会民生建设的政策引导下，中国医疗事业也迎来了一个改革发展的历史关键期。本章共分为四节。第一节概要论述党和政府在强化社会民生建设中的医疗卫生问题。第二节具体阐述中国城乡基本医疗保障体系的构筑和完善，梳理分析党和政府为此所作出的一系列重要政策举措及实践绩效。第三节探讨分析党和政府在"非典"疫情后，为加强中国应对突发公共卫生事件防控能力而在公共医疗预防体系建设方面所采取的系列政策措施。第四节重点阐述党和政府实施的新医改政策,就新医改政策出台的背景、基本决策过程以及主要内容和政策实施效果等方面的内容进行研究梳理。

第六章　新时代医疗事业新发展。党的十八大以后,中国特色社会主义建设进入新时代。在新时代的发展背景下,党和政府从服务经济社会发展、维护全民健康和实现国家长治久安的根本利益出发,继续全面深化中国医药卫生体制改革,使中国医疗事业呈现蓬勃发展的新局面。本章共分为三节。第一节主要阐述党的十八以来党和政府在完善中国医保体系中重点在城乡医疗救助制度、城乡居民大病医疗保险制度、整合城乡居民基本医疗保障制度以及医保支付制度等方面的新举措、新进展。第二节重点梳理党的十八以来党和政府在医疗服务领域持续推进新医改的若干举措,具体内容包括:深入推进公立医院改革;着力推进分级诊疗制度建设和大力推动社会办医的发展等。第三节阐述实施健康中国战略,主要就健康中国战略的提出、基本内容以及重大意义进行分析探讨。

结语部分　总结了新中国成立以来中国医疗事业发展进程中的基本历史经验和教训,为党和政府更好地发展当代中国医疗卫生事业提供必要的历史借鉴。

第一章

医疗事业的良好开端（1949—1957）

新中国的医疗事业是在旧中国医疗资源奇缺的基础上起步和发展的。本章概述了旧中国"东亚病夫"的历史状况和医疗事业发展情况，阐述了新中国成立之初中国医疗事业起步发展所面临的医疗需求形势、总体医疗卫生资源状况和经济发展背景，主要梳理了新中国医疗事业起步发展的基本指导方针、基层医疗组织建设和城乡医保制度的创建以及群众性医疗卫生运动等内容。

第一节　旧中国医疗事业发展回顾

一、"东亚病夫"的历史镜照

中华民族有着悠久的历史和灿烂的文化，古代中国曾经长期是世界上最大的经济体。然而，1840 年鸦片战争之后，中国逐渐沦为半殖民地半封建社会。在帝国主义的疯狂侵略和中国封建主义的压迫下，中国人民长期生存在水深火热之中，过着饥寒交迫的生活。在旧中国，生活在社会底层的广大人民群众所受到的剥削、压迫以及贫困和不自由程度等都是世界上罕见的。在极其动荡不安的社会环境下，旧中国广大百姓缺乏最基本的生存权、发展权和健康权，旧中国到处是"百病丛生"的景象。

在半殖民地半封建的旧中国，各种急慢性传染病大面积发生，给广大百姓的身体健康造成了极大危害，各种病灾、病患触目惊心。鼠疫在旧中国流行猖獗，据不完全的历史资料记载，从 19 世纪末到新中国成立前，中国每年都有鼠疫疫情暴发，全国 20 个省、自治区鼠疫发病人数总计约 116

万人,死亡约 103 万人。广大百姓为逃避鼠疫而大批流亡外地的现象也比比皆是。① 旧中国的霍乱或副霍乱疫情每年都会发生,从 1820 年至新中国成立前,中国霍乱或副霍乱疫情暴发不下百次,其中比较严重且有明确记载的 60 多次,此疫病流行的范围几乎波及全中国,造成了大量病患的死亡,给社会带来了严重的灾难。据史料记载,1863 年 7 月 14 日的一天内,仅上海市区就有 1500 多人死于霍乱;哈尔滨在 1919 年 8 月 5 日后的 6 周时间里因霍乱流行而染病的人 1.3 万例,病死者 4500 人;1942 年全国 12 个省、市共有 288 个县发生霍乱或副霍乱的大流行,全国总发病人数 65857 人,病死者高达 29833 人。② 自古以来,天花病一直是人类文明的灾难,全世界因天花病而死的人不计其数。但是,自人痘和牛痘接种技术发明后,天花成为可以进行有效预防的疾病。然而,在医疗资源奇缺的旧中国,天花病仍然是危害广大人民群众的疾病之一,几乎是年年发生,月月出现,每隔几年即大流行一次,而每年因此病致死者的人数以万计。③ 在旧中国,结核病也经常发生大面积传染,据统计,20 世纪 30 年代全国 4 亿多人口中就约有结核病患者 2700 万人,每年死于结核病的患者高达 100 多万人。④ 麻风病是严重危害人类健康的严重传染病之一,它流行的历史久远,传播广泛,几乎遍及世界各地。在旧中国,麻风病一直在中国民间肆虐,广泛流行于黄河、长江、珠江流域各省。由于麻风病人的病患特征令人生畏,旧中国社会上恐惧和歧视麻风病人的现象普遍存在,而且根深蒂固。许多麻风病人不但受到身体上的折磨,而且还遭到社会上的各种压力。据近代史料记载,1935 年,军阀陈济棠在广州白云山下曾一次枪毙麻风病人 300 多人;1936 年,民国高要县县长马炳乾在肇城挖一大坑,当场活埋麻风病人 20 多名;1941 年,云南洱源地方当局,曾将不少麻风病人赶往荒山野岭饿死。有的家庭父兄将麻风病的子弟活活打死,也有儿女将患麻风病的父母赶出家门,任其流浪村野等。因此,许多麻风病人因悲观绝望而上吊、投河、服毒自杀,等等。⑤ 由于旧中国社会动荡不安,从 1911 年至 1949 年间,当时的

---

① 《当代中国》丛书编辑委员会:《当代中国的卫生事业》(上),中国社会科学出版社 1986 年版。
② 黄永昌:《中国卫生国情》,上海医科大学出版社 1994 年版。
③ 黄永昌:《中国卫生国情》,上海医科大学出版社 1994 年版。
④ 《当代中国》丛书编辑委员会:《当代中国的卫生事业》(上),中国社会科学出版社 1986 年版。
⑤ 《新中国预防医学历史经验》编委会:《新中国预防医学历史经验》(3),人民卫生出版社 1991 年版。

民国政府对麻风病几乎没采取什么重要防治措施,整个社会的麻风病患者数量庞大,到新中国成立初期中国估计有麻风病患者 50 万人。①

同时,旧中国各种地方病、寄生虫病也大面积流行,患病和死亡人数更是无法统计和估算。其中,血吸虫病是严重危害旧中国劳动人民健康的地方性寄生虫病,它广泛流行于江苏、浙江、江西、安徽、福建、广东、广西、湖南、湖北、四川、云南、上海等地,直接威胁到 1 亿多人口的身体健康。新中国成立前,在血吸虫病非常严重的地方,曾出现过"千村薜荔人遗矢,万户萧疏鬼唱歌"的悲惨景象。湖北省是新中国成立前中国血吸虫病流行的重灾区之一,新中国成立前血吸虫病一直是该省严重影响人民生命健康的疫病之一。据统计,湖北阳新在新中国成立前 20 多年间死于血吸虫病的病人多达 8 万余人,毁灭村庄 700 多个,荒芜耕地 23 万余亩;湖北黄陂一选区在 1942 年前有 15 个大湾子,共 3000 多人,到新中国成立后进行调查时只剩下 5 个湾子 129 人,其中除 20 多个不满 6 岁的儿童外,全都患有血吸虫病。1919—1949 年间湖北新洲死于血吸虫病的农民共有 29880 人,毁灭的村庄有 177 个,无人耕作的荒芜田地 108.2 万亩②,血吸虫病给当地社会生产造成了极其严重的破坏。除血吸虫病外,疟疾也流行于大半个旧中国,其中以云南、贵州、广东、广西最为严重,高疟地方的感染率甚至高达 90% 左右,估计全国每年疟疾病人在 3000 万人以上;丝虫病在旧中国的 14 个省、市的 846 个县中流行,其中马来丝虫病大面积分布于中国南方诸省,斑丝虫病广泛分布于北方诸多省份,估计总患病人数超过 3000 万人;新中国成立前,钩虫病流行于江淮流域的 10 多个省、市,有的地方感染率高达 80% 以上,估计全国钩虫病感染者约 1.1 亿人;黑热病在长江以北的山东、河南、河北、陕西等省以及苏北、淮北等广大农村地区流行,全国患病人数估计在 53 万人以上,严重地区病死率为 4%。③ 另外,在旧中国,广大妇女深受封建专制主义的"政权、族权、神权、夫权"的压迫,她们生活在社会的最底层,社会地位低下,缺乏基本的生育健康保障。在旧中国,中国妇女和婴幼儿的患病率和死亡率也非常高。有史料统计,旧中国每年孕产妇死亡人数约为 27 万人,死亡率约为 15%;每年婴幼儿死亡人数约为 360 万人,死亡率约为 20%,在新中国成立初期,中国广大农村几乎每个村落都有掩

---

① 黄永昌:《中国卫生国情》,上海医科大学出版社 1994 年版。
② 湖北省地方志编纂委员会:《湖北省志·卫生》(上),湖北人民出版社 2000 年版。
③ 《新中国预防医学历史经验》编委会:《新中国预防医学历史经验》(1),人民卫生出版社 1991 年版。

埋死亡儿童的"乱葬岗"。①

总之,半封建半殖民地的旧中国,由于帝国主义的大肆侵略、政府的腐败无能等,广大人民群众长期生活在水深火热之中,他们不仅遭受国内外各种反动势力的残酷剥削和压迫,而且深受各种传染病、地方病、寄生虫病等疾病的长期折磨。面对广大人民群众的疾病和痛苦,旧中国的统治阶级无能为力,更无大的作为,只能任凭无数普通百姓在疫病流行中自生自灭。新中国成立前夕,中国人民的平均寿命只有 35 岁。旧中国的贫穷落后和整个社会"百病丛生"的状况,也使得近代中国被西方列强称为"东亚病夫"。

二、近代中国医疗事业发展的历史流变

几千年来,中华民族在长期与各种疾病、灾害的斗争中积累了非常丰富的医药卫生知识,逐渐形成了我国的中医文化理念和医疗行为模式。在人类医药发展史上,传统中国的中医中药闻名遐迩、独树一帜,一直是传统中国社会医疗体系中的主导性医疗模式。在长期的历史演变中,中国传统中医思想文化不断发展创新,医疗名家不断涌现,历代封建王朝也不断完善其相应的中医中药管理体系,但是整个社会多以个体为主的基本行医方式始终未有多大变化,中医郎中总是或坐堂看病,或上门施诊。而中国传统的医疗体系也是建立在封建小农经济基础之上的,国家的医疗卫生特别强调个体或家族式的预防保健,历代封建王朝对老百姓的公共医疗介入较少,远没有现代意义上的医疗卫生体制。1840 年鸦片战争以后,传统中国社会进入了"三千年未有之大变局"的动荡、变革和转型的历史时代。随着西方列强对中国的不断侵略,西方医学逐渐传入我国,对我国传统的中医体系产生了巨大冲击,由此以西医模式为主导的现代国家医疗卫生体系逐渐在近代中国形成和发展,中西医并存发展成为近代中国医疗卫生体系的基本格局。

现代西方医学传入中国始于 16—17 世纪,当时有欧洲天主教徒来中国传教,带来了一些西方医学文化知识,但此时西方医学文化知识在中国的传播和影响范围很小。1840 年鸦片战争以后,随着西方列强对华侵略不断扩大,西方列强强迫晚清政府签订了一系列丧权辱国的不平等条约,攫取了在中国设租界、建教堂、办医院等特权,随之越来越多的欧美传教士陆续来华传教,他们开始陆续在中国沿海城市和内陆省份建立教会、医院、诊

---

① 王书城:《中国卫生事业发展》,中医古籍出版社 2006 年版。

所等机构以吸引更多的中国普通百姓信仰基督教,更有不少传教士广泛深入中国农村地区行医传教,宣扬基督福音。在这种历史背景下,现代西方医学开始在近代中国社会迅速传播。近代中国第一所西方教会医院是1835年由美国传教士医生伯驾在广州创办的眼科医局。次年,在广东十三行商人的赞助下,伯驾对医院进行了扩充并更名为"广东医院"。伯驾来华之前,美国公理教会就给予了他明确指示:如遇机会,可运用内、外科知识解除人民肉身的痛苦,也随时可用西方的科学技术帮助其他人,但绝对不要忘记,只有当这些能作为"福音的婢女"时才可引起注视。① 伯驾在广州行医期间一直致力于以医传教,后又积极参与组建了中华医药传教会,使传教与行医活动有机结合,取得了令人称羡的传教效果。鸦片战争后,类似的基督教会医院或教会诊所在中国陆续出现,数量不断增加。据统计,到1905年中国已有外国教会医院166所,教会医疗诊所241处,外国传教医生301人,他们的传教和医疗活动范围遍布中国20余省的大小城市,有不少教会医院还开始招收少数中国人学习西方医学。② 此后,欧美基督教会还在中国各地相继开办西式医学堂,专门进行正规的西式医学教育活动,还有一些传教士组织翻译了不少西医书籍,向中国人系统介绍西方医学知识和西方医疗制度体系,这些都极大地促进了西医在近代中国的传播和发展。据统计,到1890年为止,北京通州、张家口、太原、南京、潍坊、梧州、北海、常德、长沙、汕头、温州、扬州、苏州、石家庄、保定、青岛、南昌、无锡、芜湖、开封、吉林、沈阳、西安、兰州、成都、重庆、贵阳、昆明等地都陆续出现了教会医院,甚至在部分边远少数民族地区也有传教士进行医疗传教活动。③ 民国伊始,由英、美、法、德、意、瑞典、加拿大等国传教士或官方机构在华开办的教会医院、诊所以及医疗教育组织已有更大规模,可谓是星罗棋布,几乎遍及中国各个省的城乡。

清末民初是一个社会制度变迁的时代,各个领域都发生着深刻的变革。在医疗卫生领域,随着西医东渐在近代中国的不断传播和发展,在国家制度层面也逐步开启了一个西医制度化的历史建构进程。晚清和民国政府都试图引入和发展近代西方医疗卫生管理制度、体系,把其纳入国家制度变革体系中,成为一个不可或缺的组成部分。1905年,清政府警政部警保司下设卫生科,负责管理清道、防疫工作,以及计划及审定卫生、保健

---

① 顾长声:《传教士与近代中国》,上海人民出版社1981年版。
② 龚纯:《中国历代卫生组织及医学教育》,卫生部科教司、第四军医大学1983年版。
③ 刘远明:《西医东渐与中国近代医疗体制化》,中国医药科技出版社2009年版。

章程等事项。1906 年,晚清新政改革厘定官制中设立卫生司,卫生司下设三科:保健科、检疫科、方术科。1907—1911 年,晚清政府先后建立医院、戒烟局、牛痘局,以及清理街道、修补厕所、防疫等公共卫生机构,管理社会公共医疗卫生事务。1912 年中华民国临时政府成立,临时政府在内务部设立卫生司,专门负责传染病和地方病的预防接种以及医师、医药的监督管理,卫生协会和医院有关事项的管理等。北洋政府统治时期,民国陷入连年军阀混战,政权更替频繁。由于军阀割据,北洋政府没有建立起统一的医疗卫生管理制度,更没有建立起完善的医疗卫生管理体系。尽管当时的北洋政府也颁布了一系列医疗卫生方面的政策法规,但多流于形式,这一历史时期的旧中国医疗卫生事业并无多大发展。1928 年,南京国民政府成立后,南京国民政府把医疗卫生的现代化作为建构现代民族国家的一个有机组成部分,使旧中国的医疗卫生事业有了较大的发展。1928 年 11 月,南京国民政府为加强卫生行政管理,把隶属于内政部的卫生司改为卫生部,并设总务、医政、保健、防疫、统计五司,同时还另设中央卫生委员会作为卫生监督、审议机构。同年,南京国民政府还颁布了《全国卫生行政系统大纲》,规定省级政府要设立卫生处,市、县级政府要设立卫生局,明令沿海各大海港和国境要冲设立海陆检疫所。之后,国民政府又陆续建立中央医院、中央卫生实验所、西北防疫处、蒙绥防疫处、麻醉药品经理处、公共卫生人员训练所以及各海关检疫所等机构。至此,南京国民政府很快在全国建立起比较完善的国民医疗卫生管理和卫生服务体系。为了加强医药卫生管理,南京国民政府还先后制定颁布了一系列涉及公共卫生、传染病预防、卫生机构管理等方面的政策法规。据不完全统计,1928—1948 年国民政府颁布实施的卫生行政管理法规条例 19 项、医政管理法规条例 36 项、药政法规 13 项、卫生防疫条例 10 项、公共卫生预防法规条例 16 项、医学教育法规 12 项、妇幼卫生管理条例 4 项,红十字会方面的政策文件 6 项,等等。[1] 总的来说,在整个南京国民政府统治时期,旧中国的医疗卫生事业取得了较大的发展,全国许多省、市、县、乡都陆续建立起了基层行政卫生管理机构和卫生服务机构,各地西式医院都有一定规模的发展,有些县、乡还在村落建有卫生所、卫生分所并分配一定数量的乡村医疗卫生人员。[2] 值得一提的是,为挽救日益衰败的中国农村,扭转旧中国农村积贫积弱的状况,

---

[1] 王书城:《中国卫生事业发展》,中医古籍出版社 2006 年版。

[2] 据统计,到抗战前全国各省中有县卫生院的情况是:江苏 35 个县、浙江 14 个县、江西 83 个县、湖南 14 县、陕西 9 个县、山东 20 个县等,详见各省医药卫生志。

17

一些有着国外医学背景的知识分子投身乡村医疗卫生的改进试验中,其中比较著名的有陈志潜在河北定县试验的"村、区、县"三级医疗卫生保健模式,这一探索试验可以说为中国农村找到了一条非常可行的实践道路模式。

综上所述,在西方医学组织、制度的刺激下,近代中国的医疗卫生事业有了较快的发展。在一定意义上,现代国家的医疗卫生制度体系已得以建构和付诸实践。但是,近代中国的医疗卫生事业是在整个民族危机、国家极其衰败的历史进程中艰难曲折发展的。从晚清到民国,政府都试图引入和发展西医卫生组织体系,以应对社会动荡不安中的国家治理难题及不断突显的社会公共卫生问题。但令人遗憾的是,由于持续的社会动荡、战乱和吏治腐败等问题,近代中国的社会经济发展处于崩溃的边缘,在这样的历史条件下,近代中国的医疗卫生事业发展因缺乏坚实的经济基础和社会稳定条件而举步维艰,难以稳步发展,许多现代意义上的医疗卫生制度、政策、法规等都无法有效实施。而作为传统中医的宝贵医疗资源在整个民国时期却受到排斥,中医发展一度受到了民国官方的打压。1914年,北洋政府教育部长汪大燮"废止中医,不用中药"的主张,遭到中医界人士的强烈反对;1929年,南京国民政府颁布了《废除旧医以扫除医事之障碍案》,但在全国中医界人士强烈反对的情况下不得不取消该政策。南京国民政府企图消灭中医的举措在社会上产生了较大的影响,由此,中西医之争及其斗争在社会上也愈演愈烈,并一直持续到20世纪50年代。民国时期对中医的体制性排斥导致中西医两败俱伤的格局,这也是近代中国医疗卫生体制化发展进程中的一大败笔。[①]

三、中国共产党革命根据地的医疗事业

中国共产党的诞生是中国革命史上开天辟地的大事,自从有了中国共产党,中国革命的面貌就焕然一新。中国共产党以马克思列宁主义为思想武器,立足中国革命的基本国情,创造性地走出了一条农村包围城市、武装夺取政权的新民主主义革命道路。经过28年艰苦卓绝的革命斗争,中国共产党领导中国人民最终推翻了压在中国人民身上的"三座大山",缔造了新中国。在不同的革命斗争时期,中国共产党始终重视革命根据地和解放区的医疗卫生工作,根据地和解放区的医疗事业从无到有,逐步发展。

早在1922年中国共产党就在中共"二大"的革命纲领中明确提出:保

---

① 刘远明:《西医东渐与中国近代医疗体制化》,中国医药科技出版社 2009 年版。

护劳动者的健康和福利、建立工人医院以保护童工和女工健康等方面的内容。第一次大革命失败后,中国共产党在极其危急的历史关头武装反抗国民党反动派、创建人民军队和建立农村革命根据地。在土地革命战争时期,革命根据地的斗争迫切需要中国共产党开展医疗卫生工作,建立发展医疗卫生组织机构。中国共产党着眼于根据地军民战地救援、增强战斗力和服务根据地军民等基本医疗需求,在根据地逐步建立一些非常简陋的医疗卫生机构和规模很小的医疗救护工作队。1927 年 10 月,中国工农红军在江西宁冈的茅坪创建了茅坪医院。初创之时的红军医院只有三四名医生、几名护士,连同担架人员共 20 多名医疗人员。当时,毛泽东对红军的医疗卫生工作特别重视,将"建设较好的红军医院"作为巩固革命根据地必须要做好的一件大事。1928 年秋,毛泽东提出在井冈山地区的小井修建红军医院,以便红军伤病员能够集中居住,及时进行治疗和护理。1929 年 1月,这一红军医院建成,取名红光医院。在当时非常残酷的革命斗争环境中,红军医院的药品极其匮乏,医务人员不得不经常自行采集中药和使用土法来治疗伤病员。在 30 年代,随着中央苏区的扩大,革命根据地不断遭受国民党军队的封锁和"围剿",军民伤亡重大,加之苏区经济社会生产力非常落后,革命根据地群众的卫生习惯较差,各种传染病在革命根据地广泛流行,使当时红军的医疗卫生工作变得更为紧迫和困难。为应对复杂的军事斗争和解决革命根据地的医疗卫生问题,1929 年党在古田会议决议中要求各级领导健全卫生组织,改进医院设备和医疗作风。据此要求,苏区各级苏维埃政府都逐步设置、健全了卫生组织机构。1931 年 4 月,红军在江西龙岗组建总军医处,不久又改称军委总卫生部。1931 年 11 月,中华苏维埃共和国临时中央政府成立后,在根据地政府和革命群众的共同努力下又陆续组建了各级医疗卫生管理机构。其中,中华苏维埃中央政府内务人民委员部设立卫生管理局,中央苏区省内务部设立卫生科,编科长 1 人、科员 1 人,在苏区的县、市、区、乡均设卫生科长 1 人,主要负责当地卫生工作。这样,从 1932 年到 1934 年红军进行长征前,中国工农红军的医疗卫生组织机构发展迅速,已经建立起了 10 个后方医院,每个后方医院下设 5～6 个卫生所,每所能收容伤病员 300 余人。[①] 在建立苏区各级医疗组织机构的同时,中华苏维埃中央政府还逐步建立了一些公共医药事业单位,县和区设医院或开设半营业性的公共诊疗所、医药合作社,并对私人经营

---

① 王书城:《中国卫生事业发展》,中医古籍出版社 2006 年版。

的药铺进行登记和加强管理。在根据地的具体医疗工作中,各根据地医疗卫生人员除了要做好主要的医疗服务工作外,他们大量重要的工作就是组织、动员革命群众参加预防疾病的公共卫生运动。① 为了更好地发动根据地群众开展公共卫生运动,1933 年 3 月,中华苏维埃共和国临时中央政府颁布《卫生运动纲要》,指出作为工农群众性质的中华苏维埃政府就是要把解决工农群众的一切身体痛苦、应对工农群众的污秽和疾病等作为政府必须要解决的大问题。《卫生运动纲要》具体规定了开展群众性卫生运动的方法与要求,号召全苏区各级地方政府及工农群众团体,要广泛发动人民群众向污秽、疾病以及各种守旧的思想、习惯、迷信等做斗争。为加强根据地疫病防疫工作,当时的中华苏维埃政府还专门建立了中央苏区卫生防疫委员会,作为加强对苏区卫生防疫工作的专门领导机构。当年红军防疫工作主要有三个特点:一是在党的领导下,各级行政领导亲自抓卫生工作,根据地卫生机关具体组织实施;二是抓住对根据地军民健康危害最大的传染病、多发病作为防治重点,采取适合当时、当地的可以办到的卫生技术措施;三是十分重视卫生防疫的宣传教育,动员群众参与其中讲究卫生。此外,中央苏区还制定颁布了一些预防传染病的卫生工作条例,内容涉及传染病的上报制度、检疫、隔离及卫生消毒工作等方面。中央苏区的卫生管理局也制定了群众性卫生防疫工作条例,开办卫生行政人员培训班,开展群众性的卫生宣传教育活动和群众性的卫生竞赛活动等。当年,毛泽东在深入调查长冈乡群众卫生运动开展的情况后,对群众性卫生防疫运动给予了充分肯定,明确要求"发动广大群众的卫生运动,减少疾病以至消灭疾病,是每个乡苏维埃的责任"②。之后,中国共产党一直把预防为主和注重开展群众性的医疗卫生运动作为革命根据地医疗工作中的重要指导经验之一。

在抗日战争时期,中国共产党根据地革命重心由井冈山转移到延安,陕甘宁边区成为中国共产党的中央所在地、抗战的总后方。抗战期间,发展医药卫生事业是建设巩固抗日根据地的重要组成部分。1937 年,陕甘宁边区政府成立后,边区政府设卫生科(后改为卫生署)负责边区的医疗卫生行政管理工作。此后,随着边区医疗卫生工作的开展,边区政府决定成立边区卫生处,卫生处下辖边区医院、边区医药学校、西北药材庄、保健药社,

---

① 《新中国预防医学历史经验》编委会:《新中国预防医学历史经验》(1),人民卫生出版社1991 年版。

② 《新中国预防医学历史经验》编委会:《新中国预防医学历史经验》(1),人民卫生出版社1991 年版。

并另在关中设有疗养所。同时,边区各县也设有卫生科,各乡设卫生督核员。① 1939 年,在陕甘宁边区党的第二次代表大会上通过了关于卫生保健工作的建议;1941 年 5 月,陕甘宁边区政府委员会决定由陕甘宁边区卫生处制定三年卫生建设计划,内容包括定期进行卫生大检查、加强对传统中医中药的研究、大力开展根据地群众卫生宣传工作等。这样,在陕甘宁边区政府的努力下,边区各级医疗卫生组织机构逐步建立起来,自上而下地形成了一个较为完整的医疗卫生服务系统,从而有力地保障了陕甘宁边区军民的基本医疗服务需求。这一时期,作为党的主要领导人,毛泽东非常重视边区及各根据地的医疗组织建设和军民的医疗卫生问题。1944 年 3 月,毛泽东在中共中央宣传委员会召开的宣传工作会议上,针对陕甘宁边区群众缺医少药的状况,明确要求大力推广医药卫生的知识和工作,想办法在每一个分区训练一些医药人才,并要求各个地委、各个专员公署、各个分区都拟订一个计划,在五到十年内,做到每个区有一个医务所,能够诊治普通的疾病。② 1944 年 5 月,毛泽东在延安大学开学典礼上又提出,要使边区 1000 多个乡,每个乡设立一个小医务所。同年 11 月,他还在陕甘宁边区文教工作者的会议上提出了团结中西医的问题,号召各根据地的中西医医务人员要精诚团结,共同合作推动根据地医疗卫生事业的大发展。

　　总的来看,在抗日战争时期,中国共产党在陕甘宁边区的医疗卫生事业有了较大的发展。白求恩国际和平医院总院、延安中央医院、边区医院都先后建立起来,各根据地也建立了规模不等的医院,如晋察冀边区医院、八路军 120 野战医院、新四军小河口皖南后方医院等共计 50 多所医院。在医学教育方面,陕甘宁边区及各抗日根据地还创办了一些医学教育院校,专门培养抗日急需的医疗人才。一些外国援华的医疗队和医疗专家也纷纷来到延安,从事医疗和教学工作,帮助根据地发展医疗卫生事业。此外,在抗日战争期间,陕甘宁边区的卫生防疫工作也卓有成效,根据地军民因陋就简地开展各种形式的卫生防疫活动,有条件的地方进行预防接种,边区卫生处还发动群众大搞卫生清洁运动,有效防治了各类传染病的发生。这一时期,在边区党和政府的关心指导下,陕甘宁边区的人民群众还自发地创办起了各种农村医疗卫生合作社、保健医药社,这些群众自发成立的医药组织除主要为群众日常治病外,还在扑灭流行性疾病、推广新法

---

　　① 《新中国预防医学历史经验》编委会:《新中国预防医学历史经验》(1),人民卫生出版社1991 年版。

　　② 中共中央文献研究室:《毛泽东文集》(第三卷),人民出版社 1996 年版。

接生、宣传医疗卫生知识和指导群众性卫生运动等方面做了大量工作,受到边区当地人民群众的普遍欢迎。①

抗日战争胜利后,国民党反动派发动全面内战,中国共产党领导解放区人民进行了伟大的自卫战争,很快从战略防御转为战略进攻,最终推翻了国民党反动政权的统治,建立了新中国。这一时期战争的规模是空前的,中国共产党所领导的军队从抗日战争的游击战为主发展到以大兵团运动战为主,战争的地域由根据地扩大到全国大陆和沿海岛屿。大规模的战争局面以及不断扩大的解放区面积及人口都给党的医疗卫生工作提出了更大的挑战。这一时期,中国共产党在解放区的医疗卫生事业蓬勃发展,卫生工作取得了很大成绩。1946年,中共中央决定在延安建立总卫生部,隶属于中央军事革命委员会,总卫生部下建立各野战军、各大军区卫生部,军(纵队)卫生部,师卫生部等医疗组织机构。在东北,到1946年年底已有医院41所,医院床位2500张。1948年,平津战役结束后,东北野战军区召开医院工作会议,将其所属的34所医院整编为13个后方医院、5个兵站医院,组成三个医院群,分属第一、二、三医院管理处领导,配属于兵团,随主力行动。② 到东北全境解放后,各级人民政府接管了国民党政府、基督教会等所属的医疗卫生机构,并将其改变为人民政府所属的卫生事业。③ 1947年4月,华东军区召开医院工作会议,将所属各医院依次统编为14个军医院,统一医院的编制、制度和医务人员的职称,整编后的医院总收容量为26800—40000名。④ 与此同时,随着人民解放战争的节节胜利,新的解放区在接管国民党政权所属的医疗卫生组织机构的基础上,各省初步改造和组建了地方基层医疗卫生组织,支援解放战争,配合人民军队开展医疗卫生防疫工作。在解放战争中,各大军区和各野战军都拥有一支人员数量较多、素质较好的医疗工作队伍,军区、后方及地方医院组织都有较大的发展。这一时期,各解放区政府还特别重视卫生防疫工作,建立了相应的疫病防治专门组织机构,努力动员一切医疗卫生力量扑灭各类疫情。1947年10月,东北人民政府在东北成立了东北防疫委员会,作为东北解放区指导卫生防疫的专门机构。该卫生防疫机构充分动员社会上的部分人员,并组织哈尔滨医科大学、东北卫生行政干部学校、中国医科大学等的医务人员

① 王书城:《中国卫生事业发展》,中医古籍出版社2006年版。
② 王书城:《中国卫生事业发展》,中医古籍出版社2006年版。
③ 辽宁省卫生志编纂委员会:《辽宁省卫生志》,辽宁古籍出版社1997年版。
④ 山东省卫生史志编纂委员会:《山东省卫生志》,山东人民出版社1992年版。

共计 692 人,分为 19 个医疗防疫队在当时东北鼠疫流行严重的地区进行鼠疫防治工作。当时的东北行政委员会还曾多次命令、指示或通知地方各地强调做好鼠疫防控工作的重要性,要求加强组织领导,凡疫区县政府要有专人负责,建立乡(区)村基层防疫组织,把控制鼠疫作为解放区的紧急战斗任务,保证坚决完成。此后,东北人民政府还在鼠疫最严重的疫区成立了西满防疫统一指挥部,组织防疫大队,组织专业防疫人员进行防疫工作。1948 年 6 月,中共内蒙古自治区政府发出布告成立自治区防疫委员会,并授予防疫委员会有权征调公私单位的医生,有权动员部队、公安机关干部以及学生参加防疫工作,有权征收药品器材、房舍及其他物资,有权颁布防疫令(包括封锁、戒严、检查、限制等)。同时,各解放区医疗卫生人员还深入农村群众,广泛进行卫生宣传教育,开展形式多样的卫生防疫运动,努力改变广大农村长期存在的封建迷信和不卫生的落后面貌。这些措施极大地提高了解放区军民的健康水平,为中国共产党领导解放区军民最终赢得人民解放战争胜利创造了非常重要的历史条件。

第二节　新中国医疗事业的起步

一、新中国成立初期医疗需求形势与卫生资源状况

1949 年,中华人民共和国的成立开辟了中国社会发展的新纪元,近代以来饱受屈辱的中华民族从此站立起来,广大人民成为国家的主人。新中国成立后,大力发展医疗事业成为新生的人民政权建设新国家的一项重要内容。1949 年 9 月,中国人民政治协商会议第一届全体会议通过的《中国人民政治协商会议共同纲领》中明确规定:推广卫生医药事业,并注意保护母亲、婴儿和儿童的健康。但是,新中国成立之初,新生的人民政权发展医疗事业的任务是极其艰巨的,摆在新生共和国面前的是一个疾病丛生而又严重缺医少药的社会状况。

法国著名历史学家布罗代尔指出:人为维持生命,至少要在两条战线上进行不断斗争,一方面是食物的欠缺和不足,因为人在宏观上以捕食其他生物为主,另一方面许多潜伏的疾病又以人作为捕猎的对象。新中国成立前的旧中国积贫积弱,各种流行病、地方病泛滥流行,无时无刻不在侵蚀着广大民众的生命,这种状况直到新中国成立之时也依然表现尤甚。在新中国成立之初,旧中国遗留下的各种急慢性传染病、寄生虫病和地方病还

在大肆流行,严重危害着无数人民群众的生命健康。据统计,从 1950 年到 1954 年,全国 8 个省区共有 6868 人感染鼠疫,病死者有 2268 人,死亡率高达 33.02%。[1] 1950—1954 年,全国天花发病分别为 43286 例、61546 例、10349 例、3320 例、847 例。其中,广西在 1950 年至 1952 年共发生天花病例 19943 例,死亡 4744 人,死亡率为 23.79%;广东省 1950 年至 1954 年发生天花病例 10466 例,死亡 1722 人,死亡率为 16.45%。[2] 新中国成立之初,山东省每年发生的传染病都非常严重,各种传染病发病人数每年都高达 10 万余人之多,其中仅麻疹每年发病就有八九万人,每年因麻疹死亡的儿童则有 4000 人以上。[3] 当时,疟疾在中国 26 个省市的 1829 个县区大范围流行,每年患病人数都在 3000 万人以上。[4] 新中国成立之初,血吸虫病广泛分布在长江流域的上海、江苏、浙江、安徽、福建、江西、湖北、湖南等 12 个省、市、自治区、直辖市,粗略统计有血吸虫病患者 1161 万人,其中江苏、浙江、安徽、湖北、湖南、江西非常严重,发病人数分别为 247.7 万人、203.7 万人、88.1 万人、227.5 万人、94.7 万人、54.8 万人。[5] 新中国成立之初,地方性甲状腺肿流行于 28 个省、自治区和直辖市的 464 个县(旗、市),患者总数在 1300 万人以上,受威胁的人口有 2.7 亿人之多;克山病流行于黑龙江、吉林、辽宁、河北、河南、山西、山东、内蒙古、陕西、甘肃、西藏、云南、四川、贵州、湖北等 15 个省、自治区的 309 个县(旗)。[6] 除此之外,麻风病、结核病、疟疾、蛔虫病、钩虫病、骨节病、伤寒或副伤寒病等都广泛流行,患者人数都难以统计。有粗略估计,在新中国刚成立时,中国全国各类疾病发病数累计每年约为 14000 万人,病死率在 3% 以上,其中有半数以上是死于可以预防治疗的各种传染性疾病。[7] 在妇幼方面,在旧法接生等因素的作用下,全国每年有 20 余万妇女和 100 多万新生儿被夺去生命,婴儿死亡率为 20% 左右。[8] 总的来说,新中国成立之初,各类传染病、寄生虫病和地

---

① 张义芳、高淑芬:《中国地方疾病防治四十年》,中国环境科学出版社 1990 年版。

② 王冠中:《新中国成立初期中共整合政治资源防控疫病的举措及经验》,《中共党史研究》2010 年第 10 期。

③ 李洪合:《山东卫生防疫重要档案史料选编》,山东省内部资料性出版物准印证 2004 年第 027 号。

④ 中国医学科学院:《疟疾学讲义》,上海科学技术出版社 1960 年版。

⑤ 参见《血吸虫病综合治理重点项目规划纲要(2004—2008)》。

⑥ 王书城:《中国卫生事业发展》,中医古籍出版社 2006 年版。

⑦ 参见《卫生部卫生法令汇编》(第一辑),中央人民政府卫生部 1951 年编印。

⑧ 《当代中国》丛书编辑委员会:《当代中国的卫生事业》(上),中国社会科学出版社 1986 年版。

方病到处流行,党和政府医疗卫生工作的防治任务十分艰巨。

　　面对流行病、地方病的防治任务,新中国成立之初中国的医疗卫生资源总量却极其有限。据统计,新中国成立之初,全国总计只有 3670 个医疗卫生服务机构,其中,市、县级以上的公私立医院只有 2600 所,各类门诊部所有 769 个,全国妇幼保健站所仅仅只有 9 个,专业性防治站所 11 个,疗养院所 30 个,其余都是个体开业的私人诊所。当时全国仅有病床 84625 张,其中医院病床 8 万张,共有医疗卫生技术人员 50.5 万人。在医疗卫生技术人员中,西医医生有 36.3 万人,护士和助产士 4.7 万人。按人口平均计算,每千人拥有医院床位 0.15 张,医疗卫生人员每千人拥有 0.93 人,每千人拥有医生 0.67 人、护士 0.06 人。[①] 由于旧中国医学教育落后,专业医疗卫生人员奇缺,新中国成立之初,全国接受正规医学教育培养的西医师仅 3.8 万多人,接受中级专业医疗技术培养的医疗卫生人员大约只有 10 万人、牙医 300 人、药剂师约有 480 人,广大城乡近 40 万名中医都属于学徒和家传,没有受过正规的医学教育。新中国成立之初,全国仅有 44 所高等医药院校,在国民党政权统治的 22 年中总共培养了高等医药院校学生 9499 人、医药中专生 41437 人。[②] 特别是,新中国成立前有限的医疗卫生资源多集中于相对发达的城镇和沿海地区,而占人口绝大多数的农村地区医疗资源极端缺乏。据 1949 年统计,当时全国 2100 多个县仅有 1400 个县卫生院、病床 13000 张,县以下的乡村除了在乡镇上有少数开业的民间中医诊所和中医药铺外,基本上没有医疗服务设施,处于严重缺医少药或无医无药的状况。[③]

　　综上所述,新中国成立之初,新生的人民政权面临的医疗服务需求是庞大的,而国家总体上拥有的医疗卫生资源却是极其有限的,因而医疗卫生服务中的供需矛盾也是非常严峻的。如何在有限医疗卫生资源的基础上最大限度地解决广大人民群众防病治病的需求是党和政府在新中国成立之初发展医疗卫生事业所面临的重要问题。

二、医疗事业起步和发展的经济基础

　　作为经济社会发展中的一个子系统,医疗事业的发展受宏观经济社会

25

---

　　① 参见《建国四十年全国卫生统计资料(1949—1988)》,中华人民共和国卫生部 1989 年编印。

　　② 黄永昌:《中国卫生国情》,上海科技大学出版社 1994 年版。

　　③ 国家统计局综合司:《全国各省、自治区、直辖市历史统计资料汇编(1949—1989)》,中国统计出版社 1990 年版。

发展条件的影响和制约。新中国成立后,党和政府明确把发展医疗事业作为建设新中国的一项重要内容。但是,如何发展医疗事业还要基于当时国家的经济发展条件。总的来说,新中国成立初期医疗事业的起步和发展受如下两个方面的经济条件因素制约。

第一,医疗事业发展受新中国成立初期经济发展水平的制约。在新中国成立之初,虽然新生的人民政权很快就医治了战争创伤、恢复了国民经济发展,但总体上整个国家的经济发展水平还非常低下,财政基础也非常薄弱。据当时联合国的统计,1949年中国人均国民收入只有27美元,不足整个亚洲平均44美元的三分之二,也不足当时印度人均57美元的一半。[①]而当1952年中国国民经济恢复任务完成之时,全国的人均GDP也只有119元,人均储蓄存款仅为1.5元,国家外汇储备仅为1.39亿美元。全国财政总收入只有183.7亿元,而整个国家用于经济建设的资金尚不足100亿元。[②] 经济发展水平决定了当时新中国只能发展一种低水平的医疗卫生服务和保障体系,国家也只能以有限的财力用于医疗卫生事业发展。那种试图走当时欧美发达国家的全民高福利医疗模式还只能是奢想。事实上,在新中国成立之初,国际上已有可供新中国学习模仿的医疗发展道路模式。在西方资本主义国家中,1948年英国开始宣布建立国家医疗卫生服务制度,实行高福利的全民免费医疗制度。随后一些资本主义国家也仿效英国模式相继发展完善本国的医疗卫生服务体系,提高国民医疗卫生整体福利水平。十月革命胜利后,苏联在全面建立社会主义计划经济体制的基础上开始实行全民免费的医疗保障制度,此后东欧的一些社会主义国家也以苏联为榜样建立了覆盖全民的国家医疗保障制度,由此体现从"摇篮"到"坟墓"的社会主义制度优越性。应当说,这些国家实行高福利的全民医疗制度都是建立在较高国家经济发展水平基础之上的。对于当时新生的人民共和国而言,较低的经济发展水平决定了新中国的医疗事业必须立足于既有的经济发展水平之上。

第二,医疗事业发展应服务于国家重工业化的战略需要。新中国成立后,在国民经济迅速恢复完成的基础上,新中国很快选择了优先发展重工业的国家工业化战略。在当时的国内外严峻形势下,实施这一工业化战略主要通过国家的高积累、低消费的模式进行,人民政府尽可能地集中社会

---

① 中共中央党史研究室、胡绳:《中国共产党的七十年》,中共党史出版社1991年版。
② 武力:《工业化、制度变革与促进共同富裕:1949—2011》,《重庆社会科学》2011年第7期。

财富,把有限的财力优先用于重工业的建设项目之中。据统计,在新中国第一个五年计划实施的5年中,全国经济建设和文化教育建设的支出总额为7664000万元,其中属于基本建设的投资为4274000万元,占总支出的55.8%。在基本建设投资中,工业是重点,占58.2%,而文化、教育和医疗卫生方面的总支出只占7.2%。[①] 显然,新中国成立初期党和政府把有限制的国家财政主要投向于重工业化建设,而用于人民福利生活改善的教育、医疗卫生方面的投入相对较少。所以,新中国成立初期优先发展重工业化的战略无疑大大地挤压了国家在医疗卫生方面的财政投入。同时,为加快推进重工业化建设步伐,新生的人民政权很快进行了社会主义"三大改造",进而新中国经济体制从新民主主义经济体制迅速转向了传统社会主义计划经济体制。在传统的计划经济体制下,党和政府主要用行政性的计划指令和单位组织体系配置社会经济资源,进行工资和福利待遇的分配。作为经济社会发展中的一个子系统,医疗事业发展也自然被统摄到集中统一的计划经济体系之中,党和政府的医疗卫生工作实行从上而下的计划经济模式进行医疗卫生资源的管理、协调和分配。此外,在重工业化战略及其相应的计划经济体制模式下,新中国也很快实行了城乡"二元化"社会管理体制,国家通过逐步实施严格的城乡户籍管理制度和城乡有别的社会福利分配制度着力为国家工业化建设汲取社会资源,创造社会稳定条件。在基本医疗保障制度设置上,由于城市是新中国工业化建设的重心所在,相应的,国家也必须为高积累条件下的城市职工、居民提供一个比较安全的社会福利保障,为城市工业化建设提供人力资本条件。这样,新中国成立后党和政府在基本医疗保障资源配置上率先在城镇实行劳保医疗和公费医疗制度,确保城镇职工有比较稳定的医疗保障以及其他社会福利保障。相比之下,对于广大农村地区,党和政府在有限的医疗财政投入下主要通过农民集体合作化的医疗筹资方式解决农民的看病问题。应该说,这种城乡差别的医疗保障制度安排都源于新中国成立之初顺应国家工业化战略的需要。

三、新中国卫生工作方针的确立

新中国成立伊始,中国共产党和中央人民政府就把保护人民的健康、发展医疗事业放在建设新中国的突出位置。面对新中国成立之初各类传

---

① 房维中:《中华人民共和国经济大事记(1949—1980)》,中国社会科学出版社1984年版。

染病、寄生虫病和地方病严重流行的态势，党和政府基于既有的医疗卫生资源条件，着眼于新中国成立之初国家经济发展的基础和要求，确立了指导医疗卫生工作的四项基本方针，从而为新中国医疗事业发展指明了前进方向。

1949年10月，新中国召开了全国卫生行政工作会议，这次会议的一项重要内容就是研究和确立全国卫生建设的总方针。根据革命战争时期人民军队曾进行的"预防在先"和"预防第一"的历史经验和做法，会议初步确定了"预防为主"的卫生工作总方针，提出医疗卫生工作的重点是保证生产和国防建设，面向农村和工矿，依靠群众开展医疗卫生事业。1949年11月1日，中央人民政府卫生部正式成立。之后，卫生部依据《中国人民政治协商会议共同纲领》中的基本规定提出了《中央人民政府卫生部工作方针与任务草案》，该草案中指出：中国人民由于长期处在帝国主义、封建主义与官僚资本主义残酷的剥削与压迫下，灾难深重、衣食无着、文化落后、卫生条件甚差，加上传染病、地方病、职业病、社会病的侵袭，大批人口死亡，健康水平和劳动能力降低；人民已获得了第一步胜利，成立了自己的政府，政府必须给人民卫生健康的保证，因此，把防治各种传染病的流行，杜绝地方病、社会病、职业病的蔓延，借以解除对人民生命和健康的威胁，作为当前的首要任务。

1950年8月，第一届全国卫生工作会议在北京召开，全国医药、公共卫生、卫生教育、卫生行政、中医等各部门的医疗卫生工作者总计427人参加了这次会议。毛泽东还专为这次全国卫生大会题词。这次卫生大会讨论了四个重要问题：一是就"预防为主"的卫生工作方针更广泛地与各方面的医疗工作者充分交换意见；二是明确"中医科学化、西医中国化"的中西医发展方向；三是在私营医疗诊所的基本政策问题上，提出对私营卫生工作机构给予适当照顾，以使其在国家领导下能与公营卫生机构合理分工；四是讨论和提倡卫生医药工作面向农村、工矿，照顾少数民族的问题。[①] 在对上述问题进行广泛讨论的基础上，大会一致同意和决定将"面向工农兵、预防为主、团结中西医"作为新中国医疗卫生工作的基本指导方针。时任中央人民政府卫生部副部长、军委卫生部部长贺诚在这次会议上作了总结报告，对大会确定的医疗卫生工作方针作了重要补充说明，指出新中国的医

---

① 中共中央党校理论研究室：《历史的丰碑：中华人民共和国国史全鉴》（卫生卷），中央文献出版社2004年版。

疗卫生工作就是要解决好三个根本性的问题:一是卫生工作者的立场问题,即为人民大众服务首先是为工农兵服务的立场;二是卫生工作的方针问题,即以预防为主的方针;三是卫生力量的团结问题,其中特别是新老卫生干部的团结和中西医的团结。① 第一届全国卫生工作会议之后,中央人民政府卫生部部长李德全在中央人民政府政务会议上作了关于全国卫生工作会议的情况汇报,就全国医疗工作者落实卫生工作方针提出了具体要求,这次会议正式批准"面向工农兵、预防为主、团结中西医"作为新中国指导医疗卫生工作的基本方针。

1952 年 12 月,第二届全国卫生工作会议在北京召开,此时新中国以反对美国细菌战为主要内容的爱国卫生运动已在全国各地大规模展开。这次全国卫生工作会议的主要任务是总结 1951 年和 1952 年全国爱国卫生运动的基本经验,决定 1953 年爱国卫生运动的主要任务。时任政务院总理周恩来出席了这次大会并在会议上作了重要的讲话。基于全国爱国卫生运动的基本经验,周恩来提出卫生工作还必须与群众运动相结合,强调只有卫生工作与群众运动相结合,党和政府所确立的三大卫生工作方针才能得到很好的贯彻和落实,才能更好地为人民健康服务。因此,他建议在医疗卫生工作三大方针的基础上还应该再增加一条方针,即卫生工作与群众运动相结合的方针。② 在周恩来的建议下,这次全国卫生工作会议决定把卫生工作与群众运动相结合作为新中国发展医疗卫生事业的一个重要工作指导方针。1953 年,中央人民政府政务院第 167 次政务会议正式批准这一指导方针。自此,"面向工农兵、预防为主、团结中西医、卫生工作与群众运动相结合"成为新中国指导医疗卫生工作的基本工作方针。

概括而言,医疗卫生工作方针是我们党和政府领导医疗卫生事业发展的总体指导思想,是党和政府制定医疗卫生政策和相关制度建设的根本依据。在新中国成立初期,党和政府充分汲取革命战争时期医疗卫生工作的历史经验,立足当时中国基本的卫生国情创造性地提出了四大卫生工作方针,充分反映了中国社会主义国家发展医疗事业的本质取向,遵循了基本的医疗卫生发展规律,契合当时新中国基本的历史国情,也充分体现了社会主义国家发展医疗卫生的组织优势。其中,"面向工农兵"指明了医疗卫

---

① 《新中国预防医学历史经验》编委会:《新中国预防医学历史经验》(1),人民卫生出版社 1991 年版。

② 中共中央党校理论研究室:《历史的丰碑:中华人民共和国国史全鉴》(卫生卷),中央文献出版社 2004 年版。

生工作是为广大人民群众提供健康服务的发展方向;"预防为主"就是对待人民群众的健康问题首先应从预防着手,最大限度地减少人民群众疾病的发生,这可以说是一条极其节约医疗成本的医疗卫生工作技术路线;"团结中西医"则是立足中国医疗卫生资源的基本国情,有效整合和发展传统医疗资源和现代医疗资源;"卫生工作与群众运动相结合"则既是党和政府群众路线在医疗卫生工作中的重要体现,也是新中国计划经济时期党和政府有效推动医疗卫生工作的组织资源优势。总之,四大卫生工作方针具有显著的中国自身国情的特点,它为新中国医疗事业的起步阶段指明了最基本的前进方向。在此基本工作方针的指引下,新中国医疗事业也逐步走出了一条具有中国特色的医疗卫生事业发展道路。

第三节　城乡医疗组织与医保制度的构建

新中国成立初期是中国医疗事业奠定基础的关键期,在旧中国医疗卫生资源匮乏的历史前提下,新中国医疗事业起步可谓千头万绪。这一时期党和政府在医疗卫生工作中的一个重点就是大力发展城乡基层卫生组织,努力改变中国城乡基层群众缺医少药的状况。同时,新生的人民政权为适应经济社会发展的要求也开始探索建立基本的医疗保障制度。

一、城乡基层医疗卫生组织的发展

新中国成立前,中国医疗卫生机构总体数量少、基础设施落后,而且大多数医疗组织由外国教会或私人开办,它们大多分布在大城市和沿海发达地区,而在许多偏远地方则几乎没有什么专门的医疗卫生机构,只有各种形式且技术水平普遍偏低的民间个体私人医生。据统计,1947 年在全国2100 多个县中,只有 1437 个县设有县卫生院(县医院),平均每个县医院的医疗床位 7.8 张,卫生医疗人员 9.2 人,医疗设备条件也非常简陋。县以下医疗机构只有 436 个区卫生所,绝大多数村镇中除少数私人开业的医生外,完全没有医疗机构。①

针对新中国成立之初中国城乡基层卫生服务机构总量严重不足的历史状况,党和政府在决定把建立农村、工矿和城镇的基层医疗卫生服务组织及大力培养基层卫生人员作为卫生工作中的首要任务。1950 年 4 月,中

---

① 黄永昌:《中国卫生国情》,上海医科大学出版社 1994 年版。

央人民政府卫生部对恢复与建立全国医疗卫生机构、整顿现有的组织编制等问题作了部署。同年6月,周恩来在中国人民政治协商会议全国委员会的讲话中又提出,人民政府决定在每个县和区建立起卫生工作机关,以便改进中国人民长期的健康不良状况。为组织指导各地基层卫生组织建设工作,1951年4月,中央卫生部正式颁布了《关于健全和发展全国基层卫生组织的决定》,该决定要求为适应医疗卫生工作任务之需要,地方各级政府及医疗卫生行政管理部门应有计划地健全和发展基层医疗卫生组织,在缺乏基层卫生组织的地区,应有步骤地建立县卫生院、所及医疗防疫队;在有条件的地方,各县可初步建立区卫生所,在工厂、矿山应有一定的卫生设施和医疗卫生人员配备,并应酌量配备公共卫生医师、卫生工程师及公共卫生护士,负责职业病预防和治疗;在各地固定的基层医疗卫生组织建立前,应加强机动防疫队的组织,以协助地方进行各项卫生工作。此外,在基层医疗组织卫生人员培养方面,该决定还要求中央及各行政区、卫生部、教育部应有计划地在三五年内在全国各地培养一定数量的医务干部,其中特别要注意培养医师和助产士等中级基层医疗卫生人员。同时,各地专署与县(市)人民政府要在条件许可下开办初级卫生人员训练班,采取尽量动员城市多余卫生人员下乡、就地取材和召集并训练失业医务人员等途径解决基层医疗人员严重不足的问题。为了更好地指导全国各地基层卫生组织的建设和组织协调管理,1952年8月,中央卫生部规定县以下卫生基层组织分为行政组织、业务组织、群众组织三种。行政组织是指县卫生科、区文教卫生干事或卫生干事、乡(行政村)卫生委员、自然村卫生员、居民卫生小组长;业务组织是指县卫生院、区卫生所、乡(行政村)卫生站、自然村卫生室;群众组织是指各级卫生(防疫)委员会、卫生人员群众团体及各级各种行业卫生委员会。

在大力发展城乡基层医疗卫生组织中,人民政府在新建大量基层卫生组织的同时,还着力对旧中国遗留下来的城乡基层个体和私营机构进行恢复和整顿,积极引导它们为人民医疗健康服务。为此,1951年4月,中央卫生部发布了经政务院批准的《关于调整医药卫生事业中公私关系的决定》,提出公私卫生事业各得其所,各尽其力,对于一切公立的、私立的、合作性质的、公私合办的医疗机构,各地卫生行政机关,应根据实际需要及其技术与设备条件,领导其实行合理的分工,不得有所歧视,要求各地对私人联合经营的诊所应给以适当的鼓励、指导与扶助,积极引导社会个体开业医生组织联合诊所或医院,进而帮助和促进城乡基层合作性质的医疗卫生机构发展。1951 年 8 月,中央卫生部又发布了《关于组织联合医疗机构实施办法》,提出把各地创办的联合医疗组织分为私人联合和公私联合两种形式,它们的主要任务是在指定的公立医疗机构的协助下建立分工合作的关系,负责当地的医疗预防工作,并可与当地的工厂、机关、学校建立医疗委托关系,医疗联合诊所的医务人员待遇由参加成员在健全医疗设备、发展业务的原则下通过民主协商决定。这些政策无疑对推动城乡医疗组织的建立和发展起了重要的政策引领作用。此后,在社会主义改造过程中,各地公私合办的联合医疗诊所都得到较快的发展。但是,在快速的社会主义改造过程中,各地联合诊所的发展也存在命令主义和盲目变革所有制关系的过激情况,使联合性质的个体私人开业医生的积极性受到不同程度的压抑。对此情况,1957 年,中央卫生部对城乡基层医疗卫生组织的性质、任务、组织形式和领导关系等作了具体规定,明确城乡基层个体私人执业医生是中国社会主义建设中不可缺少的力量,个体私人或联合行医的方式在以后还会长期存在,规定个体联合诊所是中国城乡基层卫生组织中的一种重要组织形式,是社会主义性质的卫生福利机构,国家不应接办。

在一系列发展城乡基层卫生组织的政策措施下,从 1951 年到 1957 年,中国医疗卫生机构总量逐年显著增加,其中,中国城乡基层医疗卫生组织机构数量增长最为明显(见表 1-1)。另有统计数量显示,到 1952 年年底,全国通过整顿或新建的县卫生院就有 2123 所,床位扩大到 3.7 万张,县以下的区卫生所也增加到 7961 所;到 1956 年,全国由私人开业医生组织起来的农村联合诊所已由 1950 年的 803 所发展到 51000 所以上,全国省(直辖市、自治区)级、地区级和县级的卫生防疫站、妇幼保健站所都已经建立起来,全国综合医院和专科医院已经发展到 42711 所,其中少数民族地区的医院已经发展到 6275 所,大部分农村合作社都已经建立起卫生院,有的生产大队设有半农半医的医疗人员。[①] 此时,随着城乡基层医疗卫生服务组织的建立、完善和发展,与整个经济社会发展体制和结构相适应的城乡医疗卫生服务体系网络也已基本形成。在城市形成了以市、区两级医院为主体,以工矿、企业单位和街道门诊为基础的三级医疗与卫生防疫网络体系,而在中国广大农村地区则初步建立起了以县级医疗卫生服务机构为中心、乡卫生所为枢纽、村卫生室为基础的农村三级医疗卫生服务及防疫组织体系。

---

① 《当代中国》丛书编辑委员会:《当代中国的卫生事业》(上),中国社会科学出版社 1986 年版。

表 1-1　1949—1957 年全国医疗卫生机构发展情况表　　（单位:个）

年份	全国医疗卫生机构总数	县医院	门诊部、所	专科防治所、站	卫生防疫站	妇幼保健所、站
1949	3670	1460	769	11	——	9
1950	8915	1956	3356	30	61	349
1951	16181	2077	8934	89	68	1185
1952	38987	2195	29050	188	147	2379
1953	52038	2207	38987	255	313	4046
1954	56610	2202	42840	265	328	3939
1955	67725	2234	51600	287	315	3852
1956	107305	2349	86866	637	1464	4564
1957	122954	2523	102262	626	1626	4599

（数据来源:根据《建国四十年全国卫生统计资料(1949—1988)》数据整理。）

二、实行劳保医疗制度

新中国劳保医疗制度是针对城镇实行劳动保险的企业职工及其家属规定的伤病免费医疗及预防的基本医疗保险制度。这一医疗保障制度是随着新中国成立之初中国城镇职工劳动保险制度的确立而逐步建立起来的,它是新中国城镇职工劳动保险的一个重要组成部分。

《中国人民政治协商会议共同纲领》明确规定:人民政府应按照各地情况规定最低工资,逐步实行劳动保险制度。根据这一规定,1950 年,政务院指示劳动部和中华全国总工会共同起草劳动保险条例。起草工作不但总结了革命根据地和解放区以及铁路、邮电等产业部门实行劳动保险的经验,还吸取了当时苏联专家的一些政策意见。起草后,中央人民政府又在广大城镇职工群众中进行了广泛讨论和征求意见,在此基础上进行了认真修改、补充和完善。1951 年 2 月 26 日,中央人民政府政务院正式公布了《中华人民共和国劳动保险条例》,并开始在全国逐步实施。

《中华人民共和国劳动保险条例》(以下简称《劳动保险条例》)是新中国成立后党和政府确立的首个城镇职工劳动权益保障法规。《劳动保险条例》中要求:凡职工超过百人以上的国营、公私合营及合作经营的工厂、矿山、铁路、航运、邮电、国营建筑公司及附属单位等都均为实施劳动保险的单位,这些单位所属职工皆可享受劳动保险的权利。在职工所享有的劳动保险权利内容方面,初建的企业单位职工劳动保险项目主要包括伤残、疾病、生育、养老和死亡等保险内容。《劳动保险条例》规定这些方面的劳动保险基金全部由企业行政方面或资方负担,单位职工不缴纳任何费用就能享受全部保险福利待遇,其直系亲属按规定享受部分项目内容中的半费待遇。具体到城镇职工医疗保险内容方面,《劳动保险条例》对此作了如下具体规定:第一,职工的医疗费用全部由企业负担,在单位职工因病休养期间,6 个月以内,按工龄长短付给本人标准工资 60%～70%的病假工资,6个月以上,按工龄长短付给本人标准工资 40%～50%的病假工资。第二,因疾病完全丧失劳动能力的单位职工,付给本人标准工资 40%～50%的救济费。第三,当单位职工的直系亲属患病时,医疗费用由企业负担一半。第四,非因公伤致残者,其待遇与因病者相同;因公负伤致残者的待遇更高一些。此外,《劳动保险条例》还对单位职工在具体的医疗过程提出了明确要求,规定职工首先应在企业医疗所、医院、特约医院等进行医治,只有这些医疗机构无法治疗时才能转诊到其他更高一级的医院进行治疗,对于职工患者是否住院或转院均由医院和诊疗医生来决定。

1951 年《劳动保险条例》公布实施后,随着国民经济恢复任务的完成和"一五"计划的实施,新的经济社会发展环境对扩大城镇职工劳动保险提出了新要求。基于对"现在国家经济形势已基本好转"的判断,1953 年 1 月,中央人民政府政务院审议通过了《政务院关于中华人民共和国劳动保险条例若干修正的决定》,对 1951 年的《劳动保险条例》进行了修正、完善,扩大了保险条例的实施范围,废止了停工医疗以 6 个月为限的规定,适当提高了单位职工在疾病和医疗期间的福利待遇标准,增加了城镇职工退休养老补助以及放宽养老条件等方面的规定。在职工劳保医疗经费筹资方面,1953 年的《劳动保险条例》规定劳保医疗经费要根据行业性质分别按职工工资总额的 5%～7%提取,改变了完全由企业单位负担的做法。此外,修改后的《劳动保险条例》还突出了对女职工的医疗关怀,规定女职工生育中的检查费用和接生费用全部由单位负担。1956 年,随着社会主义三大改造胜利完成,我国《劳动保险条例》的实施范围再次不断扩大。到 1956 年中国城镇职工实行劳动保险的人数已达到 1600 万人,是 1953 年的近 4 倍,签订集体劳动保险合同的职工有 700 万人,比 1953 年增加了 10 倍,享受企业单位职工保险待遇的人数占当年国营、公私合营、私营企业职工总数的 90%以上,而全国国营、公私合营、私营企业职工总数的 94%都享受到了劳保医疗服务。[①]

新中国成立初期建立起来的劳保医疗制度是党和政府为保护城镇职工身体健康而实施的一种国家福利保障制度。劳保医疗的经费直接由国家所有的企业单位担负,按照企业职工工资总额和国家规定的比例在生产成本项下列支,1953年规定职工劳保医疗费为工资总额的3%,至1956年有所提高,其中重工业系统为7%,轻工业系统为5.5%。[②] 这一劳保医疗制度实际上是一种不经过国家财政预算投入的医疗福利保障制度,它的经费来源虽不是由国家财政直接拨款,但在计划经济的国营企业体制下实质上也是来源于国家。应当说,新中国成立之初中国劳保医疗制度的建立是顺应新生人民政府巩固国家政权、恢复和发展国民经济的必然要求,它的建立对于维护广大城镇职工劳动权益,保障和促进国民经济恢复和发展等都发挥了极其重要的作用。这其中,城镇职工劳保医疗制度实施后很快受到了广大企业职工的热烈欢迎,充分保障了广大职工的健康权利。但是,不可否认的是,这一国家建构的高度福利化的医疗保障制度在确保广大城镇职工身体健康的同时,也不可避免地存在一些制度设置的缺陷,由此催生各种医疗资源浪费现象频繁发生,导致企业单位职工医疗费用不断攀升,企业单位职工医疗保险费用包袱也日益沉重。

三、实行公费医疗制度

公费医疗是新中国成立后国家对党政机关、公共事业单位人员以及大专院校学生等实行的一种免费医疗保障制度。这一制度在革命战争年代的根据地和解放区已有雏形,它是当时中国共产党在革命斗争环境中实行战时供给制下的一项重要内容,其服务对象主要是根据地的干部、战士以及普通工作人员、学生等公职人员。新中国成立后,人民政府先在陕北老革命根据地和一些少数民族地区开始试行公费医疗制度,其做法是仿效当时苏联的全民免费医疗制度。1951年,随着党和政府在全国城镇开始实行企业单位职工劳保医疗制度,此时对党政机关和公共事业单位等人员实施公费医疗保障制度也就显得尤为迫切。

1952年6月,中央人民政府政务院正式下发了《关于全国各级人民政府、党派、团体及所属事业单位的国家工作人员实行公费医疗预防的指

---

① 尹力、任明辉:《医疗保障体制改革:一场涉及生老病死的变革》,广东经济出版社1999年版。

② 辽宁省卫生志编纂委员会:《辽宁省卫生志》,辽宁古籍出版社1997年版。

示》，要求从 1952 年 7 月起分期在国家工作人员中实行公费医疗制度。指示规定享有公费医疗待遇的国家工作人员包括全国各级人民政府、党派、工青妇团体，文化、教育、卫生、经济建设等事业单位的国家工作人员和革命残废军人。公费医疗的费用由各级人民政府领导的卫生行政管理机构按照各单位事业编制人数比例分配，统收统支，绝对不许平均分发给本人。公费医疗人员的诊疗费、手术费、住院费、门诊或住院中经医师处方的药费都由公费医疗支付，住院的膳费、就医路费由个人负担。但在此方面确有困难的人也可以由所在单位给予一定补助，并在单位行政经费内给予报销。为进一步指导和细化实施公费医疗制度，1952 年 8 月 24 日，经政务院批准，中央卫生部又下发了《国家工作人员公费医疗预防实施办法》，对享受公费医疗待遇人员的范围、组织实施机构、医院的主要职责、各级政府公费医疗经费的管理等方面都进一步作了明确规定，明确要求各级人民政府均应成立公费医疗预防实施管理委员会，强调各级公费医疗经费必须列入政府财政预算范围，公费医疗费用的收支情况除按财政预算制度向财政部门报送核算外，还应报中央卫生部备查。

从 1952 年起，全国各级地方政府及事业单位按照中央人民政府及卫生部的政策文件要求对所有符合政策对象范围内的国家工作人员开始实行公费医疗保障。各省、地、市、县级政策还遵照中央政策要求制定了各地具体的公费医疗实施管理办法，普遍建立健全了地方各级政府公费医疗管理委员会，专门负责核定享受公费医疗人员的资格和数额等级、审查公费医疗的各项财政预算、制定设立公费医疗预防机构建立计划和监督公费医疗服务机构的门诊服务等。而对于每一位享受公费医疗待遇的国家工作人员，他们每个人都有一个公费医疗证件，只有凭证到指定的医疗单位才能看病就医，终身享受国家免费医疗服务。此外，随着公费医疗制度在全国的逐步实施，享受公费医疗待遇的政策对象范围也在逐步扩大。1953 年 1 月，中央卫生部下发了《关于公费医疗的几项规定》，该决定要求从 1953 年起把大中专院校的学生和农村的乡镇干部也纳入公费医疗的保障范围。此后，中央人民政府政务院和中央卫生部等又陆续下发了一系列政策文件，从而使公费医疗制度的对象范围进一步扩展，具体的政策制度规定更加细化。

随着新中国公费医疗制度在全国范围内的实行及政策对象范围的不断扩大。从 1952 年到 1957 年，中国享受公费医疗的人员总数也在逐年增加，1952 年，公费医疗制度刚刚实行时，全国享受公费医疗的总人数为 400

万人,到 1953 年就增加到了 529 万余人,而到 1957 年人数快速增加到 740 万人。① 此后,全国每年享受免费医疗的总人数都在不断创出新高。概括而言,新中国在 20 世纪 50 年代广泛推行的公费医疗制度是一种由国家进行财政付费的福利医疗保障制度,它的建立确保了享受公费医疗待遇的人员患有疾病时能够享受免费医疗,基本保证他们有病能够早防、早治,有力地保障了国家机关及事业单位公职人员的身体健康,能够充分调动他们投身于社会主义建设的政治热情,是新中国成立后社会主义制度优越性的重要体现。但是,如同城镇劳保医疗制度一样,这种几乎由国家财政计划预算完全付费的医保制度也很快在其制度实践中不断显现出一系列问题。一方面,公费医疗总人数的不断攀升无疑会消耗国家的大量财政预算资金,使国家越来越背上了沉重的财政包袱,这在新中国成立初期经济发展水平仍然十分贫弱的情况下无疑是一大挑战。另一方面,这种由国家财政买单的医疗福利制度由于缺乏对个体福利享有者和医疗卫生人员施加根本有效的制度行为约束,也极易诱发各种各样的医疗败德行为,导致医疗卫生资源浪费、国家无谓的医疗费用开支不断膨胀。也正因如此,国家为遏制医疗资源浪费、医疗费用过度膨胀而进行政策修补的努力始终没有中断。

四、农村合作医疗的初步发展

众所周知,中国是一个传统农业大国,农村人口占总人口的 80% 以上。因此,解决广大农民的看病就医问题无疑是新中国成立后党和政府发展医疗事业的工作重点。新中国成立后不久,党和政府就针对广大农村缺医少药的历史状况很快建立健全了县、乡、村三级医疗服务组织网络,到 1953 年,中国农村乡卫生所、联合诊所等基层医疗服务组织都有较大的发展,初步改变了旧中国农村长期缺医少药的局面。但是,在医疗保障方面,由于受新中国经济发展水平的制约,当 20 世纪 50 年代初中国城镇地区很快建立实行劳保和公费医疗制度之时,中国广大农民却还没有实行相应的医疗保障制度,农民看病就医还普遍是一种自费医疗。由于广大农民缺乏基本的医疗保障支撑,这种自费医疗的方式难以应对各种大病风险的冲击。而当新中国总体国家财力还不能为农民提供类似城镇劳保和公费医疗保障的历史状况下,党和政府也急需探索引导农民寻找符合自身特点的医疗保

---

① 郑功成,等:《中国社会保障制度变迁与评估》,中国人民大学出版社 2002 年版。

障和救助之道。① 由此,农村合作医疗在集体化经济发展的背景下应运而生,逐渐成为党和政府破解中国广大农民医疗保障难题的一种制度选择。

农村合作医疗制度是中国农民依靠集体经济的支撑力量,发扬互助合作精神而形成的一种集体保健医疗制度。事实上,在农村地区通过地方群众"合作制"或"群众集资"的办法发展医疗事业早在抗日战争时期的根据地就已开始尝试。1944 年,陕甘宁边区政府为应对伤寒、回归热等传染病,应群众要求,委托当时的大众合作社创办合作医疗,资金主要来自大众合作社与保健医药社投入,并吸收地方团体和私人股金。当时合作制医疗仅是一种民办公助性质的医疗组织,采取"中西医合作,人兽兼治"的行医方式,到 1946 年,陕甘宁边区的医药合作社已发展到 43 个(内有 2 个兽医社)。此外,新中国成立前后,东北人民解放区为解决广大农村缺医缺药的状况,也曾积极采用合作制和农民集资的办法举办基层医疗卫生事业。据原东北人民政府卫生部统计,到 1952 年东北地区已建立起来的 1290 个乡村卫生所中,属于合作办医的就有 85 个,农民群众集资办医的有 225 个,二者合计 310 个。② 总的来看,上述这些通过合作形式发展根据地和农村地区医疗事业的办法还都是一种初步性的探索尝试,主要目标是为了发展合作医疗服务机构,而并不是针对人民群众提供基本医疗保障。但这些做法无疑为新中国成立后党和政府探索解决广大农民的医疗保障问题提供了重要的历史经验,它们也可被视为中国农村合作医疗的雏形。

当然,历史唯物主义认为,任何制度的生成和发展都有其经济基础变化的深刻动因。20 世纪 50 年代,中国农村合作医疗制度在农村应运而生更离不开农村集体合作经济的迅速发展,从经济基础上而言,它实质是农村合作经济的反映,可以说,没有农业合作化运动,就不会有农村合作医疗的大范围兴起。从 1953 年起党和政府基于优先发展重工业的战略要求开始实施社会主义三大改造。在中国广大的农村,党和政府通过互助组、初级合作社、高级合作社等若干合作化的方式积极引导农民走集体合作化的道路,由此中国农村经济结构关系发生了根本性的变化。到 1955 年年底,全国已建立集体生产合作社 194 万多个,入社农户达到 7500 多万户,占全国农户总数的 63.3%;到 1956 年春,全国参加合作社的农户已有 10668 万户,占全国农户总数的 90%。③ 而到了 1956 年年底全国参加农业生产合

---

① 曹普:《新中国农村合作医疗史》,福建人民出版社 2014 年版。
② 蔡仁华:《中国医疗保障制度改革实用全书》,中国人事出版社 1997 年版。
③ 丛树海、张桁:《新中国经济发展史(1949—1998)》,上海财经大学出版社 1999 年版。

作社的农户已高达 96.3％,这其中有 87.8％的农户加入了高级合作社。①
全国农业生产合作社的快速发展以及由此带来的集体经济发展壮大构成
了农村合作医疗赖以产生发展的经济基础和组织发展条件。一方面,随着
农业生产合作社进入高级阶段,广大农民的生产资料归集体生产合作社所
有,中国农村集体合作经济实力大大增强,有利于集体公共支出的积累与
使用,从而为合作医疗的创办提供了稳定的公共筹资来源;另一方面,农业
合作化运动以及由此建立起来的农业生产合作社也是中国共产党对中国
农村社会组织基础的再造,由此"原子化"的个体农民被统一整合到一个大
集体的组织体系当中来。基层政权组织的统一管理与协调,使乡村农民集
体一致的动员能力显著增强,这无疑对调动农民参加合作医疗提供了有效
的组织保障。总体而言,正是 20 世纪 50 年代党和政府积极引导广大农民
走集体合作化的道路,为中国农村合作医疗开始孕育发展创造了经济基础
条件。

随着中国农村合作化运动的迅猛发展,山西、河南、河北、湖南、贵州、
山东、上海等地陆续出现了一些由集体合作社创办的卫生合作保健站,虽
然各地创办的具体形式有所差异,但其基本做法都是:农业生产合作社从
集体公益金中拿出一部分建立集体保健站,农民本着自愿的原则只需要交
纳少量的费用即可参加保健医疗,可见这种医疗保健站已带有明显的医疗
保障性质了。在各地创办的合作医疗保健站之中,山西省高平县米山乡的
联合保健站是当时全国一个先进的典型。这个保健站始建于 1953 年,当
时山西省人民政府在整顿已建立乡(区)卫生所、联合诊所的基础上开始把
卫生工作的重点转向经济落后的山区的乡(区)卫生所。在"自愿互利、服
务生产"的原则下,乡(区)卫生所、联合诊所与农业生产合作社签订医疗保
健合同,为合作社农民提供医疗保健服务。为响应省政府号召,高平县米
山乡 3 家私人药店和 10 位民间医生自愿结合在全县创办了第一家联合诊
所,即米山乡联合诊所。1955 年,随着全国农业生产合作化运动高潮的到
来,米山乡合作社群众纷纷要求"联合起来自己办个保健站"。1955 年 5
月,该乡在此联合诊所的基础上正式建立了卫生合作保健站,即高平县米
山乡农业生产合作社联合保健站。该医疗保健站规定由农业社公益金、农
民集资、医生投资共同开办,承担全乡农民的医疗、预防、保健工作;保健站
医生的待遇按技术水平、服务态度、工作成绩等由社、乡干部和社员代表共

---

① 杜润生:《当代中国的农业合作制》(上),当代中国出版社 2002 年版。

同评定。① 米山乡创办保健站的这一做法很快在山西全省产生了较大影响。山西省卫生厅及时总结"米山经验",继而在全省推广。到 1955 年年底,山西全省办起"米山乡型"的乡保健站 1438 所。其中,山西高平、稷山和祁县等地,乡乡都建立起了合作医疗保健站。1956 年,山西省卫生厅为指导各县乡合作医疗保健站的健康发展,又专门制定下发了《山西省农村保健站暂行规章(草案)》,草案对农村合作医疗保健站的性质、任务、制度、组织领导等都作了具体规定。1957 年,山西省人民政府又在医疗行政管理上把原来由县卫生科统一管理的乡卫生院改由所在乡(区)政府领导。这样,在山西省人民政府及省卫生厅的大力支持引导下,全省农村合作医疗保健站发展迅速。据统计,到 1957 年年底,山西全省共创办具有合作化性质的乡(区)卫生院 496 个、乡(区)联合诊所 562 所,使全省 70% 的乡(区)都建立起了合作医疗保健组织。②

山西省农村合作医疗的发展及经验做法也很快引起了中央卫生部的重视。1955 年 11 月,中央卫生部专门成立了赴山西合作医疗联合调查组。调查组在米山乡通过召开当地农民群众座谈会、合作社干部座谈会、保健站医生人员座谈会等系列调查活动,认为山西米山乡创办的合作医疗保健站深得当地人民群众的欢迎支持,他们的做法初步实现了走集体化农民的"无病早防,有病早治,省工省钱,方便可靠的理想"③。之后,在中央卫生部报请国务院领导批示下,米山联合保健站的经验在全国宣传和推广,起到了很大的示范效应。当然,除山西米山县创办的合作医疗保健站具有典型意义外,全国其他地方也出现了形式各异的合作医疗保健模式。1956 年,河南省正阳县王店乡团结农庄的农民在合作化高潮中创办了"社办合作医疗"④。1956 年,江苏省无锡县西仓乡合心高级社与西仓联合诊所率先与社员签订医保合同,创建了集体半统筹性质的半劳保医疗,农村社员称之为"农民劳保"⑤。1957 年,广东省曲江县的群星高级农业合作社在办社伊始就开始实行"医药费包干"的保健医疗制度。⑥ 以上这些由集体合作社农民自发创办的合作医疗保健组织,虽叫法不一、形式有异,但实质的内容和性质都是以合作社集体经济发展支持为基础,实行农民自愿参合,都具备

① 山西省史志研究院:《山西通志——卫生医药志·卫生篇》,中华书局 1997 年版。
② 山西省史志研究院:《山西通志——卫生医药志·卫生篇》,中华书局 1997 年版。
③ 张自宽:《对合作医疗早期历史情况的回顾》,《中国卫生经济》1992 年第 6 期。
④ 王书城:《中国卫生事业发展》,中医古籍出版社 2006 年版。
⑤ 曹普:《新中国农村合作医疗史》,福建人民出版社 2014 年版。
⑥ 曹普:《新中国农村合作医疗史》,福建人民出版社 2014 年版。

后来统称的合作医疗性质。

总体而言,在全国农业合作化高潮的推动下,以山西米山乡合作医疗保健站为典型的合作医疗模式在 20 世纪 50 年代的中国农村开始应运而生,快速发展。据统计,到 1956 年,全国由合作社创办的各种合作医疗保健站已发展到 1 万多个,在合作医疗站工作的乡村医疗人员约 10 万人。[①]可见,全国农村合作医疗组织已发展到相当的数量和规模,而这种合作社农民集体"互助共济"的医保模式也为以后党和政府发展中国农村医疗事业找到了一条务实有效的道路。

第四节　疫病防治与爱国卫生运动

一、开展疫病防治工作

新中国成立前,中国城乡医疗卫生状况十分恶劣,各种传染病、地方病广泛传播,严重威胁人民的生命健康,这也是造成旧中国人均寿命低下的重要原因。新中国成立伊始,旧中国遗留下来的各种传染病、地方病依然广泛存在,疫病防控形势非常严峻。对此情况,1950 年初中央人民政府卫生部在《卫生工作计划大纲》中就明确提出:全国卫生工作虽百废待兴,但因经费有限,人才不足,只能就现有条件,有重点地解决几个主要问题。重点解决几个主要问题之一就是防治各种传染病、地方病的流行和蔓延。为此,《卫生工作计划大纲》中要求各地方要尽快成立和加强卫生防疫机构建设,大力组织和发动广大医药卫生人员参加各种流行病、地方病的防控工作。1950 年 2 月,中央卫生部和军委卫生部又共同制定了《关于开展军民春季防疫工作给各级人民政府及部队的指示》,进一步明令要求凡发生疾病疫情的县级以上地方政府应组织建立包括各方面代表参加的防疫委员会,要求地方广大卫生工作人员均应参加地方政府的卫生防疫工作。同时,各地方县区都要组建巡回防疫队,加强宣传,重点防控鼠疫、天花、霍乱、结核病等传染病的发生和流行。中央人民政府还针对全国各地流行病疫情比较严重的情况,迅速在中央、各大区、省地等专门组建了 88 个全国应急卫生防疫大队,有卫生防疫人员 1100 人;专门组建全国鼠疫卫生防疫大队 12 个,鼠疫防疫卫生人员 1400 人以及卡介苗接种推广人员 1600 人,

---

① 李德全:《卫生工作离不开党的领导》,《人民日报》1957 年 7 月 12 日。

分别被派往全国大型建设工地或鼠疫爆发较为严重的地区。① 此后,政务院和中央卫生部还先后制定并下发了一系列加强卫生防疫工作的具体政策文件,要求各地方迅速行动起来,充分动员地方群众参与各类疫病防治运动。

为了更好地指导全国各地开展疫病防治运动,有效动员各种医疗资源加大地方病、流行病的防治工作,1951 年 4 月,全国第一届卫生防疫专业会议在北京召开。会议明确了全国卫生工作的中心任务就是减少和控制各种烈性传染病和地方病的蔓延和流行,解决各地人民所受的疫病之苦,尽最大力量维护工农兵群众的身体健康,努力为国民经济的恢复和发展创造稳定的社会条件。这次会议制定了包括鼠疫、天花等 19 种危害人民群众较大的传染病防治工作方案和一个预防传染病法规草案及若干具体防疫工作办法。这次卫生防疫专业会议还提出了 1952 年全国卫生防疫工作的主要任务,即进一步控制烈性传染病,控制并减少慢性传染病,建立基层防疫组织,为今后全国防疫工作打下基础。面对新中国成立之初中国鼠疫防控的严峻形势,中央卫生部于 1951 年向各地发出通知,要求在各辖区鼠疫毗连省份成立鼠疫联防机构,加大重点防治力度,以期收到更大效果。在中央人民政府及卫生部的明令要求和批准下,从 1953 年起中国各省(市)、地(市)、县(区、旗)都普遍建立起了地方各级专门卫生防疫机构、专业防治组织、卫生检疫机构和卫生防疫研究机构等,在地方政府部门的统一领导协调下,各类卫生防疫机构和组织协同努力、相互配合,有效防控了各种流行病、地方病的爆发流行。为进一步规范、组织地方疫病防治工作,1954年,中央卫生部还颁布了《卫生防疫站暂行办法》,明确规定了各级卫生防疫部门的责任范围和主要防疫工作任务。1955 年,中央卫生部在总结全国防治传染病和地方病经验的基础上,报请政务院批准下发了《传染病管理办法》,该办法把各种传染病主要划为两大类 18 种,并针对相应种类传染病疫情特点具体规定了上报制度及防治应对措施,责令地方各级人民政府工作委员会要督促和指导所属卫生行政机构遵照执行。此外,中央人民政府和卫生部还针对当时严重危害人民群众生命健康的天花、鼠疫、结核病、疟疾、血吸虫等传染病和地方病又陆续制定下发了一系列具体的政策文件,并采取了强有力的政治动员措施广泛开展了防治各类传染病、地方病

① 汶上县疾控中心:《中国预防接种大事记》(上),https://mp.weixin.qq.com/s/aoAVpxK-Ths_Ahwfwn35YfA。

的群众性疫病防治运动。

在上述新生人民政权一系列防疫政策和组织动员下,新中国成立初期党和政府的疫病防治工作成就斐然。那些长期危害旧中国人民群众生命健康的烈性传染病和地方病很快得到有效控制,各类传染病和地方病的发病率和死亡率都显著下降,有的已被基本消灭。鼠疫是旧中国一种流行猖獗的烈性传染病,新中国成立后经过几年的大力防控,鼠疫就基本上被控制,到 1955 年全国仅发生 39 例,而到了 50 年代后期,中国鼠疫每年的发病人数已从新中国成立前的数以万计下降到仅有 40 例左右。[①] 天花也是旧中国长期危害中国劳动人民生命健康的祸害之一,新中国成立初期,党和政府重点防治天花,陆续提出了不少具体预防措施。从 1950 年到 1952年间,各级人民政府在全国范围内广泛开展免费种痘运动,由卫生防疫人员根据人口登记种痘,使全国人口接种率在 90% 以上。此外,各级人民政府和卫生防疫部门还专门加强对天花病人的报告管理,对患者进行及时隔离、治疗和护理。通过这些有效的政策措施,新中国成立后患天花的人数大幅减少。据统计,1954 年中国只有 13 个省、自治区发生少量天花病例,到 1957 年全国仅局限于新疆、云南和四川等部分地区还出现少量天花病例[②],天花已基本被控制(见图 1-1)。霍乱是新中国成立之初危害国人健康的严重传染病。党和政府十分重视对霍乱的防治,经过加强国境检疫和传染病源监管,大力开展群众性预防工作,霍乱迅速得到控制,到 1952 年以后中国再未发生大规模霍乱疫情。新中国的疟疾防治也取得了显著成绩,到 50 年代末,中国南方数省恶性疟疾流行已基本得到控制,很多有长久历史的"瘴疠"之地已经成为低疟地区。血吸虫病是旧中国长期危害中国南方广大地区人民健康的严重地方病。新中国成立伊始,党和政府就把血吸虫病的防治工作作为卫生防疫工作的一项重点。在疫情最严重的地区,中央人民政府和卫生部专门派出大批医药卫生干部和防疫人员到当地进行重点防控。毛泽东、周恩来等党和国家的领导人都亲自过问和指示血吸虫病防治工作。1955 年 11 月,毛泽东向全国发出了"一定要消灭血吸虫病"的号召。中央人民政府还专门成立了南方数省防治血吸虫病工作小组,专门负责指导南方各地的血吸虫病防治工作,各地方也先后组建了专门的血吸虫病防治机构和研究所。1956 年初,毛泽东又发出了"全党动员,全民动

43

---

① 《当代中国》丛书编辑委员会:《当代中国的卫生事业》(上),中国社会科学出版社 1986 年版。

② 黄永昌:《中国卫生国情》,上海医科大学出版社 1994 年版。

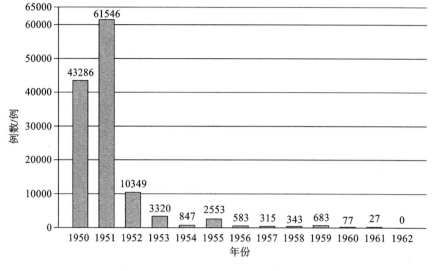

图 1-1　1950—1962 年我国天花病例数

（资料来源：黄永昌：《中国卫生国情》，上海医科大学出版社 1994 年版。）

员，消灭血吸虫病"的号召，极大地推动了党和政府的血吸虫病防治工作。这期间，中央卫生部制定下发了一系列专门防治血吸虫病的政策文件，动员大批专业防疫人员深入血吸虫流行病地区进行预防治疗。到 1957 年，全国专门进行血吸虫病防治的卫生人员已有 16000 多人，全国大批血吸虫病患者得以免费治疗，血吸虫病得到有效控制。① 在旧中国，结核病是严重危害人民群众身体健康的慢性传染病，中国每年都有大量的患者死于结核病。新中国成立后，中央人民政府非常重视全国各地结核病的防治工作，通过建立健全各级结核病专业防治机构及医疗组织，大量收治结核病人，采取有效的预防措施，中国结核病发病率很快显著降低，到 60 年代初已由新中国成立之初的 4％降至 1.5％左右，死亡率由万分之二十五下降到万分之四。② 此外，旧中国妇女、儿童社会地位低下，各种传染病、地方病患病率高。新中国成立后，党和政府在疫病防治中还特别重视对妇女、儿童疾病的防治，通过推广新法接生有效地降低了新生儿破伤风和产褥热的发病率和死亡率，妇女和儿童中的常见病、多发病得到有效防治，中国妇女和儿童的健康权利真正得到有效保障。可以说，以上这些历史成就都是旧中国

---

① 《当代中国》丛书编辑委员会：《当代中国的卫生事业》（上），中国社会科学出版社 1986 年版。

② 王书城：《中国卫生事业发展》，中医古籍出版社 2006 年版。

历届政府无法做到的。

二、开展爱国卫生运动

爱国卫生运动是党和政府通过动员人民群众进行整治环境、防治病害、移风易俗、讲究卫生的伟大创举,它是党的群众路线在医疗卫生工作中的重要体现。当然,20世纪50年代初新中国开展的群众性卫生运动之所以被称为爱国卫生运动,又恰恰是与抗美援朝中发生的反细菌战的爱国历史背景密切相关的。

1950年6月,朝鲜爆发了大规模内战,美国公然出兵干涉并试图通过朝鲜战争将侵略的矛头直指新生的人民政权,阴谋将刚刚诞生不久的新中国扼杀在襁褓之中。在这种形势下,新中国领导人作出了"抗美援朝,保家卫国"的战略决策,新生的人民共和国不得不卷入了一场残酷的战争。1952年1月,侵朝美军对朝鲜和中国东北等地发动细菌战,企图以细菌战制造疫区,残害中朝人民,制造恐慌。有资料记载,1952年2月到3月间,美国侵略军多次在中国东北境内投掷苍蝇、蜘蛛、蚂蚁、臭虫、跳蚤、蟋蟀、蜻蜓、蜈蚣、蝗虫等带病菌物30多种,还投下老鼠、青蛙、猪肉、烂鱼、树叶、棉花等带病介物。经新中国防疫卫生人员检验证实,这些投掷物带有鼠疫、霍乱、脑膜炎、副伤寒、炭疽、回归热等多种病原体,范围波及中国东北三省的30多个县、市,仅辽宁省内所受病菌污染地区就占全省总面积的4.6%。[1] 同时,美国侵略军还在山东半岛的青岛、烟台等地投掷大量苍蝇、蜘蛛、蚂蚱、蚊子、土蜂、蚂蚁等带病菌物。中国南方数省也遭到类似的细菌战侵袭。

美军在朝鲜战争中发动细菌战的卑劣行径很快激起了中国人民的强烈愤怒,不少地方都掀起了一股反对美帝国主义细菌战的爱国浪潮。1952年3月8日,政务院总理兼外交部部长周恩来发表声明控诉美帝国主义细菌战的野蛮行径,指出在中国人民的愤怒和反对之下,这一行径一定会遭到失败。[2] 为了粉碎美军细菌战的战争阴谋,把各地人民群众对美帝的愤怒之情化为强大的爱国行动,声援抗美援朝的正义战争,新生的人民政府决定在全国开展一场以反对细菌战为中心的爱国卫生运动,由此一场大规

---

[1]　辽宁省卫生志编纂委员会:《辽宁省卫生志》,辽宁古籍出版社1997年版。
[2]　肖爱树:《农村医疗卫生事业的发展》,江苏大学出版社2010年版。

模的爱国卫生运动在中国大地迅速开展起来。1952年3月14日,中央人民政府政务院召开会议,决定成立由周恩来、郭沫若、聂荣臻分别担任正、副主任委员的中央爱国卫生防疫委员会,全面负责领导组织全国的反细菌战运动工作。中央爱国卫生防疫委员会成立后立即向各地方人民政府发布了反细菌战的运动指示,要求地方各级人民政府都要成立地方爱国卫生防疫委员会迅速掀起群众性运动,当时中央人民政府按照地理位置把全国划分为防疫区、防疫监视区和防疫准备区,进而各地根据不同地域、不同情况发动当地人民群众订立爱国卫生防疫公约,明确具体防疫内容和要求。[①]在中央爱国卫生防疫委员会的全面统一领导下,全国各地方都组建了爱国卫生人民防疫委员会,各省、自治区、直辖市以及县乡(镇)等各级党政部门也都迅速行动起来,把爱国卫生运动列入紧急议事日程,从而在政治组织的层面形成了从上到下坚强有力的领导体系。

20世纪50年代初兴起的爱国卫生运动是在"抗美援朝,保家卫国"的战争动员氛围中迅速进行的,各地群众高度的爱国热情与反细菌战的卫生运动密切结合在一起,于是一场以反对美国细菌战争为目的的运动在全国范围内开展起来。在各级党和政府部门的组织发动下,全国各地组织团体和人民群众都迅速行动起来,加入爱国卫生运动行列,可以说,群众运动规模之大、参加人数之多、人民热情之高、成效之显著等都是空前的。概括而言,爱国卫生运动的内容主要是除四害、讲卫生,重点是消灭危害人民健康最严重的疾病,根本目的是移风易俗、改造旧国家、建设新国家。通过爱国卫生运动这一群众共同参与的方式积极引导群众提高对环境卫生、预防疾病的思想认识,致力于普及群众卫生防病知识,改善人民群众卫生环境条件和质量。[②]在爱国卫生运动中,一些地方的人民群众鲜明地提出了"八净""五灭""一扑"的运动口号和目标。其中,"八净"是指孩子、身体、室内、院子、街道、厨房、厕所、牲畜圈都要干净;"五灭"是指灭蝇、蚊、虱子、跳蚤、臭虫;"一扑"是指扑打老鼠。按照如此目标,全国许多地方的工厂、机关、学校、部队以及农村都进行了大范围的环境清洁和卫生整治活动,城乡环境卫生面貌迅速改变。各地方在灭蝇、蚊、虱子、跳蚤、臭虫、老鼠和环境整治等方面都成绩喜人。据当时全国不完全统计,从1952年春到1952年9月,整个中国共扑灭老鼠4400多万只,消灭鼠、蚊、蝇、蚤共200多万斤,清

---

① 钱信忠:《中国卫生事业发展与决策》,中国医药科技出版社1992年版。

② 《当代中国》丛书编辑委员会:《当代中国的卫生事业》(上),中国社会科学出版社1986年版。

除垃圾 1500 多万吨,疏通沟渠 25900 多万公里,填平一大批污水坑。1952 年 3 月,山东青岛市共有 40 万人参加了爱国卫生运动,山东全省在 1952 年的 4 月到 8 月间就捕捉老鼠 1541 万余只,封鼠洞 272 万余个,扑打苍蝇 9.7 万余斤,灭虱子、跳蚤无数,消灭昆虫 8 亿余只;山东省的德州、昌潍、文登、莱阳等地有 70% 以上的村庄都开展了清洁卫生大扫除。① 在首都北京,1952 年首都群众在党和政府的领导下,掀起了大规模的爱国卫生运动,各单位、团体和家家户户、男女老少齐动手,对室内外、院落、街巷进行了彻底的卫生大扫除。整个北京有 95% 以上的地方、单位、大院和家庭,都被打扫得干干净净。全市清除了多年积存的垃圾 26.8 万立方米,仅苏州胡同徐状元府,就清除垃圾 183000 立方米。②

　　1953 年 2 月 24 日,《人民日报》撰文高度肯定了爱国卫生运动的重要作用,指出爱国卫生运动不但粉碎了敌人的细菌战,而且在斗争中大大地改进并加强了祖国的卫生建设,提高了人民的健康水平,无限增强了人民进一步彻底粉碎美帝国主义者的阴毒计划的信心。同时,一个更深远的意义还在于,通过爱国卫生运动这一群众性动员方式,党和政府初步创出了中国式的卫生工作方法,也就是在中国这样人口众多、经济贫困、卫生文化落后的大国,找到了一条迅速改变卫生落后面貌和预防疾病的有效方法。③ 1952 年 12 月 21 日,中央人民政府政务院作出决定,把爱国卫生运动正式作为党和政府发展医疗卫生事业的重要组成部分,正式把各级地方政府领导爱国卫生运动的机构统称为爱国卫生运动委员会。1953 年,随着抗美援朝战争的结束,爱国卫生运动也由粉碎美帝国主义细菌战争的战争主题逐渐转为到为社会城乡建设服务的内容方面上来。1956 年春,新中国政府又在《农业十七条》的基础上制定了《1956 年到 1967 年全国农业发展纲要(草案)》,该草案中明确提出:从 1956 年开始,分别在 5 年、7 年或 12 年内,在一切可能的地方,基本消灭老鼠、麻雀、苍蝇、蚊子。④ 此后,毛泽东在中共八届三中全会上的讲话中专门强调了进行"除四害,讲卫生"的问题。⑤ 为此,中共八届三中全会对《1956 年到 1967 年全国农业发展纲要(草案)》进行了补充修正,决定要用 12 年的时间来进行农业生产的"除四害",消灭各

---

① 山东省卫生史志编纂委员会:《山东省卫生志》,山东人民出版社 1992 年版。
② 北京卫生志编纂委员会:《北京卫生志》,北京科学技术出版社 2001 年版。
③ 《当代中国》丛书编辑委员会:《当代中国的卫生事业》(上),中国社会科学出版社 1986 年版。
④ 中共中央文献研究室:《建国以来重要文献选编》(第八册),中央文献出版社 1994 年版。
⑤ 中共中央文献研究室:《建国以来重要文献选编》(第十册),中央文献出版社 1994 年版。

种严重危害人民群众健康的疾病。由此,从 1957 年开始,全国许多省份,如山东、山西、浙江、江苏、福建、广东、云南、甘肃、辽宁、安徽、黑龙江等地,都制定了"除四害"的具体行动规划,地方各级爱国卫生运动委员会和其他社会团体通过组织动员、思想宣传、检查评比、树立典型以及召开群众大会等方式来充分组织动员地方群众深入开展"除四害"运动。1958 年,随着新中国"大跃进"和人民公社化运动的兴起,全国范围内更大规模的群众性爱国卫生运动也很快到来。

第二章

曲折动荡中的医疗事业（1958—1976）

　　1958—1976 年是新中国发展历程中的一个曲折、动荡的历史时期。在此时期,党和国家先后经历了"大跃进"和人民公社化运动、国民经济的调整和恢复发展以及十年"文革"的动荡。同时,这一时期中国医疗事业发展也跌宕起伏、充满曲折。医疗卫生领域中的"大跃进"、卫生工作中的调整精简以及十年"文革"医疗事业的畸形发展都与这一时期中国总体性国民经济曲折、动荡而密切关联。总的来说,新中国曲折动荡期的医疗事业发展虽有极左的偏差和失误,但这一时期中国医疗事业仍取得了重要发展,特别是在"六二六"指示下,党和政府着力把城市医疗卫生资源下沉到农村,极大地推动了中国农村医疗事业发展,中国农村合作医疗达到鼎盛,这一发展模式也受到世界卫生组织的高度赞誉。

第一节　医疗事业的"大跃进"

一、医疗卫生机构迅猛发展

　　新中国"一五"计划的顺利完成极大地振奋了全党、全国各族人民的社会主义建设热情,一种急于求成、大干快上的情绪开始滋生蔓延。1958 年,我国制定了"鼓足干劲、力争上游、多快好省地建设社会主义"的建设总路线,随后在全国范围内掀起了声势浩大的"大跃进"和人民公社化运动。受此"左"的氛围的影响,医疗卫生领域也很快出现了盲目大发展的局面。

　　为响应全国工农业生产全面高潮的到来,1958 年 5 月卫生部制定下发了《卫生工作规划四十二条(草案)》,这是一个在医疗卫生领域进行全面

"大跃进"的指导性文件。该规划草案对 1958 年全国医疗卫生工作任务作出了全面部署,要求全国医疗卫生部门和医务工作都要适应国民经济"大跃进"的形势,把医疗卫生工作与工农业生产的"大跃进"及"除四害"、促生产运动结合起来,迅速掀起一个全国医疗卫生大跃进、大发展的局面。《卫生工作规划四十二条(草案)》下发后,在浓烈的国民经济"大跃进"氛围下,各地工矿、企业、学校、街道、乡镇、合作社等都纷纷创建新的医院、诊所、卫生学校等。相应的,各地医疗卫生机构和广大医务人员也广泛开展了"拔白旗、比牺牲、比干劲、比速度"的大竞赛。许多医院"破除迷信",勇当典型先进,医院门诊改为"三班制",医务人员实行 24 小时负责制,更有不少医疗机构为广泛服务工农业大生产,进行生产事故救灾,大量开设简易病床,开辟现场门诊,努力把医疗卫生服务送到当地工农业生产的第一线。此外,在热情高涨的卫生"大跃进"氛围中,不少地方的医疗卫生管理部门还盲目变革医疗机构所有制关系,不切实际地追求所有制关系的"一大二公",把不少个体诊所、私人联合诊所等迅速合办到村社集体或国营医疗卫生机构之中。例如,1958 年,辽宁省在卫生工作的"大跃进"中,全省有很多个体及私人联合诊所都被迅速转为农村社办所有的医疗卫生机构,不少厂矿企事业单位的卫生室、卫生所则被盲目扩大规模发展为医院。① 这些情况当时在其他省份也都有发生。

在声势浩大的"大跃进"和人民公社化运动过程中,中国医疗卫生机构及医务人员数量出现迅猛增长。据统计,1957 年全国医疗卫生机构总数为122954 个,到了 1958 年年底就猛增到 196829 个,1959 年增加到 231958个,1961 年全国医疗卫生机构总数已发展到 269197 个,其中,全国的医院总数,门诊部、所数,专科、防治站、所数,卫生防疫站数等增长明显(见表2-1)。随着医疗卫生机构数量的猛增,全国医疗人员总数也在迅速增加,1957 年全国医疗卫生机构的医疗人员数为 1254372 人,到 1958 年年底则迅速增加到 1528866 人,1960 年是 1769205 人,1961 年增加到 1783929人。② 在"大跃进"和人民公社化运动中,各省医疗卫生机构和医疗卫生人员数量都出现了迅速增长的局面。例如,广东省在"大跃进"和人民公社化运动中,全省各地都争相盲目开办医疗卫生机构,扩充医务人员数量,据统计到 1958 年年底,全省医疗卫生机构已迅速增加到 20289 个,是 1957 年

---

① 辽宁省卫生志编纂委员会:《辽宁省卫生志》,辽宁古籍出版社 1997 年版。

② 参见《建国四十年全国卫生统计资料(1949—1988)》,中华人民共和国卫生部 1989 年编印。

的 2.9 倍。全省集体所有制卫生机构发展到 18571 个,有公社卫生院 1677
所,病床总计 51679 张,全省医疗卫生人员计 57216 人。① 在"大跃进"和人
民公社化运动过程中,湖南全省许多厂矿、街道和人民公社都一哄而起,纷
纷创建医院、诊所,到 1959 年全省医疗卫生机构激增至 2.2495 万个,是
1957 年的 2.8 倍。全省各地大办医学教育,发动医院办护校、各县办卫校、
原有中级卫校升级为专科学校或增办大专班,招生人数成倍增加。② 江苏
省在"大跃进"和人民公社化运动期间,积极贯彻社会主义建设总路线,全
省医疗卫生事业迅速发展,全省医疗卫生部门掀起"大办"之风,一度出现
医疗卫生机构办得过多、床位增长过快的情况,严重脱离了当时财力和卫
生资源的实际。据统计,到 1958 年年底江苏全省医疗卫生机构由 1957 年
的 6145 个迅速增加到 15922 个,到 1960 年又快速增加到 17684 个,是
1957 年的 2.9 倍。③

表 2-1　1957—1961 年全国医疗卫生机构增长情况表　　（单位:个）

项　　目	年　　份				
	1957 年	1958 年	1959 年	1960 年	1961 年
全国医疗卫生机构总数	122954	196829	231958	261195	269197
其中:全国医院总数	4179	48580	35535	32333	38611
门诊部、所数	102262	132894	186039	213823	217568
专科、防治站、所数	626	667	671	683	735
卫生防疫站数	1626	1577	1686	1866	2125

（资料来源:中华人民共和国卫生部编《建国四十年全国卫生统计资料(1949—1988)》。）

　　概括而论,导致上述医疗卫生领域出现"大跃进"的局面有以下几个原
因。第一,这是国民经济总体"大跃进"的重要体现。作为国民经济发展构
成中的一个子系统,医疗卫生发展难以游离于宏观国民经济发展之外,而
是深受总体国民经济发展氛围的重要影响。1958 年开始的工农业生产"大
跃进"违背客观经济发展规律,不切实际地提出了"高速度、高指标",试图
以运动式发展实现经济赶超,这一激进的发展方式和营造的发展氛围都很
快传导到国民经济发展的各个领域,医疗卫生领域难以避免。第二,工业

---

① 广东省地方史志编纂委员会:《广东省志·卫生志》,广东人民出版社 2003 年版。
② 湖南省地方志编纂委员会:《湖南省志·医药卫生志》,湖南人民出版社 1988 年版。
③ 江苏省地方志编纂委员会:《江苏省志·卫生志》(上),江苏古籍出版社 1999 年版。

和农业战线上的"大跃进"局面也在客观上对医疗卫生提出了更多的需求。在"大跃进"和人民公社化运动期间,各级党和政府都多次强调医疗卫生服务部门要更加努力地为大规模的工业和农业生产建设服务。就医疗服务供给能力方面而言,虽然到1957年中国城乡医疗卫生资源已有了较大的发展,城乡各地医疗卫生服务体系也已初步建立起来,但是,总的来说,新中国医疗卫生资源还是非常有限,还难以满足不断增长的人口数量对医疗服务的需求。而1958年,随着国民经济"大跃进"的进行,工业和农业建设中超常规的大发展也导致工矿、企业、公社等生产事故多发,迫切需要发展更多的医疗机构和组织、更多的医疗卫生人员提供及时救助服务。第三,人民公社发展中内在的社会福利事业要求加快创办社队卫生院和医疗诊所。按照人民公社的创办章程,人民公社是"政社合一"的超大型集体组织,是党和政府当时提出的奔向共产主义的"金桥"。随着人民公社化运动在全国范围的大发展,理想主义的"共产风"也随即刮起。各地人民公社在共产主义的政治话语下大办公社集体福利事业,这其中就包括大力发展社队医院和医疗诊所。在此要求下,全国各地人民公社、生产大队都纷纷创办公社医院、卫生所,使全国公社卫生院、生产大队诊所数量迅速增加。

应当指出,在"大跃进"和人民公社化运动中虽然中国各地医疗卫生机构和卫生人员都迅猛增加,但上述那些不顾客观发展条件制约和医疗事业发展规律内在要求的跃进式发展的做法仅能带来一种虚假的繁荣。各地在迅速创办医疗卫生机构中通过"短、平、快"方式吸纳和培养的大量医疗卫生人员进入卫生系统工作,导致医疗机构卫生人员技能素质参差不齐,这必然会影响到医疗服务质量。另外,在人民公社化运动中,数量激增的各地社队医院、生产队诊所在"共产风"的影响下不考虑医疗筹资的实际条件,实行免医疗费 和"看病不要钱",结果导致创建不久的社队医院和医疗诊所的日常经费入不敷出、难以发展,而不少社队医务人员待遇偏低和存在着严重的平均主义,也严重地挫伤了医务人员的工作积极性、主动性。[①]1960年,卫生部和财政部联合制定下发了《关于医院工作人员的工资全部由国家预算开支的通知》,国家对所有医院实行"包工资"的办法。在此情况下,社队医院的医务人员的待遇有所改善,但总体而言上述的问题没有得到根本改变。

---

① 《当代中国》丛书编辑委员会:《当代中国的卫生事业》(下),中国社会科学出版社1986年版。

二、狂飙突进的"除四害"运动

有研究者指出,爱国卫生运动从一场以反对美帝国主义细菌战为目的的"紧急行动",逐渐转变为一场与日常生产生活相结合的、常规性的群众运动,充分体现了新中国政府强大的政治动员能力。爱国卫生运动成功地达到了新生人民政权的政治诉求与社会民众诉求的有机统一,而党和政府在爱国卫生运动中运用多种社会动员策略将人民群众广泛参与的热情高度地组织化起来,从而将爱国卫生运动打造成一场广泛但不松散、热情但不混乱、整齐但不呆板的"全民集体舞"①。但是,这一"全民集体舞"在抗美援朝战争结束后的热度却有所减退。1956 年,党和政府在《1956 年到1967 年全国农业发展纲要(草案)》中把爱国卫生运动的主题转向"除四害",要求各地继续开展爱国卫生运动,消灭危害人民群众最严重的疾病,为全国农业生产大发展服务。但事实上,以"除四害"为中心的爱国卫生运动并没有在全国范围内很快开展起来,到 1957 年年底全国还有很多地方没有行动起来。② 一方面,不少地方的干部群众认为爱国卫生运动主要是为反对美国细菌战进行的,当抗美援朝战争结束后就完成了它的历史使命,也就没有必要再进行这样的群众运动。另一方面,《1956 年到 1967 年全国农业发展纲要(草案)》提出后,有不少干部群众认为"除四害"与抓农业大发展相比是小事,因而在工作态度上也没对"除四害"有多大重视,甚至有的地方干部群众还把爱国卫生运动和工农业大生产对立起来,认为"除四害"运动会耽误工农业大生产。

但是,随着 1958 年国民经济"大跃进"局面的到来,迅速开展以"除四害"为中心的爱国卫生运动也成为党和政府迫切的工作任务。1958 年 1月,中共中央明确提出:必须在全国各地开始大举进行以"除四害"为中心的爱国卫生运动,各地尚未动员的必须立即动员起来,城市一定要到达每一条街道,每一个工厂、商店、机关、学校和每一户人家,乡村一定要到达每一个合作社、每一个耕作队和每一户人家。毛泽东在《工作方法六十条》中,要求县以上各级党委在抓社会主义建设工作中要把卫生工作作为一项重要政治任务,明确各级党委在抓社会主义农业工作中要把"除四害"和治疾病、讲卫生作为重要内容,要求"除四害"爱国卫生运动要每月检查一次,

---

① 张自力:《健康传播与社会:百年中国疫病防治话语的变迁》,北京大学医学出版社 2008 年版。

② 钱信忠:《中国卫生事业发展与决策》,中国医药科技出版社 1992 年版。

以便打下基础。在此最高指示下,1958 年 2 月中共中央、国务院下发了《关于除四害讲卫生的指示》,指出党和政府的迫切任务,就是要坚决地积极地领导这一运动,在 1958 年春、夏两季把这一运动发展到全国一切已经基本上实现了社会主义所有制改造的地方,真正达到家喻户晓、人人动手的程度。要在 1958 年春季,使每一个省、直辖市、自治区,每个县区,每个乡镇,每个合作社、厂矿企业、机关、学校、部队,都订出自己"除四害,讲卫生"的年度计划和长期计划,而且务必在年内打下实现长期计划的巩固基础。①

在中共中央、国务院的政策要求下,1958 年全国人民迅速掀起了以"除四害"为中心的爱国卫生运动,各地干部群众以排山倒海之势,一浪高过一浪地参与"除四害"的爱国卫生运动。当年的《人民日报》指出:这次运动的规模之大、范围之广是过去历次卫生运动所少有的。许多省、市、县发动了千千万万群众投入以"除四害"为中心的爱国卫生运动。北京、上海等大城市和各省的许多县市做到了"家喻户晓"和"家家动员,人人动手"。② 全国各地干部群众以高昂的政治热情投身于"除四害"的爱国卫生运动之中,取得了显著的成绩。据不完全统计,全国有 25 个省、直辖市、自治区的干部群众共消灭老鼠、麻雀 3 亿多只,消灭蚊蝇 246000 多斤,挖蝇蛹 3392000 多斤,清除数以千万吨计的垃圾,极大地改善了城乡环境卫生状况。③ 而各省地干部群众也都争先恐后、干劲十足。据统计,仅 1958 年山东全省就集中进行了 5 次大规模的群众"除四害"突击运动,绝大多数人民群众都参加了捕老鼠、捉麻雀、扑蚊蝇、挖蝇蛹、灭孑孓,清除垃圾运动。④ 1958 年 1—5 月,山东省人民群众就捕捉老鼠约 4545 万只,堵死鼠洞约 3489 万个,扑灭蚊蝇超过 3.2 万斤,灭蝇蛹超过 118 万斤,药物熏房屋约 2319 万间,改造厕所约 554 万个,新建厕所约 37 万个,改良水井约 58 万眼。⑤ 1958 年,湖北省的"除四害"运动声势浩大,干部群众斗志高昂。1958 年 2 月 6 日,《湖北日报》报道,入冬以来,全省有 800 多万人参加了"除四害"为中心的爱国卫生运动。湖北武汉市还提出"激战一个月,歼灭五害(蚊、蝇、鼠、麻雀、钉螺)"的口号。据统计,1958 年湖北全省消灭老鼠 1340 多万只、麻雀 558 万

---

① 中共中央文献研究室:《建国以来重要文献选编》(第十一册),中央文献出版社 1995 年版。
② 《动员全民 乘风破浪 除尽四害 全国千万群众投入爱国卫生运动》,《人民日报》1958 年 2 月 5 日。
③ 《除四害战斗迅速扩展》,《人民日报》1958 年 2 月 19 日。
④ 山东省卫生史志编纂委员会:《山东省卫生志》,山东人民出版社 1992 年版。
⑤ 山东省卫生史志编纂委员会:《山东省卫生志》,山东人民出版社 1992 年版。

只,灭蚊蝇蛆蛹 8 万公斤以上,出现了 1120 个"四无"村。① 安徽省在 1958 年的"除四害"运动中,全省总共成立了"除四害突击队"115.3 万个,参加群众数量数以千万计。据统计,1958 年安徽全省共灭鼠 2.31 亿只,消灭难以计数的蚊、蝇及其幼虫。②

同时,在全国大规模的"除四害"的爱国卫生运动中,党和政府还利用全国大规模的爱国卫生运动形势号召和动员各种医疗力量集中进行各种传染病和地方病的防治,党和政府还大力号召和动员卫生防疫人员重点进行各种传染病和地方病的防治工作。1958 年 2 月,卫生部发出关于疟疾防治工作的通知,要求 1958 年全国疟疾发病率较 1957 年降低 30% 以上,在疟疾流行的地区要求每省至少创造一个无疟疾县,每县至少创造一个无疟疾乡。1958 年 6 月,江西余江正式宣告根除了血吸虫病。③ 在其他传染病和地方病防治方面,卫生部下发通知,明确了白喉类毒素,百日咳菌苗,伤寒、副伤寒、霍乱菌苗和鼠疫菌苗的注射对象,要求各地卫生防疫部门加强卫生防疫管理和加大预防接种工作。1960 年 4 月,中共中央北方地方病防治领导小组在北京召开第一次会议,会议着重讨论了消灭鼠疫的三年规划和克山病、大骨节病等地方病防治规划。在这些政策措施的指导督促下,在新中国成立之初所取得疫病防控成绩的基础上,我国不断取得一系列新成就。1958 年,全国治疗的血吸虫病患者相当于新中国成立以后全国治疗人数的 3 倍,而据卫生部办公厅统计,到 1959 年 7 月,全国共治疗血吸虫病人 490 万人以上,其中 350 万人治愈。④ 1959 年,中国各类传染病和地方病的发病率有显著降低,鼠疫、天花、黑热病等烈性传染病已基本上被消灭,血吸虫病在 65% 的流行地区已基本消灭;丝虫病、钩虫病在流行地区的许多县、市已经基本消灭,疟疾在 89.5% 的地区已被基本控制,其他地区的发病率也已大幅降低,其他传染性疾病和地方性疾病,也在许多流行地区分别被消灭和控制。⑤

应当肯定,在"大跃进"和人民公社化运动背景下,全国掀起的大规模的"除四害"爱国卫生运动极大地改变了新中国城乡环境卫生状况,达到了党和政府"消灭疾病、人人振奋、移风易俗、改造国家"之目的。但是,不可

---

① 湖北省地方志编纂委员会:《湖北省志·卫生》(上),湖北人民出版社 2000 年版。
② 安徽省卫生志编纂委员会:《安徽卫生志》,黄山书社 1993 年版。
③ 钱信忠:《中国卫生事业发展与决策》,中国医药科技出版社 1992 年版。
④ 卫生部办公厅:《全国卫生工作呈现新面貌》,《人民日报》1959 年 7 月 25 日。
⑤ 李德全:《十年来的卫生工作》,《云南医药》1959 年第 4 期。

否认,由于受总体国民经济高指标、瞎指挥、浮夸风、"共产风"等极左冒进思想的影响,这一狂飙突进式的"除四害"爱国卫生运动也不免存在不顾客观条件制约而急于求成、贪多求快的盲目激进做法,"除四害"运动过程中存在的各种命令主义、形式主义以及浮夸虚报之风也严重地挫伤了一些干部群众的参与热情。对此,党和政府对存在的问题及时纠正了一些不当的做法,同时,1960 年中央根据专家建议为麻雀平反,以臭虫代替麻雀列为四害之一。1960 年 3 月,毛泽东在为中共中央起草的党内指示信中指出,把卫生运动看作孤立的一项工作是不对的,卫生工作之所以重要,是因为有利于生产,有利于工作,有利于学习,有利于改造我国人民低弱的体质,使身体康强,环境清洁。同月,中共中央也发出《关于卫生工作的指示》,提出"以卫生为光荣,以不卫生为耻辱"的口号,继续引导各地干部群众开展"除四害"的爱国卫生运动,指示要求爱国卫生运动要以保护劳动力、提高生产力为"除四害,讲卫生"的基本目标。中共中央卫生工作指示发出后,在各级党委政府的领导下,1960 年全国大规模的爱国卫生运动再掀高潮。但是,随着中国国民经济因"大跃进"而出现的严重困难局面,党和政府开始对国民经济进行大调整,广大城乡干部群众也忙于克服困难、生产救灾。这样,全国大规模的"除四害"爱国卫生运动逐渐趋于低落,此后也再未形成全国更大规模的爱国卫生运动。[①]

三、大办农村合作医疗

新中国成立后,中国农村合作医疗是随着农业合作化运动的发展而兴起的,农村集体经济组织的发展壮大为合作医疗的创建提供了经济基础支撑和组织保障。农村合作医疗能够满足广大社员的医疗保障需求,受到了农民的支持和欢迎,表明它是契合中国农村医疗事业发展要求的一个制度性创新。但是,总的来看,在农业合作化时期全国农村合作医疗的发展还比较缓慢,农村合作医疗在整个农村合作社的推广范围也非常有限。据统计,到 1958 年时全国农业生产合作社举办农村合作医疗的比重仅达到10%。[②] 进入 1958 年,随着中国国民经济"大跃进"和人民公社化运动的到来,"大办农村合作医疗"成为创建人民公社的一个重要内容,农村合作医

---

① 《当代中国》丛书编辑委员会:《当代中国的卫生事业》(上),中国社会科学出版社 1986 年版。

② 王红漫:《大国卫生之难:中国农村医疗卫生现状与制度改革探讨》,北京大学出版社 2004 年版。

疗又迅速迎来了一个大发展的局面。

1958 年,党和政府在全国范围内迅速推行人民公社化运动,农民集体生产合作社发展成为组织规模更大的农村人民公社。人民公社体制的建立可以说是继农业合作化之后中国共产党在中国农村进行的又一次重大的生产关系变革。在党和政府的大力宣传和组织领导下,到 1958 年 9 月底,中国广大农村已基本实现了人民公社化。据统计,当时全国 29 个省、直辖市、自治区中,除西藏外,还有 12 个省、直辖市、自治区 100% 的农户加入了人民公社;12 个省、直辖市、自治区已有 85% 以上农户加入了人民公社;全国总计建立人民公社 233973 个,加入农户 12200 多万户,占总农户的 90.4%。而到了 1958 年 11 月初全国加入人民公社的农户已占全国农户总数的 99.1%。[①] 人民公社的基本特点是"一大二公",所谓"大"是指规模大,全国平均 28.5 个农业生产合作社合并为一个人民公社,平均每个公社有农户 6100 余户[②];所谓"公"是指公有化程度高,所有生产资料及其公共财产全部归公社所有,实行统一核算和分配。人民公社又由生产大队和生产小队构成,从而形成"公社—大队—小队"三级结构管理体系。

1958 年,全国人民公社的普遍建立为各地大办农村合作医疗提供了有利条件。一方面,人民公社的创办为发展合作医疗提供了更大的集体经济组织基础和管理条件。新中国的农村合作医疗是在自愿互利的原则下依靠农民个人和集体共同筹资举办的医疗福利事业,合作医疗的经费有相当比重是依靠集体经济组织来支撑的,而合作医疗的创办也更需要一个集体行动能力强的组织来管理实施。在原有农村合作社的基础上建立起的人民公社,其集体所有制经济发展规模更大,集体管理和一致行动能力更强,这些条件既可为发展农村合作医疗提供更有力的集体支撑,也可为动员更多群众参与合作医疗和管理提供更有利的组织基础保障。另一方面,人民公社的建立也迫切需要发展农村合作医疗。按照党和政府的伟大构想,人民公社是实现中国农民走向共产主义的"金光大道"。作为国家在中国乡村的政权组织形式,人民公社实行"政社合一"的组织管理,它既全面负责组织农业生产,也全面负责公社社员的教育、医疗、养老等公共事务,而发展农村合作医疗从而为公社社员提供健康的医疗服务保障是公社发展社会福利事业的必要内容。特别是在人民公社化运动进入高潮之时,全国各

---

① 武力:《中华人民共和国经济史》(增订版 上卷),中国时代经济出版社 2010 年版。
② 武力:《中华人民共和国经济史》(增订版 上卷),中国时代经济出版社 2010 年版。

地迅速刮起了"跑步进入共产主义"之风,各地群众大办公共食堂、托儿所、养老院、卫生院等公社福利事业,把大力发展农村合作医疗作为实现公社社员"看病不要钱"的根本途径。一时间,这种全国"一哄而起"的共产主义之风无疑更加助推了农村合作医疗的"跃进式"大发展。

在人民公社化运动高潮的氛围中,全国各地农村很快出现了"大办合作医疗"的高潮,各省还先后涌现出了一批先进模范典型。河南省是全国"大跃进"和人民公社化运动中的先进省,在进入人民公社化运动高潮后全省多地人民公社纷纷大办农村合作医疗。据统计,到 1958 年 9 月,河南全省人民公社已建有人民公社卫生院 7692 所、医疗站 4992 个,实行合作医疗的人民公社已有 963 个,占全省农村人民公社的 71.1%。[①] 在人民公社化运动高潮中,山西全省也出现了大办合作医疗的局面。事实上,在 1955年农业合作化高潮中,山西高平县米山乡就创办了合作医疗保健站,此后山西的稷山、祁山等地也纷纷学习米山经验创办合作医疗保健站。1958年,"大跃进"和人民公社化运动兴起后,山西各地人民公社再掀合作医疗发展热潮。在人民公社化的高潮中,山西稷山县在全县已普遍实行集体合作保健的基础上,加大整合和发展全县合作医疗保健机构,全县 13 个人民公社建立起了公社医院,创办管理区保健站和联合保健站 70 多个,一部分较大村庄总共建立了妇产院 330 多所,各生产队都建立起了保健室,从而使全县农村合作医疗组织体系更加成熟完善。当时,全县合作医疗保健人员已有 1.6 万人,全县合作医疗卫生模范村已发展到 270 多个,继续走在山西全省前列。[②] 其中,在人民公社化劳动高潮中,该县翟店公社太阳村合作保健医疗更是一片红火,令人刮目相看。在"共产风"的激励下,该村社员群众大会一致同意实行"大家集资,治疗免费",办合作医疗,具体办法是社员每人每年交纳 2 元合作医疗费,不足部分由集体公益金补助,社员看病只收 5 分钱挂号费,诊疗费和药费全免。这一做法得到社员群众的普遍支持和赞誉。太阳村由于合作医疗工作成绩显著,成为全国闻名的卫生学习模范村。[③] 此外,在人民公社化高潮中,山东也兴起了大办合作医疗的热潮。其中,山东高唐县具有代表性,该县在全县范围内建成了以公社医院为中心的医疗保健网,全县全面推广合作医疗制度。到 1959 年,全县共有

① 《人民公社化带来的幸福——河南推行合作医疗制度》,《人民日报》1958 年 9 月 24 日。
② 曹普:《新中国农村合作医疗史》,福建人民出版社 2014 年版。
③ 中共稷山县委会、稷山县人民委员会:《稷山县农村卫生保健工作》,人民卫生出版社 1960年版。

公社医院(兼产院)8处,人民公社工厂和生产管理区的保健站66处,生产处保健室1468处。公社医院和保健站共设病床250张,配备中西医生和其他工作人员466人。① 特别是,各人民公社的生产队都普遍配齐了合作医疗保健员、卫生员、接生员,社队农民看病就医极其方便。在人民公社化高潮期间,全县社员群众过着"吃饭不要钱"的集体生活,又在疾病治疗预防方面得到了"看病不要钱"的免费医疗。

为发挥榜样示范效应,积极引导各地人民公社合作医疗大发展,1959年11月,卫生部在山西稷山县召开了全国农村卫生工作现场会,参加会议的有22个省、3个自治区、2个直辖市和中央直属机关的代表447人。会议的主要目的是推广稷山县农村合作医疗工作经验,广泛交流各地办合作医疗的做法,继续掀起农村医疗卫生工作的"大跃进"。这次会议之后,卫生部结合山西稷山现场会议内容以及各地人民公社合作医疗发展创办的先进经验,向中共中央上报了会议情况并写成报告。该报告充分肯定了全国先进省地创办集体合作医疗的经验做法,认为实行这种制度,对于开展卫生预防,保证社员有病能及时治疗和巩固公社的医疗卫生组织,都较为有利。该报告总结了各地合作医疗大发展的经验,提出发展合作医疗的基本政策要求是:公社社员的医疗制度应从当地生产发展水平、群众的觉悟程度、适当减轻群众负担、合理解决医务人员工资待遇问题和逐步发展卫生事业等几个方面来考虑;以实行人民公社社员集体保健医疗制度为宜,即现在各地所说的"保健费"办法或"合作医疗",每年由社员交纳一定的保健费,看病只交药费或少量的挂号费,在可能的范围内,由公社、生产队的公益金补助一部分,随着生产的发展逐步增加公益金补助部分。② 1960年2月,中共中央正式批转了卫生部的报告,要求各地根据地方实际情况"遵照执行"。

总的来看,在国民经济"大跃进"和人民公社化运动的"左"倾冒进发展氛围下,从1958年到1962年,中国农村合作医疗出现了迅猛发展的局面,各省地的合作医疗数量都有明显的增加,社队群众也对合作医疗制度普遍持欢迎态度。据统计,到1960年10月,由人民公社举办的医院、卫生医疗诊所全国已有20万所以上,每个人民公社都有卫生院、妇产院,许多生产

---

① 王建林:《公社有医院 管理区有保健站 生产队有保健室 高唐建成医疗保健网》,《人民日报》1959年2月17日。

② 张自宽:《论农村卫生及初级卫生保健》,山西人民出版社1993年版。

队有了卫生所或保健站。① 在合作医疗方面,从 1958 年到 1962 年的短短
5 年间,中国农村合作医疗覆盖率显著上升。1958 年初,全国农村实行合
作医疗的行政村(生产大队)占全部行政村(生产大队)的比重还只有 10%,
到了 1960 年这一比重就迅速上升到 32%,1962 年这一比重又上升到了
46%。② 当然,这种急速的增长是在"全民大办"的浓烈氛围中实现的,各地
合作医疗的大发展都带有明显的"冒进"色彩,不少地方不顾客观经济条件
制约一哄而上办合作医疗,且一度实行"看病不要钱""全民免费医疗"的做
法,而这些冒进式的做法是很难长时间维持的。

第二节 医疗事业发展中的整顿

一、精简全国医疗机构及卫生人员

持续三年的"大跃进"和人民公社化运动是新中国在探索社会主义道
路过程中的严重失误。在"高指标"和"共产风"的引领下,它动员了庞大的
人力、物力和财力,从某种意义上说,它使新中国的工农业生产在短时期内
有了迅速的发展和变化,但是,这种严重违背社会生产力发展规律、盲目变
革生产关系的"左"倾冒进方式给总体国民经济造成了严重困难局面,使国
民经济处于严重的失衡状态。从 1961 年,中国国民经济从"大跃进"转向
全面调整恢复阶段,党和政府提出了"调整、巩固、充实、提高"的八字方针,
对国民经济进行大刀阔斧的调整。在此历史条件下,党和政府在医疗卫生
工作中也进行了一系列新的政策变动,着力解决医疗事业发展中出现的
"左"倾冒进错误,主要体现在压缩、精简医疗机构及卫生人员数量方面。

医疗卫生领域中,在"反右倾、反保守,促进卫生工作全面大跃进"口号
下,中国医疗卫生机构及卫生人员数量迅速增加。但是,由于一哄而上,急
于求成,发展过急、过快,严重脱离了实际条件和医疗卫生发展的自身规
律,许多新建医疗机构只是形同虚设,缺乏开展医疗卫生服务的基本设施
条件,而没有经过严格教育培训就进入医疗卫生队伍的人员无疑也是有其
量而无其质的。同时,在医疗所有制结构关系上,各地盲目变革卫生所有
制关系也严重扼杀了基层个体、私人或联合诊所医生的积极性。这些情况

---

① 中共中央党校理论研究室:《历史的丰碑:中华人民共和国国史全鉴》(卫生卷),中央文献
出版社 2004 年版。

② 周寿祺:《探寻农民健康保障制度的发展轨迹》,《国际医药卫生导报》2002 年第 6 期。

和问题都需要党和政府在卫生工作中进行整顿和解决。在国民经济进入调整和恢复期后,党和政府为了克服严重的经济困难局面,采取了一系列大刀阔斧的国民经济调整措施。其中一项重大的措施就是精简压缩各地党政机关、企事业单位、组织团体的机构规模及庞杂的富余人员数量,进而减轻国家整体财政支出的负担。1962年2月,中共中央批转了中央精简小组《关于各级国家机关、党派、人民团体精简的建议》,明确要下决心"拆庙",裁并机构,该撤销的就撤销,该合并的就合并。同年5月,中共中央、国务院又联合下发了《关于进一步精简职工和减少城镇人口的决定》,指出从恢复和发展农业、工业生产可能达到的程度来衡量,全国城镇职工人数实际超过需要很多,城镇人口也大大超过了农业提供商品粮食和其他产品的负担能力,这对国家的财政经济有着极为不利的影响。为了克服国民经济出现的困难局面,争取国家财政经济状况的根本好转,必须缩小文教、卫生组织的规模,精简职工和城镇人口数量。在文教、卫生方面,该决定明确提出全国文教、卫生人员要减少60万人,并具体提出了文教、卫生组织单位可以多采取转为集体经营和个人开业的办法进行组织机构和卫生人员的精简工作的政策要求。

　　1962年6月,为落实以上中央精简小组和国务院关于"精兵简政"的政策精神和要求,全国卫生厅局长会议在北京召开。会议集中研究讨论了全国医疗卫生机构的调整精简问题,讨论通过了《全国卫生事业机构调整精简的意见》和《关于调整农村基层卫生组织问题的意见(草案)》等政策文件。同时,在"大跃进"中全国卫生工作急于发展、盲目扩张,导致全国各地医院正常的医疗服务工作受到较大影响,医疗服务效率、质量都有不同程度的下滑。1962年8月,卫生部又制定下发了《关于改进医院工作若干问题的意见(草案)》,就医院工作必须以医疗为中心、认真加强县医院的工作、健全医院管理制度和明确编制、加强医务人员的技术培训、减少医务人员非业务活动、注意医务人员劳逸结合以及加强医院党的领导和改进领导方法等方面提出了具体要求。为加快实施全国医疗机构精简工作,1962年8月,国务院批转了卫生部《全国卫生事业机构调整精简的意见》,该意见明确指出,1958年以来,中国医疗卫生事业在保护人民健康和防治疾病方面,取得了显著的成绩。但是,由于各地医疗卫生机构发展过快,加之不少地方盲目变革基层医疗机构所有制关系,结果使国家财政和公社集体包得过多,大大超过了国民经济的负担能力,从而既增加了经济上的困难,也影响了卫生工作水平的提高。因此,必须根据中共中央关于调整国民经济的

"八字"方针以及中央精简小组、国务院关于精简职工和减少城镇人口的决定,结合各地卫生部门的实际情况,认真地进行机构精简。该意见提出,医疗卫生机构及人员的调整精简要坚持和贯彻"两条腿走路"的基本方针,从根本上改变医疗卫生由国家和人民公社统包过多的做法。因此,要适当调整和压缩国家及人民公社所办医疗机构的数量、规模,允许城乡个体或私人开业医生联合创办医疗卫生服务组织,这样做是为了达到充分调动医务人员的积极性,便于群众就医,减轻国家经济负担,加强农业战线的目的。同时,也是在巩固已有成绩的基础上,提高工作质量,使卫生事业更好地适应国民经济建设和防病治病的需要。该意见还明确提出精简的对象主要是行政勤杂人员和1958年以后招收的初级卫生人员,特别是非医疗技术人员,对有学问有经验的中西医的医生和卫生技术人员只作适当调整和安排。此后,在各地医疗卫生机构精简过程中,一些地方又出现了上级卫生机构向基层医疗机构随意安插闲杂人员的情况,导致上级医疗机构被精简出的闲杂多余人员又涌向基层医疗机构的反常现象。对此,1962年12月国务院又批转了卫生部制定的《关于制止和纠正基层卫生机构中安插闲杂人员的意见》,责令各地在调整精简医疗机构富余人员中,各上级医疗管理部门一律不得往县以下(包括县)卫生机构中安插闲杂人员。对于那些已经安插的非卫生技术人员应一律退回原工作单位处理;对于为了安插闲杂人员把真正有技术能力的卫生人员精简回乡或改行他业工作的,应当让他们回到原单位或另行分配到其他的医疗单位工作。对于今后再有向下属卫生机构安插闲杂人员和不需要的非卫生技术人员,下级卫生机构有权向上级有关部门报告并拒绝接受。

在国民经济调整和恢复过程中,各地方人民政府及卫生管理部门积极落实中央政策精神,在医疗卫生工作中重点调整精简各地医疗卫生机构及卫生人员的数量、规模。同时,适时调整城乡基层医疗卫生机构的所有制关系,重新恢复和发展个体、私人联合诊所,允许个体、私人医生开业行医,充分调动他们的积极性,使"大而全"的单一所有制医疗卫生机构数量有所减少。例如,湖北省积极贯彻"调整、巩固、充实、提高"的调整总方针,在医疗卫生机构精简工作中坚决贯彻中央政策要求,大力精简"大跃进"中盲目发展的医疗机构及卫生人员数量,使各地医院一度膨胀的数量、规模得以控制,各医院院外支援的任务和生产基地的劳动得以大大压缩,使忽视医疗基础技术和基础护理的"冒进"倾向得以纠正,全省各地医院正常的秩序开始恢复。湖北省卫生厅还制定了《湖北卫生部门所属各级卫生医疗机构精简调整和定编意见(草案)》,作为推进全省医疗机构精简工作的具体指导政策文件,到 1963 年全省医院数量精简到 524 所,为 1962 年的 70.4%,床位数量 19582 张,为 1962 年的 90.7%,医疗卫生人员总数 23539 人,为 1962 年的 91%,其中卫技人员 17352 人,为 1962 年的 90.8%。① 山东省在国民经济调整时期,也对全省一度盲目发展的医疗卫生机构及卫生人员数量进行了精简编制,全省卫生系统共减掉正式职工 9144 人,占全省医疗卫生人员总数的 15%。在"大跃进"和人民公社化运动中盲目"上马"创办的医学院校和中等卫生学校纷纷"下马",县以下卫生部门和其他企事业单位自办的卫生学校决定全部停办。到 1965 年年底,山东全省医疗卫生机构总数很快降到 16336 个。② 在 1958 年的"大跃进"中,四川省各地干部群众响应"大跃进"号召竞相创办卫生机构,全省医疗卫生人员总人数也从 1957 年的 87718 人猛增到 1961 年的 189412 人。在进入国民经济调整恢复期后,四川省政府积极贯彻中央精简政策的要求,大力精简全省医疗卫生机构和卫生人员数量,到 1963 年全省医疗卫生人员总数已降至 126715 人。③ 在国民经济恢复调整期,经过中央和地方各级政府及卫生管理部门的共同努力,全国医疗卫生机构数量及卫生人员总数都纷纷下降。据卫生部统计,到 1961 年,全国医疗卫生机构数量迅速增至 269197 个,但随着党和政府对国民经济的调整恢复,以及各地医疗卫生机构的"调整精简",到 1962 年年底全国医疗卫生机构总量很快就降到 217985 个。从 1962 年到 1964 年,全国医疗卫生机构总体数量继续呈平稳下降的趋势,到 1964 年年底全国医疗卫生机构总体数量已下降到 215474 个(见图 2-1)。

二、调整规范劳保医疗制度和公费医疗制度

新中国成立后,党和政府在 20 世纪 50 年代为城镇职工建立了劳保医疗制度和公费医疗制度。应当说,20 世纪 50 年代初中国劳保医疗制度和公费医疗制度在实行初期运行平稳,其制度在实践中的缺陷还没有即刻显现。但是,随着城镇享受公费医疗和劳保医疗的人数不断增长,国家财政和工矿企业用于两大医保制度的费用也随之显著增加。同时,随着劳保医疗制度和公费医疗制度的全面实施,问题逐渐暴露出来,突出的问题是医疗费用严重超支、各种医疗资源浪费现象严重。

---

① 湖北省地方志编纂委员会:《湖北省志·卫生》(下),湖北人民出版社 2000 年版。
② 山东省卫生史志编纂委员会:《山东省卫生志》,山东人民出版社 1992 年版。
③ 四川省医药卫生志编纂委员会:《四川省医药卫生志》,四川科学技术出版社 1991 年版。

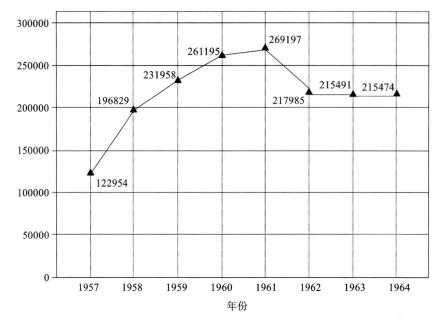

图 2-1　1957—1964 年我国医疗卫生机构精简变化情况

（数据来源：《建国四十年全国卫生统计资料（1949—1988）》，中华人民共和国卫生部，1989 年版。）

事实上，从 1956 年开始，新中国公费医疗和劳保医疗经费超支已成为两大医保制度实施中的普遍现象且情况趋向严重。[①] 以公费医疗的超支情况为例，1956 年，卫生部和财政部在给国务院的一份报告中提到当年全国公费医疗平均每人开支是 11.6 元，但两年以后就上涨到人均 12.4 元，从人均 11.6 元到 12.4 元，看似仅仅增加 8 毛钱，但是两年的增长率已经达6.9%，而当时新中国在"一五"计划的头两年国民经济增长速度还只是7%。[②] 再从当时卫生部统计的数字来看，1960 年，国家规定公费医疗费用平均每人每年 18 元，而实际人均用了 24.6 元；1964 年，国家规定公费医疗费用平均每人每年 26 元，但实际结果是人均 34.4 元。另外，从当时全国部分省份的统计情况来看，公费医疗超支情况也比较严峻。1954 年，辽宁省公费医疗经费定额为每人年均 18 元（1963 年起调至 20.5 元），但在实际执行中该省公费医疗人均支出有所增加，1955 年，辽宁全省人均公费医疗支出已达到 21.07 元。之后，随着全省享受公费医疗人数继续增加，全省

---

① 吴文俊：《新中国初期公费医疗制度建设研究——基于反浪费的视角》，《技术经济与管理研究》2014 年第 7 期。

② 刘洪清：《公费劳保医疗：渐行渐远的记忆》，《中国社会保障》2009 年第 10 期。

公费医疗人均支出逐年继续增加(见表 2-2),到 1962 年,全省享受公费医疗的人数达 462720 人,总支出金额为 1354.8 万元,人均年支出 29.28 元,超过人均定额 11.28 元,其超支金额为 521.9 万元。① 湖北省,1952 年全省公费医疗人均为 1.29 元,1957 年上升到 1.85 元;1960 年至 1964 年,全省公费医疗超支 1591 万元,其中,1964 年全省超支 398 万元。② 同样,劳保医疗也存在着普遍超支的情况,以北京市为例,全市绝大多数企业医药费都超支,如当时的酒仙桥职工医院按规定标准一年应提取医药费为 7 万元,但实际执行为 25 万元,超支 18 万元。③

表 2-2　1955—1965 年辽宁省公费医疗经费支出情况表

年份	享受人数	总支出金额/万元	年人均支出金额/元
1955	286154	602.9	21.07
1956	307701	626.8	20.37
1957	323144	699	21.63
1961	476405	1178.5	24.74
1962	462720	1354.8	29.28
1963	452019	1093	24.18
1964	462359	1209	26.15
1965	477500	1027.9	21.53

(资料来源:辽宁省卫生志编纂委员会编:《辽宁省卫生志》,辽宁古籍出版社 1997 年版。)

　　应当说,新中国公费医疗和劳保医疗在实施中费用上升有其合理性方面的原因。20 世纪 50 年代初新中国刚刚开始实行公费医疗和劳保医疗,当时能够享受的人数还非常有限,而且国家的医疗设施还很不完备,医疗费用也比较低,所以总体上公费医疗和劳保医疗费用支出不多。但是,随着新中国经济快速发展,两大公费医疗保障范围人群拓展,享受公费医疗待遇的总人数也迅速增长,加之医疗技术保障条件日益提高,这些都在客观上使全国公费医疗和劳保医疗的总费用攀升。但是,抛开这些合理性的原因之外,应当说还与其制度本身所诱致的各种医疗资源浪费有关。在制度方面,由于公费医疗和劳保医疗基本是由国家(或企业)包办,享受公费医疗或劳保医疗的人在看病就医时基本上不缴纳任何医疗费用,而定点的

① 辽宁省卫生志编纂委员会编:《辽宁省卫生志》,辽宁古籍出版社 1997 年版。
② 湖北省地方志编纂委员会编:《湖北省志·卫生》(上),湖北人民出版社 2000 年版。
③ 参见《国家公费医疗史料汇编》,全国公费医疗事务管理中心 1992 年编印。

公费医疗和劳保医疗机构也是政府财政或企业包办,缺乏对医疗成本的考量,医务人员也没有合理使用医疗资源的约束激励机制。在这种情况下,公费医疗和劳保医疗在制度实践中极易出现各种情况的"道德风险",一系列医疗资源浪费现象滋生。例如,不少享受公费医疗或劳保医疗的人不管疾病是否需要而执意要医生"多开药、开好药",做没有必要的检查和治疗,有的人看病拿药不吃或吃不了而随意扔掉,还有的是一个人享受免费医疗却借机为全家或亲戚朋友抓药、用药等。而医务人员对此也习以为常,没有坚持做到"因病施治、合理用药",导致开"人情方""大处方"及各种营养补品等时有发生。例如,山东省汶上县在实行公费医疗制度几年后即发现问题层出不穷,突出表现为小病滥用药品,造成浪费,公费医疗支出也逐年上升,1961 年该县卫生科在向县人民委员会所作的报告中仅以 1961 年 1—9 月的统计为例,公费医疗经费应报销 52650 元,实际报销了 104633.14 元,超支 51983.14 元。仅 9 月份一个月,该县就超支 13337.93 元,主要的原因是营养药品供应过多,滥用药品的现象严重,公费医疗制度管理不严。① 北京市某设计院的一位干部患不育症,医生一次开出汤药 30 剂,医院无法全部供应,患者跑了 5 个药店,才把药买齐,但是 3 个月没把药吃完,将剩下的十几剂药倒入马桶里,堵塞了大楼的下水总管道,该院总务科 4 名同志挖了两天半的时间,才把管道挖通。② 还有的职工弄虚作假,用公费医疗或劳保医疗为亲人、邻居、朋友等抓药报销,有的职工有病乱投大医院,乱用贵重药和补品。例如,北京某工厂一工人把邻居一位患痢疾的老太太的大便冒充自己的大便拿到医院去检验,骗取假条后,把药送给邻居老太太吃。某省一干部,患慢性肝炎,在医院中住院 518 天,住院期间服用大量的滋补营养品,仅一年多的时间就服用参汤 45 公斤,还将吃不完的人参用线串起来挂在宿舍里晾晒。林林总总的现象在全国公费医疗和劳保医疗实践中频现,当时一些报刊还附以漫画的形式给予反映和讽刺。这些医疗资源的浪费无疑是导致公费医疗和劳保医疗费用不断超支的重要原因。

公费医疗和劳保医疗中出现的医疗费用不断超支及医药浪费问题逐渐引起党和政府的注意。1957 年 9 月,周恩来总理在中共八届三中全会上指出,公费医疗和劳保医疗制度存在的主要缺点是走得快了一些,某些项

---

① 参见《汶上县卫生志》,汶上县卫生史志编纂委员会 2000 年编印。
② 参见《国家公费医疗史料汇编》,全国公费医疗事务管理中心 1992 年编印。

目办得多了,某些规定不合实际。另一严重缺点是,项目混乱,有些制度不合理,管理不善,掌握标准偏松、偏宽,因而造成苦乐不均和严重浪费的现象。因此,他建议要实行少量收费(门诊、住院和药品),取消一切陋规(如转地治疗由医院开支路费,住院病人外出由医院开支车费等),节约经费开支。[1] 1958 年,卫生部及财政部门对公费医疗和劳保医疗制度存在的问题进行了初步的调整,但因国民经济"大跃进"和人民公社化运动,所做的政策调整都没有很好地贯彻执行,"大跃进"和人民公社化运动造成的国民经济困难局面迫使党和政府将焦点放在纠正"左"的冒进上。在国民经济恢复调整期,党和政府对公费医疗和劳保医疗中出现的问题也采取了一系列调整措施来加强管理,力图遏制药费的严重超支。1961 年 12 月,卫生部进一步明确了中央级机关司、局长及行政十级以上干部公费医疗的报销范围、报销程序、办法,并详细列出了不予报销的 9 种情况,包括没有公费医疗证和没有报销证明及原始单据者、未经指定医院同意而自行去其他医疗机构或自请医生治疗者、除住院期间外服用各类滋补品的费用以及就医期间的路费支出,等等。1962 年,国务院批转了卫生部《关于严格限制到外地休养的报告》,要求严格限制干部随便到外地休养。卫生部制定下发了《关于严格控制病人转地治疗的通知》,对公费医疗和劳保医疗病人异地转诊就医的基本条件、异地就医中公费及自费医疗费用的范围又再次作出了明确的答复。为了加强医疗机构、疗养院管理,合理使用医疗资源和降低医疗费用支出,1963 年,国务院批转了卫生部《关于干部医疗问题的若干意见》,具体提出了医疗管理规定的意见。1964 年,国务院批转卫生部、财政部《关于享受公费医疗的国家工作人员到外地就医路费问题的报告》,明确规定凡不按卫生部相关政策规定和程序安排而到外地就医的一切费用,完全由个人负担,不准报销。1965 年,中共中央批转了由卫生部党委提交的《关于把卫生工作重点放到农村的报告》,报告指出,我国的公费医疗、劳保医疗制度是机械地搬运苏联的;城市医疗工作的紧张,在很大程度上与公费医疗全部包下来的办法以及劳保医疗制度存在着一些问题有关;建议做必要的改革。在公费医疗制度方面,除滋补药品已自费外,可考虑实行收挂号费的办法;劳保医疗制度如何整顿,建议有关部门进行研究。该报告首次提出了要进行公费医疗制度改革的问题。随后,卫生部、财政部等部门根据报告建议对公费医疗和劳保医疗制度的改革问题进行了实际调查

---

[1]　中共中央文献研究室:《建国以来重要文献选编》(第十册),中央文献出版社 1994 年版。

研究,在此基础上,1965年12月,卫生部、财政部共同印发了《关于改进公费医疗管理问题的通知》,通知明确规定:享受公费医疗待遇的人员治病的门诊挂号费和出诊费,改由个人交纳,不得在公费医疗中报销。同时规定各单位医务室有医生看病的,应根据各地具体情况,也可酌收适当的挂号费,对"营养滋补药品"要坚持执行自费的办法等。1966年,劳动部和全国总工会也对劳保医疗制度提出了新的规定,要求职工在本单位附设的医院或指定的医院看病时挂号费和出诊费均由个人负担,在本单位附设的医务室(所)、保健室(站)看病时可不收挂号费,职工在指定的医院或本单位附设的医院、医务室(所)等看病时所需要的贵重药费,由企业负担,但营养滋补药品的费用应由个人负担。此外,通知还对职工亲属医疗费用及职工计划生育中的医疗费用问题等也作出了新的规定和限制等。

总的来看,党和政府这一时期为控制攀升的公费医疗超支和医药浪费现象制定了一系列新的政策文件,力图补充完善公费医疗和劳保医疗制度,努力解决制度实践中遇到的诸多矛盾问题。应当说,这些政策的调整规范对于遏制公费医疗和劳保医疗中突出的医药浪费和费用超支问题起到了一定的政策效应。特别是,党和政府已看到了公费医疗和劳保医疗制度本身存在的制度性弊端,已提出要进行制度性方面的改革。但总体而言,由于公费医疗和劳保医疗制度设置本身的高度福利性,相关的一系列政策规范和调整以及新的制度改革规定都没有根本改变绝大多数医药费用由国家或企业负担的状况,在职工个人负担比重微不足道的情况下也很难消除公费医疗和劳保医疗实践中的"道德风险",由此层面来看,这期间党和政府所进行的相关政策调整总体绩效并没有达到理想的目的,全国各地公费医疗和劳保医疗实践中医疗资源浪费及费用逐年超支的问题还越发突出,此后这一状况也一直是党和政府不断采取政策措施试图加以应对的一个非常困难的问题。

三、农村医疗工作的政策调整与合作医疗衰减

国民经济"大跃进"和人民公社化运动以及随之而来的三年严重困难,给中国农村造成了很大的冲击。1960年前后,中国一些农村出现了社员群众严重的饥饿、营养不良的状况。党和政府在此严峻的形势面前决心调整农村政策,纠正"共产风"的错误。1961年,中共中央起草通过了《农村人民公社工作条例》,规定将人民公社的基本核算单位下放到生产队,确立了"三级所有、队为基础"人民公社体制,取消了人民公社的供给制和公共食

堂,坚决反对和纠正了"一平二调"等"左"的错误。与此同时,党和政府也在新的形势下对农村医疗工作进行调整和整顿。

1961年,卫生部副部长徐运北在卫生部党组会议上传达了周恩来总理在文教精简会议上的指示精神,明确全国卫生工作的发展既要看到需要,也要看到可能,做到医疗工作必须与经济发展条件相适应。他要求农村卫生工作要退回去转为集体办,公社卫生院要自负盈亏、看病收费,要大力整顿农村公社卫生院,把国家办、集体办、个人开业结合起来,以适合经济发展情况。① 为落实这些政策意见,尽快改变农村医疗组织所有制结构过分单一的局面,1962年,卫生部在深入全国各地进行实际调研的基础上,制定下发了《关于调整农村基层卫生组织问题的意见(草案)》,意见指出,在人民公社化运动中,各地人民公社卫生院盲目发展单一公有制,不适当地把联合诊所和个体开业医生由公社或国家包了下来,在布局上集中过多过大;在工作上统得过多,管得过死,对联合诊所的人力物力有平调现象;还不适当地吸收和安插了一些初级卫生人员和行政勤杂人员,致使机构庞杂,脱产人员过多;工资待遇上也有平均主义,医生的工资一般都比公社化以前有所降低,这些都挫伤了医务人员的积极性。对此,应从有利于调动医务人员的积极性,有利于方便群众看病就医,有利于减轻国家和人民公社(生产大队)经济负担出发,调整解决农村医疗卫生组织的所有制结构和分配问题,实现农村医疗卫生组织小型、分散、合理的配置,改变国家和人民公社统包过多、管得过死的局面。意见还提出要以乡村医生集体举办为主要组织形式,但少数有经济条件的人民公社、生产大队也可根据自己的集体经济状况举办集体医疗事业。在个体行医方面,允许私人医生挂牌行医或坐堂接诊,业务收入免于征税,明确个体医生是独立的劳动者,是国家卫生事业的重要补充。同时,允许县以下国家举办的区卫生所、医院可以转为集体办,医生集体办的医疗机构属于社会主义性质的卫生福利事业,是小型的集体所有制组织,它们的人权、财权、管理权属于医生集体所有,实行"看病收费,独立核算,自负盈亏,民主管理,按劳分配",对于公社或生产大队举办的合作医疗组织应由公社和生产大队投资购置医疗器械,职工工资实行按劳分配,不足部分由公社或生产大队给予相应的差额补助。② 同时,为积极引导个体医生开业行医和举办联合诊所,卫生部还下发了《关

---

① 当代中国卫生事业大事记编写组:《当代中国卫生事业大事记(1949年—1990年)》,人民卫生出版社1993年版。
② 王书城:《中国卫生事业发展》,中医古籍出版社2006年版。

于农村联合医疗机构和开业医生暂行管理办法（草案）》，办法对联合医疗机构的性质、个体开业医生的登记审查、布局和规格以及分配制度等都提出了具体的政策规定。可以说，这两个政策文件的下发为农村医疗卫生工作的调整指明了方向。此外，为进一步督促指导各地落实农村医疗卫生组织的整顿和调整工作，1963年卫生部还制定下发了《关于进一步整顿和加强农村基层卫生组织问题的通知》，要求各级卫生部门应当面向农村，整顿农村基层卫生组织；对个人开业医生必须加强管理，认真进行整顿；在整顿农村基层卫生组织的同时，对县医院、县分院或地区医院要加强领导和管理。通知强调整顿农村基层卫生组织是一项艰苦而细致的工作，各地要在各级党委的领导下扎扎实实地进行。[①]

根据以上政策要求，各地对"大跃进"和人民公社化运动中盲目发展的农村基层卫生组织进行了调整整顿，乡村医疗机构和医务人员有所精简。全国不少地方的农村公社卫生院、卫生所、保健站（室）又重新转变为由个体医生联合办或者私人个体承办，原来由公社或国家统筹统支的公社卫生院转变为"独立核算、自负盈亏"，许多农村个体开业医生也重新开始坐堂行医。在国民经济调整时期，江苏省全面落实中央卫生部门在农村的调整政策，省卫生厅根据卫生部的政策调整要求又具体制定了江苏省《农村人民公社卫生组织体制方案》，规定凡人民公社化运动中由联合诊所转化为全民性质的人民公社医院都要调整为社会医生联合举办，要求农村卫生院的机构设置和规模都要恢复到原联合诊所时期的状况，并适当分散全省农村医疗组织机构，从根本上改变人民公社化运动中全省对乡村卫生机构集中过多，规模过大的局面。为此，在调整农村基层卫生组织过程中江苏省卫生厅连续下发了一系列卫生政策文件，大力调整压缩全省农村公社集体办医规模，特别是对全省合作医疗陷入经济困难的人民公社进行大力调整改制。经过这些政策的调整努力，到1962年，江苏全省仅剩下8所公社卫生院和120所中心卫生院。而全省联合性质的诊所的数量不断增多，个体私人开业医生也显著增加，由1960年的1369人增至1962年的7806人。[②]在国民经济调整时期，山西省也根据卫生部下发的政策文件积极调整农村基层卫生组织，全省各地卫生管理部门贯彻执行"鼓励集体办医，允许个体行医"的工作方针，将"大跃进"和人民公社化运动中全省盲目发展的一些

① 当代中国卫生事业大事记编写组：《当代中国卫生事业大事记（1949年—1990年）》，人民卫生出版社1993年版。

② 江苏省地方志编纂委员会：《江苏省志·卫生志》（上），江苏古籍出版社1999年版。

经济、技术、设施都很差的卫生院撤销,把全省各地人民公社卫生院一律转为集体举办,同时大力鼓励乡村医生联合办医和个体医生自己独立开业行医。就全国而言,在上述党和政府的政策作用下,全国公社卫生院的数量比"大跃进"和人民公社化运动时候大大减少,1958 年,全国公社卫生院的数量为 43579 个,到 1962 年就迅速降至 28656 个,到 1963 年又下降到 27140 个;而随着全国农村公社卫生院数量的骤减,全国公社卫生人员数也减少,从 1958 年的最多人数 385998 人减少到 1963 年的 202403 人,五年间总计减少了 183595 人。

此外,在人民公社化运动高潮之际,中国农村一度出现了公社大办合作医疗的局面,全国农村合作医疗覆盖率也随之迅速提高。但是,所谓的"大办合作医疗"毕竟是国民经济极左冒进的产物。各地农村人民公社在大办合作医疗中多急于求成、操之过急,大大超越了农村集体经济承受能力和社员群众的觉悟水平,也不可避免地带有命令主义、强迫主义的色彩。特别是在"跑步进入共产主义"号召下,一些人民公社还大胆尝试"看病不要钱",实行社员"全民免费医疗"等盲目做法,这实际上已不是农民互助合作的合作医疗性质,而是农村医药卫生领域急于奔向共产主义的"乌托邦"实践。可以说,如此冒进的做法是难以使合作医疗持久性发展的。进入国民经济调整期后,各地合作医疗赖以支撑的公社集体经济基础出现严重困难局面,在此情况下,党和政府对人民公社分配体制进行了重要调整,同时对农村医疗卫生工作也进行了一系列政策变动。这些情况都使合作医疗赖以发展的集体经济基础、政策环境以及组织载体条件等都发生了新的变化。在此情势下,在人民公社化运动中一度迅速发展的合作医疗又很快出现了大衰减的局面。由于来自公社、生产大队的集体筹资基金减少,加之各地公社卫生院重新组合调整以及公社干部群众忙于生产救灾等,全国除极少数相对富裕的地区外,各地多数社队的合作医疗都陷入了停顿或半停顿状态,全国合作医疗的覆盖率开始大幅下滑,据统计到 1964 年,中国农村只有不到 30% 的社队还在维持合作医疗。

四、"把医疗卫生工作的重点放到农村去"

新中国成立前,中国农村医疗卫生极其落后,广大农民普遍缺医少药。新中国成立后,党和政府大力发展农村医疗卫生事业,到 1957 年已基本建立起了县、乡、村三级医疗卫生保健网络,中国农村长期缺医少药的历史状况有了较大的改变。但是,由于中国农村地域广阔,人口众多,要从根本上改变中国农村医疗卫生落后状况的任务还极其艰巨。

在经历了"大跃进"和人民公社化运动后,中国农村经济出现了极其困难的严峻局面,人民公社卫生院、生产大队卫生所大大缩减,合作医疗也锐减,由此中国城乡医疗卫生发展差距不但没有缩小反而进一步呈现扩大态势。毛泽东有着深厚的农民情结,也时刻关注着农村医疗卫生事业发展。国民经济"大跃进"受挫后,中国农村医疗卫生发展困难和城乡医疗卫生资源不平衡日益加剧的局面很快引起了毛泽东的高度重视。1965年,毛泽东在三届全国人大一次会议上提出卫生部门要组织城市高级医务人员下农村和为农村培养医生,此后,卫生部党组积极响应,提出城市卫生人员要做好到农村防病治病,开展巡回医疗工作的准备,卫生部下发通知,要求各地组织城市医疗卫生人员到农村开展巡回医疗。卫生部的通知下发后,各地卫生部门开始重点组织城市巡回医疗队下农村,北京第一批下农村巡回医疗队有中国医学科学院、中医研究院、北京友谊医院、北京中医医院等医院的医疗队,分别到湖南湘阴,北京通县、顺义、大兴等地开展巡回医疗活动。① 1965年2月,周恩来总理召见卫生部钱信忠、张凯、贺彪商讨医疗卫生工作,强调卫生工作要面向农村,要克服只看到城市和少数干部的做法。② 同年5月,刘少奇也专门找卫生部负责人崔义田、史书翰等谈话,指出全国70%的医务人员都集中在城市,农村的医务人员和药品都很少,要解决卫生工作面向农村的问题。③ 但是,这些工作和要求似乎并没有让毛泽东感到满意,1965年6月26日,毛泽东在同身边的医疗人员谈话时对卫生部长期"重城市、轻农村"的偏向进行了严厉的批评,这个谈话后来被称为"六二六"指示,"六二六"指示明确提出"把医疗卫生工作的重点放到农村去"。在此,笔者想从两个方面分析"把医疗卫生工作的重点放到农村去"的历史必要性。

第一个方面,从城乡医疗资源状况看,当时中国城乡医疗资源发展状况极不平衡。这既有旧中国所遗存的历史原因,也有当时新中国经济发展战略取向的动因。

从当时的经济发展战略成因来看,新中国成立后,党和政府确立了优

---

① 当代中国卫生事业大事记编写组:《当代中国卫生事业大事记(1949年—1990年)》,人民卫生出版社1993年版。
② 中共中央文献研究室:《周恩来年谱(1949—1976)》(中),中央文献出版社1997年版。
③ 当代中国卫生事业大事记编写组:《当代中国卫生事业大事记(1949年—1990年)》,人民卫生出版社1993年版。

先发展重工业的国家工业化战略,为充分保障城市工业发展,党和政府实施严格的城乡户籍制度,由此中国城乡二元分割管理体制进一步强化,农村支持城市是整个国家经济社会发展的主要导向。为顺利推进重工业化的建设,国家需要优先给城镇职工提供包括医疗保障在内的各种基本社会保障。在这种导向下,国家很快为城市企业、厂矿职工和国家机关及事业单位人员建立了稳定的劳保和公费医疗制度,与之相适应的医疗卫生资源配置自然较为优先,而有限的医疗卫生优质资源也自然被吸纳到城市中来。与此相适应,中国广大农村地区的医疗卫生事业发展还只能处于低水平的发展状态。对于数量众多的农村人口,国家根本没有巨大的财力为广大农民推行类似城市的医疗保障制度,而只能支持、鼓励广大农民在合作化的基础上走"互助共济"的合作医疗模式。虽然新中国成立后,党和政府在 20 世纪 50 年代很快在中国广大农村建立起了县、乡、村三级医疗服务组织网,从根本上缓解了农村缺医少药的状况,但是,在国家工业化的战略政策安排下,事实上国家对农村医疗卫生事业发展的投入还是非常有限的,而相关医疗卫生部门对农村医疗卫生工作也重视不足。综上所述,中国城乡医疗卫生资源发展必然会出现不平衡的状况。

　　在经历国民经济"大跃进"和人民公社化运动后,中国城乡医疗卫生资源不平衡状况进一步加剧,特别是城市劳保和公费医疗的巨大开支与浪费同农村严重缺医少药的情况又形成了极大的反差。在城乡医疗资源差距方面,据统计,在 1960 年,城市每千人口床位数为 3.32 张,农村每千人口床位数为 0.38 张,城市每千人口床位数是农村的 8.74 倍。此后,城市与农村每千人口床位数之比虽略有降低,但都在 8 倍以上。在专业医疗卫生人员方面,1960 年,中国城市每千人口卫生人员总数为 5.32 人,农村只有 1.98 人,城市是农村的 2.69 倍。此后几年,中国城市每千人口医疗卫生人员总量还在不断上升,而与之相比,中国农村每千人口医疗卫生人员总量却是一种不断下降的态势。到了 1964 年,中国城市每千人口卫生人员数已增至 6.88 人,而农村下降到了 1.64 人,城市每千人口卫生人员数是农村每千人口卫生人员数的 4.2 倍(见表 2-3)。另据 1964 年卫生部所进行的统计,1964 年中国用于医疗卫生事业经费支出总计 93000 多万元,这其中相当部分的支出是城镇公费医疗和劳保医疗的支出,二者合计支出为 28000 多万元,占国家整个医疗经费总支出的 30%;相比之下,国家用于广大农村地区的医疗经费仅有 25000 多万元,仅占整个医疗卫生经费总支出的 27%,还比中国城镇公费医疗和劳保医疗支出低 3 个百分点。而当年卫生部的统计结果表明,中国用于城镇享受公费医疗待遇人员的卫生经费830 万元比用于 5 亿多农民的医疗卫生经费还要多。同时,在整个农村的总医疗经费支出中,绝大部分还都投在了县级医疗卫生上,真正用于县以下的社队医疗卫生经费仅仅只占 16％。① 这些统计结果表明,当时中国城乡医疗卫生事业发展已出现了严重的不平衡状况。

表 2-3　中国城市与农村每千人口卫生资源状况表

年份	医院床位/张		专业卫生工作人员总数/人		医生人数/人	
	城市	农村	城市	农村	城市	农村
1960	3.32	0.38	5.32	1.98	1.32	0.79
1961	3.87	0.34	6.32	1.87	1.67	0.83
1962	3.88	0.45	6.66	1.67	1.90	0.85
1963	3.70	0.45	6.63	1.67	1.96	0.86
1964	3.77	0.46	6.88	1.64	2.09	0.84

（数据来源:根据《建国四十年全国卫生统计资料(1949—1988)》的数据资料整理。)

第二个方面,从医疗服务的需求状况看,当年中国农村对医疗服务的需求激增。

在经历"大跃进"和人民公社化运动后,各地农村经济发展出现了非常严峻的困难局面,当年全国农业生产大幅度减产,广大农民食不饱腹,吃饭成了最大的问题,生活水平迅速下降。特别是 1960 年前后,全国一些农村出现了严重的大饥荒状况,有的地方农民每人每天只能吃 6 两粮食,农民不得不以瓜菜、野果等代食充饥,结果导致农民普遍营养不良,不少人因此患病或死亡。② 有资料统计,1961 年辽宁全省患水肿、子宫脱垂、小儿营养不良的多达 90 余万人。③ 1959 年 9 月,四川丰都就很快发现农村水肿病人,到 1960 年发病达到高峰,该地农村先后患水肿病的占 70％左右,到1962 年三年间农村死于水肿病的农民就达 10 万余人。④ 由于农村经济出现困难,各地不少社队大办的合作医疗组织又迅速解体,各县乡村干部也都忙于应付解决严重的经济困难,使社队医疗卫生工作受到忽视,原来的不少防治措施被迫中断,结果 20 世纪 50 年代曾经被遏制的传染病、地方

---

　　①　《关于把卫生工作重点放到农村的报告》,http://news. xinhuanet. com/ziliao/2005-02/02/content_2538494. htm.

　　②　武力:《中华人民共和国经济史》(增订版 上卷),中国时代经济出版社 2010 年版。

　　③　辽宁省卫生志编纂委员会:《辽宁省卫生志》,辽宁古籍出版社 1997 年版。

　　④　四川省医药卫生志编纂委员会:《四川省医药卫生志》,四川科学技术出版社 1991 年版。

病又迅速在农村回升。从 1961 年到 1964 年间,河南省全省疟疾的发病率一直在1.25%～7.49%波动。[①] 1960 年 11 月,湖北全省统计,水肿、干瘦、子宫脱垂和闭经的"新四病"病人数增加到 88 万多人。[②] 上述这些农村出现的严重病灾情况无疑提出了更迫切的医疗卫生服务需求。此外,进入 60 年代,党和政府为缓解城市就业压力要求大批知识青年下乡。有统计资料显示,仅 1962 年到 1966 年间全国就有 196.9 万人"上山下乡",其中,知识青年达到 129.28 万人。仅 1964 年,全国就总共有 68.1 万人"上山下乡",其中 32 万人为知青。[③] 如此庞大的下乡人数落户农村也无疑会进一步增加农村医疗服务需求。相形之下,农村医疗卫生发展却每况愈下,更难以适应和满足更大的医疗卫生服务需求。

1964—1965 年,"四清"工作队进入农村后就发现许多农民缺医少药的问题已比较严重,他们随即将此情况反映到党中央,这也很快引起了党的主要领导人毛泽东的严重关切。毛泽东的"六二六"指示也可以说正是在这样一种历史背景下发出的。

毛泽东"六二六"谈话被当作"最高指示"传达后,卫生部党组高度重视,迅速召开会议研究部署"把医疗卫生工作的重点放到农村去"的具体政策措施。1965 年,刘少奇就如何落实"六二六"指示提出进一步要求,他指出,在占 5 亿多人口的农村,医务人员和药品仍很缺乏,卫生工作不为 5 亿多农民服务,就不能叫为人民服务。刘少奇要求卫生部门要尽快为农村培养医护人员,做到使每一个农村生产大队都有一个半农半医且能解决常见病的医生,每一个生产队要有一个不脱产的卫生员,一个公社除了要有内外科医生外,还要有能解决眼病牙病的医生。周恩来在听取卫生部汇报学习贯彻"六二六"指示情况后也提出了明确要求,要求卫生部要尽可能组织大批城市医务人员到农村去,主要任务是教育和培养农村医务人员,把农村的医疗工作做好。[④] 根据这些指导意见,卫生部党组在检查反思工作失误的基础上制定了把医疗卫生工作重点转向农村的政策措施。此后,卫生部党组向党中央递交了《关于把卫生工作重点放到农村的报告》,报告提出:要坚决贯彻执行毛泽东主席的重要指示,采取"领导、卫生人员和群众"

①　河南省地方史志编纂委员会:《河南省志》(第五十八卷),河南人民出版社 1993 年版。
②　湖北省地方志编纂委员会:《湖北省志·卫生》(下),湖北人民出版社 2000 年版。
③　潘鸣啸著,欧阳因译:《失落的一代:中国的上山下乡运动(1968—1980)》,中国大百科全书出版社 2010 年版。
④　中共中央文献研究室:《周恩来年谱(1949—1976)》(中),中央文献出版社 1997 年版。

三结合的政策措施,切实把医疗卫生工作的重点放到农村去,以尽快改变农村医疗卫生事业发展非常落后的状况。为此,要求各地卫生部门:一是,要高举毛泽东思想红旗,实行卫生工作革命化,主要是突出政治,思想领先;二是,组织城市医药卫生人员到农村去,要保持三分之一的城市医药卫生技术人员和行政人员常年在农村工作;三是,大力为农村培养质量好的不脱产的医疗卫生人员,力争每个人民公社卫生院都有四到五名医术较好的乡村医生;四是,整顿农村医疗卫生组织,要从有利于农业生产,便利农民就医用药出发,对县医院、防疫站、妇幼保健站等卫生机构进行适当的调整合并;五是,保证农村药品供给和用药安全,尽可能保证广大农民能够用到质量好、价格低、疗效好的药,对于国家降低农村药价和医疗费用后那些仍看不起病、买不起药的农民由国家医药救济费来解决。① 这个政策报告得到了毛泽东的充分肯定。不久,中共中央批转了卫生部党组所提交的政策报告,同时在批示的通知中强调:面向工农兵是社会主义卫生工作的根本方针。中国80%以上的人口是农民,如果不认真解决广大农民的医药卫生问题,社会主义卫生工作的方针就会落空。必须认真组织城市卫生人员到农村去,为农民服务,培养农村卫生人员,建立健全农村基层卫生组织,有计划有步骤地解决农村医药卫生问题。同时,要大力改革城市医疗卫生工作,把城市卫生工作的革命化和建设农村卫生工作结合起来,使两方面的工作相互促进。在中共中央批转卫生部的工作报告后,卫生部党组领导分赴全国各地传达贯彻"六二六"指示精神和卫生部政策措施,要求各地卫生行政部门尽力落实党中央和卫生部的政策举措。这样,以1965年毛泽东"六二六"谈话为标志,党和政府开始采取更强有力的政策措施,把医疗卫生工作的重点放到农村去。不久,一场极左的"文化大革命"发生,在激荡的政治岁月中全国各地党政军民都积极响应"六二六"指示精神,大力组织动员城市医疗卫生资源下沉到乡村,着力推动我国农村医疗事业发展。

第三节 "文革"时期的医疗事业

一、医疗卫生工作的整体性破坏与停滞

十年"文化大革命"是新中国历史发展进程中的一场空前的历史浩劫,

---

① 《关于把卫生工作重点放到农村的报告》,http://news.xinhuanet.com/ziliao/2005-02/02/content_2538494.htm。

它给整个国家的经济社会发展带来了无法弥补的创伤,延缓了中国社会主义现代化建设的进程,拉大了中国和世界先进国家的差距。在"文革"时期,全国各地"停产闹革命",国家陷入了严重的混乱局面。受政治动乱的影响,党和政府的医疗卫生工作总体上遭到严重冲击。其中,突出表现在城市医疗事业发展几乎陷于停滞和瘫痪状态。

　　1966年,"文化大革命"开始后不久,在浓厚的"阶级斗争"氛围下,全国各地党政机关、政府部门、学校以及组织团体和企事业单位等均受到政治运动的严重冲击。在此情况下,各地医疗卫生管理部门、医院组织以及研究院所等都遭到红卫兵和"造反派"群众不同程度的冲击,导致各地城市医疗卫生工作很快陷入无人管理的混乱局面。在"文革"期间,全国各地不少城市医院、卫生防疫站、医学院校、医学科研院所等机构的日常工作制度几乎被破坏无余,多数医疗卫生机构都陷于无组织、无纪律的状态。更为严重的是,在"砸烂一切""斗私批修"等极左宣传口号的鼓动下,城市医院被批为"城市老爷医院",不少医学科研、教育、防疫和医疗卫生机构的大量技术资料、仪器设备等被"革命群众"视为资本主义的东西而统统砸烂和销毁。许多医院领导被批为"走资派",有精湛专业知识和医疗技能的中西医专家也被当作"五类分子""牛鬼蛇神""反动学术权威"等遭到诬陷、批斗和下放。例如,"文革"期间,辽宁省城市医疗卫生工作受到很大影响,全省城市医疗卫生机构受到不同程度的冲击,不少医院的领导干部被当作"走资派"打倒,有医务专长的业务骨干医生被扣上"反动学术权威"的帽子遭到批斗,全省有许多卫生干部人员被送进省"五七"干校或下放到基层。"文革"期间,全省不少城市医院被强行拆散搬迁,2000多名医务人员被抽调组成战备医疗队,长年下放在偏僻山区工作。城市卫生防疫部门、卫生保健站等也相继被裁并或撤销,全省医学院校停止招生,医学科研工作停滞不前。①"文革"期间,湖北省的医疗卫生工作也遭严重破坏,全省卫生部门各级领导机构普遍受到冲击,陷入瘫痪。城市医疗部门的正常工作制度被认为是对群众的"管、卡、压",医生与护士职责不分,实行"医护一条龙"等无政府主义做法,使医疗秩序受到严重破坏,医院管理混乱。全省部分卫生防疫、妇幼保健、药品检验机构被撤销,医学人才培养质量大为降低,医学科研规划无法落实,大部分医学科研工作无法继续进行。在暴风骤雨般的革命运动中,一些很有名望的医学专家被加上"反动学术权威"的罪名,

77

──────────

① 辽宁省卫生志编纂委员会:《辽宁省卫生志》,辽宁古籍出版社1997年版。

医生钻研技术被看作"走白专道路",学术氛围荡然无存,浮夸之风泛滥,许多缺乏科学实践和理论依据的治疗方法被吹捧为"新鲜事物"和"先进经验"。① 作为"文革"的风暴中心,在"文革"一开始红卫兵就在北京全市勒令个体开业医生 280 余人停业。1966—1969 年,北京市爱国卫生运动委员会也被撤销,工作停滞,城市卫生状况下降。② 在"文革"期间,天津市有 40 多个医疗卫生机构被集中进行了"拆、并、撤"。在"斗私批修"中,一些属于国际尖端的技术项目,如心血管外科等,由于学科组被拆散而造成技术水平大倒退,极大地伤害了天津卫生界的元气。③ 在山东省,"文革"期间全省各级卫生机构发生了夺权运动,许多专业技术医生被下放,去农村接受"贫下中农再教育"。全省的县医院、防疫站、保健站等纷纷合并,组建成立"六二六"公社,大量防疫、妇幼专业人员改做临床医生,正常的医疗卫生工作受到严重破坏。同时,全省各级爱国卫生委员会及办事机构也被统一撤销,爱国卫生运动处于停滞状态。④ 在"文革"期间,河南省的红卫兵对全省医疗卫生机构进行"大串联、大破坏",全省许多医疗单位被强行撤销或合并,许多城市中西医联合机构诊所被迫停业、解散,不少公共卫生设施遭到损坏,医疗卫生法规和医疗工作制度遭到破坏。大批医学专家被加上"反动学术权威""走白专道路"的罪名而遭到政治批斗。⑤

　　同时,在"文革"期间,各级政府都把贯彻执行"六二六"指示作为一项重大政治任务,通过强大的政治组织动员把城市大批医疗卫生资源集中下沉到农村。但是,在极左的政治氛围下,把大量的城市医疗卫生资源下放到乡村,也不可避免地造成了一种畸形发展的消极后果。一方面,全国各地动员城市医务人员到农村不是从医疗实际需求出发而是片面强调下放的绝对数量,结果导致城市医疗卫生服务能力受到严重削弱。另一方面,不少被下放的医疗卫生人员往往都是带有一些政治历史问题或是被认为必须进行劳动改造而下放的,这些人被下放后主要参加生产劳动,其原有的医疗技术业务被闲置荒废,还有的人虽然进行医疗活动,但由于所在农村缺乏基本的医疗条件而难以施展技术特长。这些情况无疑都带来了大量医疗人力资源的浪费。此外,在公共卫生预防方面,由于十年"文革"的

---

①　湖北省地方志编纂委员会:《湖北省志·卫生》(上),湖北人民出版社 2000 年版。
②　北京卫生志编纂委员会:《北京卫生志》,北京科学技术出版社 2001 年版。
③　天津市地方志编修委员会:《天津通志·卫生志》,天津社会科学院出版社 1999 年版。
④　山东省卫生史志编纂委员会:《山东省卫生志》,山东人民出版社 1992 年版。
⑤　河南省地方史志编纂委员会:《河南省志》(第五十八卷),河南人民出版社 1993 年版。

政治动荡和冲击,全国各城市卫生防疫机构几乎陷于瘫痪,有的医疗设施遭到严重摧残和破坏,许多城市设立的卫生防疫站和专业防治研究所被取消或被合并,大量卫生防疫人员被下放,更有一些卫生防疫人员被当作"走资派"而遭到批判。20世纪50年代,党和政府在卫生防疫中所倡导的公共卫生预防和广大人民群众相结合所取得的重大成就也被"四人帮"所否定,各地有效防治传染病、地方病的管理制度措施也被地方红卫兵、革命群众当作旧的条条框框而废除,导致中国公共卫生防疫工作大大倒退。在这种情况下,原来被有效防治的一些传染病、地方病又在许多地方开始流行,发病率显著上升。在"文革"中,中国发生了新中国成立以来流行面积最广、持续时间最长的一次疟疾传染病。其中苏、鲁、豫、皖、鄂五省发病人数高达2198万人,占当年全国疟疾发病人数的91.1%。[1] 仅安徽省一省,抽样调查资料估算发病人数约为11525850人,占安徽全省总人口的30%,当年安徽省以阜阳、宿县两地区发病最多,分别占本地区人口的55%和53.12%。[2] 在"文革"期间,山东省各地曾发生流脑严重疫情,全省报告发病总人数33万多人,死亡群众1.3万多人。另外,疟疾、乙脑也在全省不少地方发生较大流行。[3] 在湖北省,仅1966年全省就有20多个市县发生流行性脑脊髓炎,湖北省政府和卫生厅急调大量医务人员奔赴疫区,采取服药、隔离、消毒等综合措施才控制了疫情的继续蔓延。1970年,湖北全省流行疾病人数达239万多人,是新中国成立以来湖北发病人数最多的一年。[4] 类似这些传染病、地方病在全国其他省份都有发生。

　　综上所述,十年"文革"对新中国医疗卫生事业的总体冲击是严重的,它给新中国医疗事业的稳定发展造成了巨大的损失。当然,我们也不能全然认为十年"文革"中新中国医疗事业发展一无是处。最可贵的是,这一时期党和政府在极其动荡的政治环境下依然非常重视发展人民的医疗卫生事业,仍然强调抓好医疗卫生工作,从而冲破一些极左错误和政治上的干扰,在局部的医疗卫生工作中仍取得不少成绩。例如,1970年,党中央重新组建南方数省血吸虫病防治小组,此后几年中央南方"血防"小组多次召开防治工作会议,制定了一系列加强中国血吸虫病防治的工作计划。在中央

---

① 《新中国预防医学历史经验》编委会:《新中国预防医学历史经验》(1),人民卫生出版社1991年版。
② 安徽省卫生志编纂委员会:《安徽卫生志》,黄山书社1993年版。
③ 山东省卫生史志编纂委员会:《山东省卫生志》,山东人民出版社1992年版。
④ 湖北省地方志编纂委员会:《湖北省志·卫生》(上),湖北人民出版社2000年版。

和地方各级地方政府领导的重视下,中国南方12省地疫区的人民群众掀起了大规模的"送瘟神"运动。据统计,到1975年年底,中国南方12省血吸虫病患者的治愈地区面积和"灭螺"地区面积均达到三分之一。① 中共中央为加强中国北方地区的公共卫生防治工作,于1970年发出了《中共中央关于召开北方十五省、市、区防治地方病工作会议的通知》,决定重建中央北方防治地方病领导小组。为此,从70年代初开始,党和政府在一些疟疾、丝虫病、黑热病、克山病等地方病流行严重的地区开展了大规模的普查防治工作,经过数年的努力,到70年代末中国北方大部分地方病得到了有效防治。此外,在十年"文革"期间,中国广大医疗卫生人员在极其艰苦的环境下仍然忠诚于党的医疗卫生事业,他们在急剧动荡的社会环境中无怨无悔,以满腔的政治热情投身于中国医疗事业发展之中,取得不少突破性的医疗科技成果。其中,1965年,新中国医学科研工作者首先在世界上人工合成结晶牛胰岛素,此后在此基础上又成功地完成了分辨率为2.5埃的猪胰岛晶体结构的测定工作,研究的结果已达到了世界先进水平。1966年,新中国医学科研工作者经过艰苦攻关,在世界上第一次使用人工合成的方法研制出具有生物活力的蛋白质——结晶胰岛素。这一杰出的医学研究成果标志着人类在认识生命、揭开生命奥秘的伟大进程中迈出了关键性的一大步,为人类生命起源的唯物辩证学说取得了一项有力的新证据。② 1967年,新中国启动了重大的"523项目",党和政府集全国医学科技人才力量联合研发抗疟新药。1971年,卫生部所属中医研究院的科研人员发现中药青蒿(黄花蒿)的提取物对鼠疟、猴疟有显著抗疟作用,1972年,科研人员又从青蒿提取物中分离出抗疟有效单体,后被正式命名为青蒿素。这一重大研究发现为发展中国家有效战胜疟疾作出了重大贡献,此药的临床应用也挽救了亚非拉国家无数人的生命。2015年,青蒿素药物的主要研究者屠呦呦获诺贝尔生理学或医学奖,她也是第一位获得此奖的中国科学家。

二、城市医疗人员"送医下乡"

新中国成立后,党和政府一直试图通过送医下乡的方式来帮助中国农村解决缺医少药的难题。在"六二六"指示之前,巡回医疗的组织规模数量

---

① 钟学方:《"文化大革命"是推动血防工作的强大动力》,《新华月报》1976年第6期。
② 中共中央党校理论研究室:《历史的丰碑:中华人民共和国国史全鉴》(卫生卷),中央文献出版社2004年版。

可以说还非常小,更没有多少城市医疗人员长年服务于农村的医疗卫生工作。"六二六"指示成为党和政府医疗卫生工作重点转变的风向标。从此,大批城市巡回医疗队送医下乡成为党和政府及卫生部门落实领袖"最高指示"精神的重要举措。

　　1966年,"文革"开始后,在浓烈的政治氛围裹挟下,党和政府把全力贯彻"六二六"指示作为执行"革命路线"的一项重大政治任务。"文革"开始后不久,卫生部对"六二六"指示后已经被动员组织到农村去的城市巡回医疗队员提出了新的要求:一是所有在农村开展巡回医疗的卫生人员,原则上要留在农村,不得抽回;二是在农村的巡回医疗队员应在当地革命委员会的领导下与广大农民一起参加革命,揭发批判其所在单位的问题;三是巡回医疗队员中个别问题严重的人,确需回原单位配合调查的,可个别调回;四是各城市医疗队员派出单位要根据实际情况派骨干领导去农村医疗队加强领导,但应以当地政府统一安排为主。① 1967年,卫生部又提出把医疗卫生工作的重点放到农村去,这是卫生工作的大方向。城市医疗卫生机构,必须经常保持三分之一的医疗卫生人员在农村工作。1967年6月,周恩来在两次接见全国卫生系统群众组织代表时,明确作出要组织"六二六"巡回医疗队,立即赴农村地区,在为广大贫下中农服务的实践中贯彻毛泽东"把医疗卫生工作的重点放到农村去"的重要指示。1968年,周恩来还亲自到首都卫生系统"把医疗卫生工作的重点放到农村去"的组织动员大会上讲话,号召首都医务人员除年纪较大的、多病的无法去农村的以外,所有医疗卫生工作者都要拿出一定时间参加农村医疗队,以三年为期。在此要求下,卫生部很快组建了全国"六二六"巡回医疗办公室,设立秘书、宣传、组织、情况四个工作小组,成为专门负责动员组织城市医疗人员下农村的领导机构。

　　在党中央和卫生部的大力组织动员和号召下,全国各地都组织了大量城市医疗人员深入农村开展巡回医疗活动,所动员组织的医疗人员数量、规模都是空前的。例如,北京市在"文革"开始后,就很快组建了254个巡回医疗队,共有3000多名首都医务人员到周边农村开展巡回医疗,北京各县区96.95%的人民公社均有了城里来的医疗队。此后,北京又从全市各大医院组织抽调3121名医务卫生人员,组成了237个巡回医疗大队,迅速

81

　　① 当代中国卫生事业大事记编写组:《当代中国卫生事业大事记(1949年—1990年)》,人民卫生出版社1993年版。

分赴 223 个人民公社开展巡回医疗活动。"文革"期间,北京市的广大医务人员还积极组建大批支援外省的巡回医疗队,他们广泛深入到甘肃河西走廊地区、云南西双版纳傣族自治州勐腊县、西藏阿里和拉萨地区、江西德兴地区以及宁夏回族自治区西海固地区等贫穷和少数民族的落后地方进行巡回医疗,为当地农村培训卫生员。[①]

"文革"期间,天津市也全力落实"六二六"指示精神,全市广大医务人员广泛掀起了下农村为农民服务的热潮。从 1965 年至 1975 年,天津市共组织了 13 批战备巡回医疗工作队,全市共抽调 1600 名医疗卫生人员和防疫人员(其中医生 600 余人,防疫和护理人员 900 余人),分赴天津市的 4 个农村郊区和河北省承德、沧州、衡水、邢台、邯郸 5 个专区 27 个县,帮助当地医疗卫生人员开展爱国卫生运动,普及防病治病知识等。[②]

山东省在"文革"期间先后共组织了 8000 多名城市医疗卫生人员到各地农村开展巡回医疗,每年都有大批医疗卫生人员到农村去"送医下乡"(见表 2-4)。

表 2-4　山东省 1966—1976 年全省下派医疗卫生人员统计表

年　　份	人　　次
1966	10279
1967	18983
1968—1970	24879
1971	11041
1972	1467
1973	1978
1974	1462
1975	15443
1976	6167
合计	91699

(资料来源:《山东省卫生志》,山东人民出版社 1992 年版。)

"文革"时期,四川省人民政府积极贯彻"六二六"的指示精神,每年约

---

① 北京卫生志编纂委员会:《北京卫生志》,北京科学技术出版社 2001 年版。
② 天津市地方志编修委员会:《天津通志·卫生志》,天津社会科学院出版社 1999 年版。

有 4000 人的城市医疗卫生人员经常在农村开展巡回医疗,到 1977 年,省、地、县下放到区乡的卫生员有 5400 多人,还有大中专医科毕业生 2000 多人被分配到农村工作,全省县以下的国家医疗卫生人员占全省卫生部门人员总数的 64.7%。在卫生财政投入方面,"文革"期间四川全省也逐年加大农村医疗卫生投入比重,据统计,从 1971 年到 1973 年,四川全省用于农村和省内少数民族地区的医疗卫生建设投资,平均每年占全省总数的 78.4%,比 1965 年增加 1 倍多。①

　　1965 年,湖北省召开全省农村卫生工作会议,决定从县以上城市卫生医疗机构中组织 10%～20% 的医务人员下乡巡回医疗,每年两批,每批在农村工作 4 个月。此后,在"文革"期间,全省各城市医院纷纷响应,组织大批医疗队员下乡巡回医疗。据统计,从 1965 年至 1975 年,仅武汉市属医疗机构就先后派出医务人员 11573 人次,走遍 48 个县和市郊农村;武汉军区所属医疗单位共派出巡回医疗队 420 个,医务人员 7191 人,做各种手术 1.95 万人次。1965 年至 1980 年,湖北医学院附属第一医院共派出巡回医疗队 16 批 2244 人次,到恩施、长阳、五峰、洪湖等十余个县为当地农民服务。②

　　总的看来,在"文革"期间,党和政府着力把医疗卫生工作重点转向农村,主要的政策举措之一就是组织动员大批城市医务人员巡回医疗,进行大规模的"送医下乡"活动,这期间各地巡回医疗达到高潮。广大城市医疗卫生人员满怀激情积极响应党的号召,在中国广阔的农村积极开展各种医疗活动,他们除为广大农民防病治病外,还在乡村就地开展培训班,或挑选优秀的乡村医生(当时称"赤脚医生")和基层卫生管理人员到城市医院进修代培,大力为农村培养医疗技术人才。这在当时既极大地缓解了中国农村地区"缺医少药"的矛盾,又为中国农村培养了现代医疗卫生的"种子"。特别感人的是,当年还有许许多多的城市医疗卫生人员无论是基于政治激情的号召还是被迫下乡改造,他们和其他知识分子一样"上山下乡",把家安到中国最贫穷的落后山区和边远乡村,长期扎根中国农村,有的人甚至后来再也没离开农村,为中国农村的医疗事业奉献一生。据统计,从 20 世纪 60 年代末到 1975 年年底,先后有 110 多万人次的城镇及军队医疗人员下乡支农,有十几万城市医疗卫生人员在农村安家落户,此间有 70% 以上

83

---

①　四川省医药卫生志编纂委员会:《四川省医药卫生志》,四川科学技术出版社 1991 年版。
②　湖北省地方志编纂委员会:《湖北省志·卫生》(下),湖北人民出版社 2000 年版。

的高校医药毕业生被分配到农村。[1] 他们无疑对中国农村医疗事业发展的历史贡献是巨大的。此外,在整个"文革"时期,各级党委在卫生财政投入上也重点放在农村,这一时期各级政府用于农村医疗卫生事业的财政经费显著增长。在中央政府医疗卫生财政投入方面,国民经济调整期为18.84亿元,但在"三五""四五"计划时期很快分别增加到44.50亿元和65.62亿元,而国家用于中国农村医疗事业发展的财政比重都有较大的提高,到1975年全国医疗卫生经费的65%以上都用于农村。[2] 这些都充分表明,在整个"文革"时期,党和政府通过组织动员大批城市医疗卫生人员"送医下乡"和不断增加农村医疗卫生投入比重等举措,已在一定程度上有效扭转了中国城乡医疗卫生资源发展严重失衡的状况。当然,在"文革"中,城市医疗卫生资源下乡明显带有浓厚的政治动员化色彩,各地一些极左的组织动员方式虽然取得了显著成绩,使短时间内城市优质医疗卫生资源就能迅速到达农村,但是,这种"顾此失彼"的运动式发展也必然造成城市医疗卫生资源的稀缺、紧张,很难实现中国城乡医疗卫生资源均衡协调发展,也更难以从根本上破解中国农村长期缺医少药的难题。

三、农村合作医疗"一片红"

新中国的合作医疗制度萌芽于农业合作化时期,在"大跃进"和人民公社化运动中曾一度出现了全国大办合作医疗的局面,然而在国民经济的恢复调整期又陡然下降,到1964年,全国农村只有不到30%的社队还在维持农村合作医疗。[3] 到了1965年,全国只有山西、湖北、江西、江苏、福建、广东、新疆等十多个省、市、自治区的部分县还继续实行合作医疗制度。[4] 但是,在1965年毛泽东"六二六"指示发出后,党和政府医疗卫生工作的重点放到农村,全国各地也随即动员城市医疗卫生人员组建巡回医疗队,进行"送医下乡"运动。但如上所述,如果仅仅依赖这种流动性的城市医疗资源下乡是难以持久的,农村医疗事业发展还要解决基本的制度与组织化建设问题。因此,积极引导各地农村发展合作医疗组织仍是党和政府解决广大农民看病就医难题的一个重要组织制度选择。毛泽东"六二六"指示发出

---

① 《国务院批转卫生部关于合理解决赤脚医生补助问题的报告的通知》,http://www.wsic.ac.cn/policyandregulation/48772.htm。

② 参见《农村卫生文件汇编(1951—2000)》,卫生部基层卫生与妇幼保健司2001年编印。

③ 曹普:《改革开放前中国农村合作医疗制度》,《中共党史资料》2006年第3期。

④ 钱信忠:《中国卫生事业发展与决策》,中国医药科技出版社1992年版。

后,党和政府迅速把医疗卫生工作的重点转向农村,这可以说为合作医疗大发展提供了重要的历史契机。随着党和政府医疗卫生工作的重点转向农村,城市医疗资源支持农村医疗发展,这都为农村合作医疗进入大发展提供了客观有利的发展条件。在"文革"的政治氛围中,国家政治动员及广泛的舆论宣传使合作医疗快速进入高峰期①,合作医疗制度在全国推广,实现了全国农村合作医疗的"一片红"。

在农村合作医疗发展中,树立先进典型和大张旗鼓地号召学习宣传先进典型是农业合作化和人民公社化运动时期党和政府推动合作医疗大发展的一大特色。有研究者认为,中国农村合作医疗真正获得较为普遍的制度化的发展应该在1968年以后,而实际上,到1968年全国也只有20%左右的生产大队(行政村)实行合作医疗,比"文革"前的1964年还低。② 那么,1968年以后,中国农村合作医疗之所以出现迅速大发展的局面,更与党和政府树立先进典型和大力学习宣传直接相关。"文革"期间,湖北长阳县乐园公社的合作医疗可谓是党和政府确立的先进典型和学习模范之一。1966年,地处鄂西南山区、清江中下游的湖北长阳县乐园公社在村医生覃祥官的带领下创办集体合作医疗,基本做法是:参与合作医疗的农民每人每年交1元钱的合作医疗费,再从集体组织公益金中人均提取1角钱,共同构成合作医疗基金,社员中除那些长年需要用药的人外,每个社员在看病时只需交5分钱的挂号费,其余全由集体筹集的合作医疗公益金支付。覃祥官在给社员看病中还创造了"三土""四自"的方法,有效地节约了合作医疗的费用成本。这些做法得到了社员群众的普遍支持和欢迎。1967年,长阳县乐园公社所属的6个生产大队都普遍实行了这一合作医疗制度。为加强合作医疗领导,乐园公社还成立了合作医疗管理委员会,制定了管理办法,使合作医疗走上更为规范的道路。1968年,毛泽东针对新闻报道中出现的"假、大、空"问题发出最高指示"综合宜少,典型宜多",提出要用先进典型来推动全国工作。③ 在充分调研的基础上,湖北长阳卫生部门把乐园公社的合作医疗做法和经验层层上报给了党中央。毛泽东在审阅报告后,亲自批转了湖北长阳县乐园公社创办合作医疗的先进经验,称赞乐

---

① 曹普:《1949—1989:中国农村合作医疗制度的演变与评析》,《中共云南省委党校学报》2006年第5期。

② 胡宜:《送医下乡:现代中国的疾病政治》,社会科学文献出版社2011年版。

③ 曹普:《新中国农村合作医疗史》,福建人民出版社2014年版。

园公社合作医疗办得好。① 为扩大宣传,新华社特派记者赶赴长阳县进行实地调查,向全国主要党政媒体播发通稿,《人民日报》《光明日报》和其他党报都先后在头版相继报道。各地报刊也纷纷转载乐园公社合作医疗的经验。

为进一步宣传和学习乐园公社合作医疗的经验,推动农村合作医疗的大发展,《人民日报》从 1968 年至 1976 年开辟专栏,进行了关于农村合作医疗制度的大讨论。② 1968 年以后,全国各地出现了大办合作医疗的热潮,使一度陷入停顿的合作医疗焕发生机。③ 1969 年,北京市大办农村合作医疗的做法是,合作医疗由生产大队管理,社员群众每人交合作医疗基金 1 元,生产队福利基金人均投入 1 元,参加合作医疗的农民在队(村)医疗只记账不交费,在医院医疗限额报销。两年的核算结果,社员群众年人均支出医疗费 2.18 元,人均亏损 0.18 元,全部由生产大队统筹补偿。1971 年以后,全市合作医疗改为队办社管。据统计,从 1969 年至 1978 年,北京市郊 9 县农村普遍实现了合作医疗,其中,1971 年全市有 3162 个生产大队实行合作医疗,占生产大队总数的 95.0%;1974 年,全市实行合作医疗的生产大队有 3405 个,占生产大队总数的 98.1%;到 1977 年,全市实现合作医疗的生产大队有 3482 个,合作医疗率高达 99.7%(见表 2-5)。④ 从 1969 年起,广东各地也掀起了合作医疗大发展的热潮,全省很快就有 88% 的生产大队实行了合作医疗。到 1975 年年底,全省合作医疗发展达到高峰,在全省 22901 个生产大队中已有 22196 个生产大队办起了合作医疗,全省合作医疗覆盖率高达 96% 以上,社员群众参加人数近 3696 万人,占全省农业人口的 89.2%。⑤ 为赶超全国先进典型,从 1968 年起江苏省开始由点到面推行农村合作医疗制度,主要实行三种形式的合作医疗制度:①生产大队举办,生产大队管理;②公社举办,全社统一管理;③公社与生产大队联合举办,共同管理。全省合作医疗的经费筹集主要是自筹公助的方式,即社员集资一部分,社队补助一部分,具体是参加者交纳 50%,社队补助 50%,社员平时在合作医疗站看病只收挂号费,凡经合作医疗站批准转院的社员,可凭医药费收据回合作医疗站报销医药和手术费用等。据统

---

① 姚力:《当代中国医疗保障制度史论》,中国社会科学出版社 2012 年版。
② 姚力:《当代中国医疗保障制度史论》,中国社会科学出版社 2012 年版。
③ 王绍光:《学习机制与适应能力:中国农村合作医疗体制变迁的启示》,《中国社会科学》2008 年第 6 期。
④ 北京卫生志编纂委员会:《北京卫生志》,北京科学技术出版社 2001 年版。
⑤ 广东省地方史志编纂委员会:《广东省志·卫生志》,广东人民出版社 2003 年版。

计,到 1970 年,在全省 33071 个行政村中,实行合作医疗的行政村已有 31698 个,占 95.8%,而到 1977 年年底,全省实行农村合作医疗的行政村数已高达 99.3%(见表 2-6)。①

表 2-5　1970—1978 年北京市郊 9 县农村合作医疗统计表

年份	生产大队数/个	合作医疗大队数/个	合作医疗大队占总大队百分比
1970	3372	3330	98.8%
1971	3328	3162	95.0%
1972	3452	3148	91.2%
1973	3461	2964	85.6%
1974	3472	3405	98.1%
1975	3511	3466	98.7%
1976	3482	3468	99.6%
1977	3492	3482	99.7%
1978	3489	3474	99.6%

(数据来源:《北京卫生志》,北京科学技术出版社 2001 年版。)

表 2-6　1970—1977 年江苏省农村合作医疗实行情况表

年份	行政村总数/个	合作医疗村数/个	百分比
1970	33071	31698	95.8%
1971	33134	29503	89.0%
1972	33233	27686	83.3%
1973	33285	29083	87.4%
1974	33442	31200	93.3%
1975	33542	31400	93.6%
1976	34099	33578	98.5%
1977	33915	33667	99.3%

(数据来源:《江苏省志·卫生志》(上),江苏古籍出版社 1999 年版。)

---

① 江苏省地方志编纂委员会:《江苏省志·卫生志》(上),江苏古籍出版社 1999 年版。

在"文革"时期,中国各省农村都迅速实现了合作医疗化,其发展速度和制度推广的范围前所未有。据统计,到 1976 年全国农村合作医疗覆盖率总体上已达 93%,合作医疗已覆盖了中国 85% 的农村人口。[①] 在农村合作医疗的普惠下,广大农民基本保证了"小病不出队,中病不出社,大病不出县"[②]。农村合作医疗制度的"广普及、保基本"可以说是一场意义重大的中国特色的"卫生革命",其发展模式和制度绩效后来也得到世界卫生组织的高度赞誉。

当然,在"文革"时期,中国农村合作医疗制度的普及是在"文革"的政治裹挟下实现的,全国合作医疗的大发展、大普及可以说迎合了当年极左的政治需求。当时,办不办农村合作医疗,不仅仅是一个医疗卫生问题,更是"执行不执行毛主席革命路线"的政治大方向问题。[③] 因此,在"文革"时期,中国农村合作医疗的快速发展不可避免地带有权威意志以及政治激进主义和命令主义色彩。在这种情况下,各地在大办合作医疗的过程中,可以说有不少农村人民公社、生产大队不是基于集体经济发展条件的允许,而是基于权威舆论和各种激情的政治氛围。各地在大办合作医疗的狂热中,某些个体社员群众是否自愿加入已不得而知。特别是,那些脱离经济基础条件片面追求合作医疗发展速度和数量的地方,因其经济基础脆弱而出现"一哄而起,又一哄而散"的局面。例如,1970 年 3 月,湖南省在常德召开全省合作医疗现场会,会议要求当年 5 月底"实现合作医疗一片红",并认为"社办合作医疗"比生产大队办合作医疗有更大的优越性。这一命令要求,迫使一些地方人民公社不顾条件,一哄而上,导致所办的合作医疗站有名无实,无力适应农民就医用药的需要。同时,在医药费用的减免上也存在"一刀切"的问题,片面追求社员看病吃药不要钱,结果使一些集体经济条件差的社队负担不起,出现一些合作医疗站解体。[④] 四川省在全省出现合作医疗高潮中也存在极左思想的引导,全省举办合作医疗操之过急,超过了当时农村经济社会发展的承受能力和农民觉悟水平,致使一些生产大队合作医疗站因资金困难,管理不善,人员、房屋不落实,部分赤脚医生医疗技术水平低和吃"大锅饭"等原因陆续停办。到 1972 年年底,全省合

---

① 王绍光:《学习机制与适应能力:中国农村合作医疗体制变迁的启示》,《中国社会科学》2008 年第 6 期。

② 曹普:《新中国农村合作医疗史》,福建人民出版社 2014 年版。

③ 张自宽:《对合作医疗早期历史情况的回顾》,《中国卫生经济》1992 年第 6 期。

④ 湖南省地方志编纂委员会:《湖南省志·医药卫生志》,湖南人民出版社 1988 年版。

作医疗站由 1971 年的 63687 个减少到 59795 个。① 这些情况在全国其他地区都有不同程度的存在。因此,在全国合作医疗走向全面鼎盛的局面下,如何巩固发展农村合作医疗的确是一个大问题。进入 1970 年后,全国农村合作医疗出现了下降趋势的波动,据统计,1971 年全国有 74％的生产大队实行合作医疗,1972 年降到 62％,1973 年又降至 54％。② 对此,中央和卫生部非常重视,把巩固合作医疗当作一件重要大事来抓。③ 1973 年 2 月,卫生部召开全国卫生工作会议,会议提出合作医疗是加速改变农村缺医少药状况的重要途径,要求地方各级党委加强领导,采取切实措施巩固和发展合作医疗。在卫生部的要求下,全国各地开始加大对农村合作医疗的治理整顿和组织领导,建立完善地方合作医疗管理制度,使不少农村合作医疗站又得以恢复发展起来,全国合作医疗覆盖率又大大提升。"文革"结束后,在新的历史时期为坚持长期发展合作医疗制度,1978 年党和政府第一次将合作医疗制度写入宪法。此后,卫生部、农业部、财政部等多部门又联合下发了《农村合作医疗章程(试行草案)》,在纠正了"文革"中一些极左做法的基础上,章程将合作医疗制度的性质界定为农民在自愿合作的基础上建立起来的一种社会主义性质的医疗制度,是社员群众的集体福利事业。同时,党和政府也在此文件中作出了庄严承诺,明确新时期要积极引导和支持发展农村合作医疗事业,努力使这一制度更加完善以更好地维护和保障广大农民的身体健康,促进中国农村合作医疗卫生事业的健康发展。

四、"赤脚医生"队伍发展壮大

新中国成立前,中国农村的医疗卫生人员十分缺乏,农民有病求医极其困难。新中国成立后,从中国农村医疗卫生资源状况出发,大力挖掘和整合乡村既有的医疗卫生人力资源,通过允许乡村个体医生开业或创办私人医生联合诊所等方式,充分调动他们为农村提供医疗服务的积极性。但是,新中国成立前旧中国遗留下来的有限医疗卫生人力资源根本无法满足庞大的农村人口需求。因此,大力培养乡村医疗卫生人才成为新中国发展农村医疗卫生事业的迫切任务。20 世纪 50 年代初,党和政府就提出要为农村培养不脱产的基层卫生人员,选拔培养的对象主要为工农子弟、高小

89

---

① 四川省医药卫生志编纂委员会:《四川省医药卫生志》,四川科学技术出版社 1991 年版。
② 姚力:《当代中国医疗保障制度史论》,中国社会科学出版社 2012 年版。
③ 姚力:《当代中国医疗保障制度史论》,中国社会科学出版社 2012 年版。

毕业生、乡村教师、农村助产婆等。在全国农业生产合作化运动高潮中,不少地方相继出现了不脱离农业生产劳动的乡村保健员、卫生员,他们多是在乡或县的医疗卫生机构经过简短培训1~3个月,然后再回到农业生产合作社,边参加农业生产,边向农民宣传卫生预防知识,为农民提供简单的医疗服务。随着农村合作医疗的酝酿和发展,这些不脱产的保健员、卫生员与社办的合作医疗组织有机地结合在一起。1958年,在"大跃进"和人民公社化运动中,不少农村公社出现了大办农村合作医疗的局面。在此情况下,人民公社需要培养更多的大队卫生员和保健员。1959年,卫生部提出要为农村大力培训"四员"(卫生员、保育员、炊事员和接生员),加强对他们的技能指导,逐步提高这些乡村卫生人员的业务技术水平。[①] 此后,全国各地公社卫生员、保健员的数量都出现了较快的增加。到20世纪60年代中期,随着中国农村合作的发展,各地不断加大对公社卫生员、保健员的医疗技能培训,在不断学习、实践和培训中,广大乡村卫生员、保健员已经基本掌握了几十种常见病症的治疗和药物的使用以及针灸技能等,他们的医疗技能水平有了很大的提高,许多农民群众开始称他们为"半农半医"的卫生员。

在"六二六"指示下,中国医疗卫生工作的重点转向农村。中共中央和卫生部要求各地城市巡回医疗队员在送医下乡的过程中,要把为农村培训尽可能多的半农半医的卫生员作为重要任务。同时,在医学教育方面,1965年,卫生部还专门召开了全国农村医学教育工作会议,会议重点研究了医学教育如何面向农村的问题。会议提出,今后的任务是多快好省地为农村培养大量不脱产、半脱产的卫生人员和半农半医的农村医生,建立一支群众性的农村卫生队伍。为此,会议要求除了现有的城市全日制医药院校继续从城市招收一部分学生培养后输送到农村外,主要措施是采取城市医学院校、卫生单位集中分出人力和设备下放到县和县以下的农村去,和县医院结合起来办农村医学专科班,为农村培养半农半医、亦农亦医、从社队来回社队去的卫生人才。[②] 在这些政策措施的作用下,通过城市巡回医疗就地开展培训和医学院校重点培养乡村卫生员,自1965年以后,中国农村半医半农的卫生人员数量大幅度增加,仅1965年至1967年,全国就培

---

① 参见《农村卫生文件汇编(1951—2000)》,卫生部基层卫生与妇幼保健司2001年编印。
② 当代中国卫生事业大事记编写组:《当代中国卫生事业大事记(1949年—1990年)》,人民卫生出版社1993年版。

养了 16 万余名半农半医的乡村卫生人员。① 在日常生活中,这些半农半医的乡村卫生员经常同普通农民一样,有时赤着脚参加农业生产活动,深入田间地头和农民家中开展防病治病工作,在乡村三级医疗卫生网络中发挥着非常重要的作用,他们后来很快就被赋予一个新的称谓"赤脚医生"。

1968 年夏,上海《文汇报》记者到上海川沙县江镇人民公社进行实地调查后,写了一篇题为《从江镇公社"赤脚医生"的成长看医学教育革命的方向》的文章,详细介绍了江镇人民公社培养半农半医赤脚医生的经验,"赤脚医生"的称谓首次出现在该文中,它是当时江镇人民公社贫下中农对半农半医卫生员的亲切的称谓。同年 9 月,《红旗》杂志全文刊登了这篇文章。这篇文章发表后,《人民日报》《文汇报》等主要报刊纷纷转载,从此,"赤脚医生"成为一个响亮的时代称谓传遍大江南北。从最初的不脱产卫生员、保健员到半农半医的卫生员,再到赤脚医生的形象称谓,反映了新中国成立以后中国农村内生性医疗卫生人才的成长发展历程。这些农村基层卫生员来自农民群众,经过短期教育培训又回到生产和群众中,他们平时有一半的时间参加农业生产活动,其他时间则在大队合作医疗站或深入田间地头、农户家中进行疾病预防和治疗。这种双重身份与熟人化的工作环境显然与专业化的职业医生有显著的区别。由此,赤脚医生与病人的关系也变得融洽和谐,可谓贫下中农"靠得住、信得过、养得起的贴心医生"。

在"文革"时期,中国农村赤脚医生队伍的发展壮大是与农村合作医疗制度的推广普及密切联系在一起的,它内嵌于农村合作医疗制度组织体系之中,成为农村合作医疗制度体系得以运行的基本条件。在"文革"期间,随着中国农村合作医疗制度的推广普及,各地农村合作医疗卫生站对赤脚医生的需求量也大幅度增加,合作医疗的广泛普及与赤脚医生数量的大发展形成了一种协同耦合的发展关系。因此,伴随着全国合作医疗机构数量的迅猛增加,全国赤脚医生的数量也在迅速增加。据统计,1970 年,全国赤脚医生人数总计为 1218266 人,到 1971 年就增加到 1301139 人。此后,从 1973 年到 1976 年,全国赤脚医生的总体数量呈现迅猛增加的态势,到 1976 年,全国农村赤脚医生的总人数已发展到 1802093 人,是 1970 年的 1.48 倍(见图 2-2)。

从全国的情况看,例如,辽宁省在 1968 年农村医生易名为赤脚医生后,全省各地掀起培训赤脚医生的高潮,到 1978 年全省有赤脚医生近

---

① 黄永昌:《中国卫生国情》,上海医科大学出版社 1994 年版。

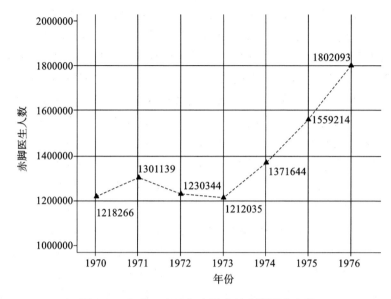

图 2-2　1970—1976 年中国乡村赤脚医生人数

（数据来源：《建国四十年全国卫生统计资料（1949—1988）》，中华人民共和国卫生部，1989 年 11 月 30 日。）

40000 人，全省生产队有卫生员 53804 人，另有农村接生员 13988 人。[①] 广东省在 1969 年开始拉开大办农村合作医疗的序幕，到 1975 年达到高潮。随着合作医疗的大发展，全省赤脚医生的培养数量也迅速增加。据统计，1969 年全省赤脚医生的数量有 20000 人，1977 年快速增加到 73471 人，其中女赤脚医生约 23000 人，按全省农村人口计算，平均每千农村人口有赤脚医生 1.5 人，每个生产大队平均有赤脚医生 3 名。[②]"文革"期间，广西各地在迅速创办合作医疗的过程中大力培养赤脚医生，赤脚医生队伍的规模不断扩大。据统计，到 1971 年，在全自治区实行合作医疗的 8315 个生产大队中，有赤脚医生 28614 人，其中女赤脚医生 3772 人。到 1975 年，全自治区赤脚医生的总人数共有 38295 人，平均每个生产大队有赤脚医生 3 人。[③]"文革"期间，湖南省快速普及农村合作医疗，大力培养赤脚医生队伍，全省赤脚医生数量迅速增加，到 1975 年全省有赤脚医生 86972 人，到 1976 年又迅速增加到 103351 人（见表 2-7），并且在整个"文革"期间，湖南全省年均有 8 万多名赤脚医生和 30 多万名乡村卫生员、接生员活跃在广

[①]　辽宁省卫生志编纂委员会：《辽宁省卫生志》，辽宁古籍出版社 1997 年版。

[②]　广东省地方史志编纂委员会：《广东省志·卫生志》，广东人民出版社 2003 年版。

[③]　广西壮族自治区地方志编纂委员会：《广西通志·医疗卫生志》，广西人民出版社 1999 年版。

大的农村地区,为农民提供基本的医疗服务。[①]

表 2-7　1970—1977 年湖南省农村合作医疗和不脱产卫生人员情况表

年份	实行合作医疗的生产大队数/个	实行合作医疗的大队占总数的比例/(%)	生产大队赤脚医生人数/人	生产大队卫生人员数/人	平均每个生产大队卫生人员数/人	农村接生员人数/人
1970	41611	92%	91844	322309	7.75	—
1971	30309	88%	81574	328806	10.8	—
1972	36267	80.30%	76299	281802	7.77	—
1973	34413	75.30%	68769	283563	8.24	42094
1974	36117	79.20%	76027	293195	8.12	42940
1975	40488	88.30%	86972	311466	7.69	42793
1976	44867	97.70%	103351	314777	7.02	49600
1977	44895	97.70%	99961	317390	7.07	45886

(资料来源:《湖南省志·医药卫生志》,湖南人民出版社 1988 年版。)

　　医疗卫生人力资源是影响医疗事业发展的决定性因素。在"文革"时期,党和政府把医疗卫生工作的重点转向农村,在推进农村合作医疗普及发展的过程中为中国农村培养了大量赤脚医生,在基于中国农村内生性人力资源的基础上使其人力资源丰富的优势最大化,而使其对昂贵的医疗高科技或高技能医疗人员的依赖最小化。在人民公社的集体经济管理模式下,合作医疗的组织制度与赤脚医生的卫生人力资本优势有机结合在一起,为中国农民提供了"低水平、广覆盖"的基本医疗保障,创造了发展中国家发展初级医疗卫生保健的"中国模式"。1972 年,美国斯坦福大学几位学者在中国拍摄了纪录片《中国农村的赤脚医生》,该影片真实记录了当时中国赤脚医生就地取材、土法炮制针对农村常见病的药物和小小银针治大病的情形。在这部影片的宣传海报上,赤脚医生肩挎药箱、头戴斗笠、面孔黝黑、赤脚走在田埂上。20 世纪 70 年代末,世界卫生组织高级官员到中国农村实地考察,他们热情地赞扬了中国的合作医疗与赤脚医生制度,称其为"发展中国家解决卫生经费的唯一典范"[②]。

93

[①]　湖南省地方志编纂委员会:《湖南省志·医药卫生志》,湖南人民出版社 1988 年版。
[②]　吕兆丰、线福华、王晓燕:《碧流琼沙——赤脚医生时期口述史》,北京燕山出版社 2010 年版。

第四节　历 史 小 结

从 1949 年新中国的成立到 1976 年"文革"结束,中国的医疗事业在不断发展进步,但也存在一些不足和教训,本节就此作一小结。

一、医疗事业发展的基本成就

从新中国成立到"文革"结束,中国医疗卫生事业在不到 30 年的时间里得到不断发展,总体而言,可概括为如下几个方面。

第一,基本建立起了遍及城乡的医疗服务组织体系。新中国成立前,在帝国主义、封建主义和官僚资本主义的剥削压迫下,国家经济凋敝、战乱频繁、民不聊生,医疗卫生资源状况极端落后,中国广大城乡缺乏最基本的医疗服务组织机构。特别是,由于城乡发展极不平衡,广大贫穷落后的农村地区更是缺乏最基本的医疗服务设施,无数农民长期处于无医无药的境地,他们遇到天灾人祸,只能听天由命。新中国成立后,中国人民彻底摆脱了"三座大山"的压迫,中华民族从此进入了发展进步的历史新纪元。新中国成立后,党和政府确立了四大卫生工作方针,在坚持"预防为主"的卫生技术路线下着力建立健全中国城乡基层医疗服务组织体系。在城市,新中国成立后,在接收和改造旧中国城市医疗卫生服务组织的基础上,各工矿、企业、机关、学校、街道等基层单位都很快建立起基层卫生院、医务室、医疗诊所等医疗卫生组织机构,这些分散在城市工矿、企业、机关、学校、街道等处的基层医疗服务组织确保了基层群众看病就医的可及性、可得性,它们一般承担了城市 30% 的病人门诊任务和 50% 的地段保健任务①,这些基层单位医疗组织再与中小城市医院和省级、地区级大医院结合为城市三级医疗服务网络。

新中国成立后,党和政府在充分挖掘整合传统中国乡村医疗卫生资源的基础上,立足于中国县、乡、村三级管理体系,建立健全了县、乡、村三级农村医疗服务网络,以县级医疗服务机构为龙头,以乡镇卫生院为主体,以大队和村卫生医疗诊所为基础。从 20 世纪 50 年代开始,中国政府通过大力发展县级各类医疗组织、区乡卫生院和村级诊所,到 20 世纪 60 年代中

---

① 《当代中国》丛书编辑委员会:《当代中国的卫生事业》(上),中国社会科学出版社 1986 年版。

期,中国政府已在广大农村地区初步建立起了农村三级医疗卫生服务体系。此后,在"文革"时期,随着党和政府把医疗卫生工作的重点放到农村,中国的县、乡、村三级医疗服务网络得到进一步的加强,广大中国农民基本实现了小病在村社、大病不离县的医疗服务。

第二,有效防治了长期危害人民生命健康的各类传染病和地方病。新中国成立前的旧中国,各种传染病、地方病十分流行,严重危害国人健康。新中国成立之初,为改变旧中国遗留下来的不良卫生状况和传染病、地方病严重流行的状况,党和政府把防治传染病、地方病作为医疗卫生工作的首要任务。新中国成立后,党和政府迅速采取了一系列政策措施,积极防治传染病和地方病,通过国家集中防控、推广预防接种、普及新法接生、群众防疫和爱国卫生等运动,有效地防控了各类流行病、地方病的流行。特别是,从1953年起,经中央人民政府批准,全国各地普遍都建立了省、市、区、县、乡等各级地方卫生防疫机构,培养专门卫生防疫人才。同时,遍布城乡的各级医疗卫生机构也把防治地方病、流行病作为重要的医疗服务任务,县以上医院普遍建立了预防保健科,农村人民公社卫生院也建立起卫生防疫组,各地流行病研究所、寄生虫病研究所以及劳动卫生、环境卫生、食品卫生、工业卫生等研究所也纷纷建立起来。[1] 在防疫机构和卫生人员数量上,从1952年到1975年,中国卫生防疫机构及卫生人员数量都逐年增加,其卫生机构总数从1952年的481个增加到1975年的3625个;卫生防疫人员总数从1952年的20504人,增加到1975年的93025人(见表2-8)。此外,从新中国成立一直到1976年"文革"结束,党和政府始终把防治传染病、地方病作为卫生工作中的重点,先后制定下发了许多卫生防疫的文件政策,推动各类传染病、地方病防治取得明显成效。在防治传染病、地方病的过程中,卫生防治与群众运动相结合是党和政府始终坚持的重要方法,通过有效组织动员发动人民群众广泛参与卫生防治运动,党和政府带领人民迅速消灭或控制了天花、霍乱、鼠疫、疟疾等各种烈性传染病,取得了前所未有的历史成就。例如,鼠疫曾给全世界带来巨大的危害,也是旧中国长期危害中国人民生命健康的极大祸患,世人无不"谈鼠色变"。在旧中国,中国共发生过6次鼠疫大流行,波及范围极广,有据可查的发病人数约115万人,死亡人数约102万人。[2] 新中国成立后,党和政府

---

[1] 《新中国预防医学历史经验》编委会:《新中国预防医学历史经验》(1),人民卫生出版社1991年版。

[2] 钱信忠:《中国卫生事业发展与决策》,中国医药科技出版社1992年版。

非常重视鼠疫防控工作，仅仅用了 5 年时间就完全控制了鼠疫的大流行。1955 年，全国发生鼠疫病例仅 39 例。[①] 1964 年以后，下降到"每年几例到十几例"[②]。另外，旧中国长期危害中国人民健康的血吸虫病、寄生虫病、麻风病、结核病、黑热病等地方多发病也都得到了非常有效的防治。特别是，党和政府在血吸虫病和麻风病的防治上付出了巨大的人力和物力，最终取得了防治工作的伟大胜利。到 1978 年，中国各地各类寄生虫病流行区域已经大大缩小，患病率和病死率都已降到历史较低水平。而所有这些成就都是在当时中国经济非常落后的历史条件下取得的。

表 2-8　1952—1975 年新中国卫生防疫资源状况表

名　称	单位	1952 年	1957 年	1965 年	1975 年
机构数合计	个	481	2505	3388	3625
卫生防疫站	个	147	1626	2499	2912
专科防治所站	个	188	626	822	683
国境卫生检疫所	个	20	21	26	30
其他预防保健机构	个	126*	232*	41*	—
人员数合计	人	20504	57436	77179	93025
其中:卫生技术人员	人	15750	45806	63879	71746
内:医生	人	2155	18424	42502	41237
护师、士	人	1030	4338	3337	5049

注：* 指防疫队个数

（资料来源：张怡民主编《中国卫生五十年历程》，中医古籍出版社 1999 年版。）

第三，初步建立起了城乡基本医疗保障制度。医疗保障是指国家或企业单位为劳动者（或公民）因患病、负伤、年老、生育等所提供的医疗卫生服务，它是一个国家社会保障体系的基本组成部分。依据医疗保障资金的来源、分配与使用而建立起来的卫生经济制度则被称为医疗保障制度。在现代国家的医疗体系中，建立一个有效而公平的医疗保障制度对于开发卫生

[①] 《当代中国》丛书编辑委员会：《当代中国的卫生事业》（上），中国社会科学出版社 1986 年版。

[②] 《新中国预防医学历史经验》编委会：《新中国预防医学历史经验》（1），人民卫生出版社 1991 年版。

资源、发展医疗卫生事业、维护人们健康具有特别重要的意义。① 医疗保障制度是现代国家社会保障体系的重要内容。1883 年,德国颁布了世界上第一部医疗保险法,开始实行国民健康保险计划,此后欧美发达资本主义国家也纷纷建立起了医疗保障制度体系。而几千年来,在漫长的封建社会,中国一直都是一个自然经济占主导地位的国家,家庭既是生产单位也是消费单位,普通百姓的生存保障都由家庭或扩大了的家族负担。除非赈济救灾,否则历代王朝政权的统治者是很少担负民众生、老、病、死的,根本无任何意义上的医疗保障。进入近代中国,在西方殖民主义的侵略和国内反动阶级的统治下,近代中国经济衰败,社会动荡不安,民不聊生,有人尝试引入西方近代医疗保障制度体系,但结果均没有多大建树。中国共产党是中国人民利益的忠实代表,在革命战争年代中国共产党就在根据地、解放区尝试实行医疗保障制度。新中国成立后,探索建立医疗保障制度成为党和政府发展医疗事业的重要内容。基于新中国经济发展水平和优先发展重工业的工业化战略要求,党和政府对城乡居民实行差别化的医疗保障制度政策。进入 20 世纪 50 年代,党和政府很快在城市以企业职工为主建立了劳保医疗制度,接着又为国家公职人员建立了公费医疗制度,所需医保经费几乎由企业和国家财政包揽,是典型的高福利型医保制度。对于人口众多的中国农村地区,党和政府也并不是没有作为,在有限财政资源投向农村医疗卫生的制约下,党和政府在农村集体化经济不断发展的基础上,主要通过支持引导广大农民走"互助共济"的合作医疗道路。自 50 年代起,中国农村的合作医疗在农业合作化的高潮中应运而生,后来在人民公社化运动中又一度大发展,此后在国民经济调整期又急剧萎缩,而后,在毛泽东的号召下,中国的农村合作医疗在"文革"时期迅速走向鼎盛。显然,从 20 世纪 50 年代到 70 年代,中国的农村合作医疗发展呈现出起伏波动的显著特征,表明中国农村合作医疗的发展缺乏稳定的机制条件,同中国农村集体经济发展条件和国家政策的调整变动以及政治舆论氛围等综合影响因素密切相关。但总的来看,它的总体发展是向好的,到"文革"结束时,全国绝大多数社队都实行了合作医疗制度。由此,中国农民广泛获得了一种"低水平、广覆盖"的基本医疗保障,创造了发展中国家有效解决农民医疗保障的"中国典范"。这样,到 70 年代末,党和政府以非常务实的医疗保障制度政策保障了广大城乡人民群众的基本医疗权利。据统计,到 1978 年,

97

---

① 蔡仁华:《中国医疗保障制度改革实用全书》,中国人事出版社 1997 年版。

全国城镇职工总数为 9499 万人，其中有 8885 万人获得劳保医疗的保护，其覆盖率在 90％以上。[①] 在农村，到 1976 年，全国实行合作医疗制度的生产大队（行政村）的比重高达 93％，覆盖了全国农村人口的 85％；[②]中国农村赤脚医生的数量到 1977 年年底已有 150 多万名，总计有 390 多万名生产队的卫生员、接生员为广大农民提供基本的医疗卫生服务。农村三级医疗卫生网、合作医疗、赤脚医生队伍被称为中国农村卫生的"三大法宝"，而三者的有机结合使得几千年来困扰中国农民的医疗卫生问题得以解决，这可谓是中国医疗卫生事业发展史上的光辉篇章。

第四，医疗卫生资源快速增长，人民健康水平明显提高。新中国成立前，医疗卫生资源非常缺乏，面对到处流行肆虐的疾病，国家几乎无能为力。到 1949 年，全国医疗卫生机构仅有 3670 个，医院 2600 所，中西医药卫生专业技术人员 505040 人[③]，卫生技术人员在总人口中的比重仅为 0.9‰，每千人口仅有高级卫生技术人员 0.07 人，而且绝大部分在为城市服务。新中国成立后，人民政府十分重视发展医疗卫生事业，保护人民的生命健康，努力采取各种政策措施，增加医疗卫生资源。而医疗卫生资源的增长首先依赖于国家对医疗事业的财政投入。据统计，在新中国经济发展水平非常薄弱的条件下，从新中国成立后的国民经济恢复期开始一直到"五五"计划时期，党和政府用于医疗事业的财政投入总体上呈现不断增加趋势。在新中国成立之初的国民经济恢复期，国家用于医疗事业经费为 5.59 亿元，医疗事业经济支出占国家财政支出的 1.52％，此后，医疗事业经费投入总额快速增加，到"五五"计划时期医疗事业经费为 113.6 亿元，占国家财政支出的 2.17％（见表 2-9），在当时的国家经济条件下，这个投入还是相当高的。此外，国家还积极采取各种政策措施，除"大跃进"和"文革"时期的极左做法外，党和政府在大力发展全民所有、集体所有制医疗机构的同时，还充分允许私人医生、个体联合诊所等形式的医疗所有制发展。在医疗卫生人力资源方面，人民政府充分挖掘传统中医人才资源，充分让传统中医发扬光大。在积极倡导"中西医结合"的理念下，新中国中西医医疗队伍都得到了较快发展。特别是，作为一个经济贫弱的发展中国家，新

---

① 国家统计局社会统计司：《中国社会统计资料》，中国统计出版社 1987 年版。

② 王绍光：《学习机制与适应能力：中国农村合作医疗体制变迁的启示》，《中国社会科学》2008 年第 6 期。

③ 参见《建国四十年全国卫生统计资料（1949—1988）》，中华人民共和国卫生部 1989 年编印。

中国医疗卫生选择的是一种"低端化"的医疗人才培养模式,国家通过医学教育和培训班在短期内迅速为中国城乡培养了数以千万计的医疗卫生员、赤脚医生和卫生保健员等城乡基层医务人员。从总体上看,新中国成立后,中国医疗卫生资源总量(通常以医疗卫生机构、医疗床位、卫生人员等指标来评价)迅速增长。据卫生部统计(见表2-10),到1978年,新中国医疗卫生机构总数已有169732个,其中,医院64421所,门诊部、所94395个,妇幼保健所、站2459个,医学科学研究机构219所,全国医疗病床2041681张。城乡医疗卫生人员总数为310.6万人,其中,医疗卫生技术人员246.4万人,西医师35.9万人,中医25.1万人(见表2-11)。

表 2-9　1949—1978 年新中国医疗卫生事业财政支出情况表

历 史 时 期	医疗事业费/亿元	国家财政支出/亿元	科教文卫事业费/亿元	医疗事业费	
				占国家财政支出百分比	占科教文卫事业费百分比
经济恢复时期	5.59	366.6	29.05	1.52%	19.24%
"一五"时期	14.55	1346	110.2	1.08%	13.20%
"二五"时期	23.34	2289	193.5	1.02%	12.06%
经济调整时期	18.84	1205	126.9	1.56%	14.85%
"三五"时期	44.50	2519	225.8	1.77%	19.71%
"四五"时期	65.62	3920	342	1.67%	19.19%
"五五"时期	113.6	5247	566.7	2.17%	20.05%
其中:1978 年	22.42	1111	112.7	2.02%	19.89%

(数据来源:黄永昌主编《中国卫生国情》,上海科技大学出版社 1994 年版。)

表 2-10　1949—1978 年全国医疗卫生事业机构数、床位数统计表

名　　　称	单位	1949 年	1957 年	1965 年	1975 年	1978 年
卫生机构总计	个	3670	122954	224266	151733	169732
其中:医院	个	2600	4179	42711	62425	64421
疗养院、所	个	30	835	887	297	389
门诊部、所	个	769	102262	170430	80739	94395
专科防治所、站	个	11	626	822	683	887

续表

名　称	单位	1949 年	1957 年	1965 年	1975 年	1978 年
卫生防疫站	个	—	1626	2499	2912	2989
妇幼保健院	个	—	96	115	103	112
妇幼保健所、站	个	9	4599	2795	2025	2459
药品检验所、室	个	1	28	131	310	844
医学科学研究机构	个	3	38	94	141	219
床位数合计	张	84625	461802	1033305	1764329	2041681

（数据来源：《建国四十年全国卫生统计资料（1949—1988）》，中华人民共和国卫生部1989 年。）

表 2-11　1949—1978 年全国医疗卫生机构专业卫生人员数（单位：万人）

名　称	1949 年	1957 年	1965 年	1975 年	1978 年
医疗卫生人员总数	54.1	125.4	187.2	259.4	310.6
其中:医疗卫生技术人员	50.5	103.9	153.2	205.7	246.4
内:中医	27.6	33.7	32.1	22.9	25.1
西医师	3.8	7.4	18.9	29.3	35.9
西药师	0	0.2	0.8	1.3	1.7
西医士	4.9	13.6	25.3	35.6	42.3
护师、士	3.3	12.8	23.5	38	40.7
助产士	1.4	3.6	4.6	6.5	7.1
西药士	0.3	1.8	3.7	5.7	6.8

（数据来源：《建国四十年全国卫生统计资料（1949—1988）》，中华人民共和国卫生部1989 年。）

众所周知，医疗卫生资源是衡量一个国家医疗卫生事业发展水平的关键，更是一个国家维护和改善国民健康状况和社会卫生状况的基础性条件。新中国成立后，在中国人民生活水平不断提高和国家医疗卫生资源快速增长的历史条件下，中国国民的健康状况发生了历史性的变化，可以说已彻底甩掉了"东亚病夫"的帽子，到 20 世纪 70 年代，中国人民的预期寿命已大幅度提高。从历史的纵向比较看，新中国成立前的旧中国，中国人的平均期望寿命仅为 35 岁，而新中国成立后，中国人口平均期望寿命在不断提高，1957 年中国人的平均寿命提高到 57 岁，而到 1975 年，中国人的平

均期望寿命则进一步提高到 65 岁。新中国成立前,婴儿死亡率高达
200‰,这是世界卫生史上极其少见的。但是,新中国成立后,党和政府通
过改造旧产婆、采用新法接生等措施,极大地降低了中国婴儿死亡率和孕
产妇死亡率,到 1958 年,中国婴儿死亡率已降到 80.8‰,1975 年下降到
47‰,同样,中国的孕产妇死亡率也在迅速下降。[①]

二、医疗事业发展的基本特点

从新中国成立到"文革"结束,中国医疗事业发展具有以下几个特点。

第一,始终强调"预防为主"的医疗方针。"预防为主"是中国传统医疗
思想的精髓,在革命战争年代中国共产党继承发扬这一传统,使根据地和
解放区的医疗卫生工作取得了显著成绩。新中国成立后,党和政府首先把
"预防为主"作为指导医疗事业发展的基本工作方针。此后,党和政府始终
贯彻"预防为主"的卫生方针,走"预防为主"的低技术成本医疗发展模式。
这是基于当时中国国情的必然选择。一方面,新中国成立后,国民经济不
断发展,但总体上经济发展水平仍十分落后,现代医疗卫生资源依然贫乏,
根本不具备走高技术医疗模式的基础条件。另一方面,从疾病的发展状况
看,20 世纪五六十年代,影响中国人民健康的主要是旧中国所遗存下来的
各种传染病和地方病,这种状况不是靠"治疗为主"所能够解决的,而只能
依靠大规模的有效预防措施来应对。从新中国成立到"文革"结束这一历
史时期,党和政府在推进中国医疗事业发展中始终强调"预防为主",这一
时期无论是大规模的疾病防治、爱国卫生、除"四害"等运动,还是建立健全
卫生防疫系统,努力发展城乡三级医疗卫生保健网络,又或者是支持中医
中药发展、培养基层赤脚医生和卫生员,等等,都无不内含着"预防为主"的
核心思想和政策导向。据此,这一时期中国政府在卫生事业上的投入重点
也放在了公共卫生领域,相应地,中国公共卫生医疗资源增长迅速,其医疗
资源规模在整个国家医疗卫生资源中占有一定比重,中国政府为加强公共
卫生预防而建立的卫生防疫队、国境检疫所、卫生防疫站以及防疫人员数
量等都增长较快(见表 2-12)。除此之外,各地医院在具体医疗服务中也都
要担负地方政府交办的公共卫生预防工作,不少医院还专门设立公共防疫
门诊,工矿、企事业单位和农村人民公社等基层卫生所、卫生室也都基本把

[①]　尹力、任明辉:《医疗保障体制改革:一场涉及生老病死的变革》,广东经济出版社 1999 年
版。

预防保健作为日常最主要的卫生工作。

表 2-12　1952 年、1965 年、1975 年中国卫生防疫机构及卫生人员发展概况

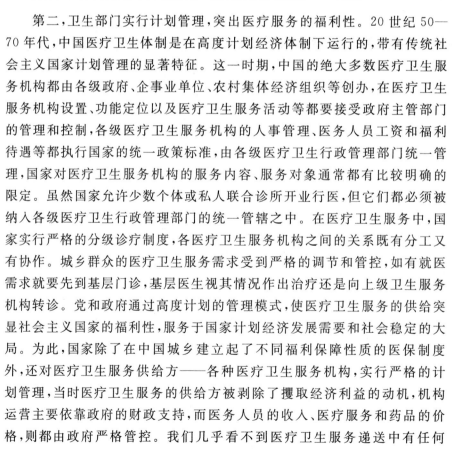

名　　称	1952 年	1965 年	1975 年
卫生防疫机构总计/个	481	3388	3625
其中:防疫队/个	126	41	—
国境检疫所/个	20	26	30
专科防治所、站/个	188	822	683
卫生防疫站/个	147	2499	2912
卫生防疫人员总数/人	20504	77179	93025
其中:专业人员数/人	15750	63879	71446

（资料来源:黄永昌主编《中国卫生国情》,上海医科大学出版社 1994 年版。）

　　第二,卫生部门实行计划管理,突出医疗服务的福利性。20 世纪 50—70 年代,中国医疗卫生体制是在高度计划经济体制下运行的,带有传统社会主义国家计划管理的显著特征。这一时期,中国的绝大多数医疗卫生服务机构都由各级政府、企事业单位、农村集体经济组织等创办,在医疗卫生服务机构设置、功能定位以及医疗卫生服务活动等都要接受政府主管部门的管理和控制,各级医疗卫生服务机构的人事管理、医务人员工资和福利待遇等都执行国家的统一政策标准,由各级医疗卫生行政管理部门统一管理,国家对医疗卫生服务机构的服务内容、服务对象通常都有比较明确的限定。虽然国家允许少数个体或私人联合诊所开业行医,但它们都必须被纳入各级医疗卫生行政管理部门的统一管辖之中。在医疗卫生服务中,国家实行严格的分级诊疗制度,各医疗卫生服务机构之间的关系既有分工又有协作。城乡群众的医疗卫生服务需求受到严格的调节和管控,如有就医需求就要先到基层门诊,基层医生视其情况作出治疗还是向上级卫生服务机构转诊。党和政府通过高度计划的管理模式,使医疗卫生服务的供给突显社会主义国家的福利性,服务于国家计划经济发展需要和社会稳定的大局。为此,国家除了在中国城乡建立起了不同福利保障性质的医保制度外,还对医疗卫生服务供给方——各种医疗卫生服务机构,实行严格的计划管理,当时医疗卫生服务的供给方被剥除了攫取经济利益的动机,机构运营主要依靠政府的财政支持,而医务人员的收入、医疗服务和药品的价格,则都由政府严格管控。我们几乎看不到医疗卫生服务递送中有任何

"市场"的要素。① 在此行政化的计划控制模式下,国家在医疗卫生服务价格上实行较低医疗卫生服务价格,对城乡少数困难群众还有医药费减免和补助政策等。这些都是当时国家确保医疗卫生服务追求社会公益性和福利性的重要体现。

第三,医疗卫生工作与群众运动相结合,广泛深入群众之中。群众运动是中国共产党在革命战争年代战胜无数艰难险阻的斗争方式,也是中国共产党取得革命胜利的重要经验。新中国成立后,群众运动依然是新中国政府有效动员社会力量完成社会改造工程的治理方式。在新中国成立后的 30 年经济社会发展进程中,神州大地反复出现了不少群众性运动,运动式治理成为中国国家治理中的一个显著特征。这一治理模式显然也被党和政府多次运用到新中国的医疗卫生治理活动之中。新中国成立后不久,党和政府即把"卫生工作与群众运动相结合"列入卫生工作的四大方针之一。20 世纪 50 年代,党和政府在全国上下集中进行了规模盛大的以"反细菌战"和"除四害"为中心内容的爱国卫生运动,在这些运动中,全国上下的运动组织规模之大、广大人民群众参与运动的热情之高都给世人留下了深刻的历史印记。通过群众广泛参与卫生运动,党和政府迅速改变了中国城乡卫生环境肮脏的状况,彻底清除了各种传染病、地方病发生的社会环境。同时,广泛开展群众性卫生运动,使党和政府的卫生治理政策、理念深入群众思想行为之中,特别是,各地在卫生运动中通过广播、报纸、小册子、文艺表演、街道宣传等形式各样的宣传策略广泛地向人民群众普及了医疗卫生知识,增强了人民群众防病治病的观念。20 世纪 60—70 年代,随着"六二六"指示的发出,党和政府把医疗卫生的工作重点转向中国农村地区,全国各地纷纷动员组织大批城市医疗队到农村开展巡回医疗,这些卫生下乡运动一浪高过一浪,大量城市医务人员广泛与当地群众联为一体普及卫生知识,为农民群众防病治病,培训赤脚医生。可以说,无论是"大跃进"时期全国大办合作医疗,还是"文革"时期全国合作医疗走向"一片红",都是党和政府广泛依靠群众性卫生治理得以实现的。可以说,在中国 20 世纪 50—70 年代的国家卫生治理中,国家运动式的治理逻辑始终展现在新中国医疗卫生工作的实践图景中,一定意义上,党和政府也正是通过医疗卫生工作与群众运动相结合,使人民群众广泛参与各种国家卫生治理的行动之中,

103

---

① 姚泽麟:《行政、市场与职业:城市分级诊疗的三种治理模式及其实践》,《社会科学》2016年第 6 期。

才能克服诸多困难，不断推动中国医疗卫生事业发展。

三、医疗事业发展中的若干不足

在 20 世纪 50—70 年代，中国的医疗事业是在传统计划经济体制下发展的，传统计划经济体制的缺陷及问题也必然影响医疗卫生领域，概括而言，这一历史时期中国医疗事业发展中存在的不足集中体现在以下几个方面。

第一，医疗卫生所有制结构单一，非公有制医疗机构存在和发展受到严重压抑。总的来讲，这一历史时期，中国的医疗事业是在经济发展水平还非常低、国家对医疗卫生投入比较有限的历史条件下发展的。在此情况下，医疗卫生组织全由国家、集体包办是不现实的，更难以满足广大人民群众对医疗卫生服务的需求，因此还应当允许或鼓励其他非公有制医疗卫生机构的存在和发展，作为公有制或集体所有制医疗机构的有益补充。但是，在 20 世纪 50—70 年代，中国在医疗卫生的所有制结构上却越来越趋于单一化的所有制结构，其间，国家虽在某一历史阶段允许个体或私人联合诊所等非公有制医疗组织的存在和发展，但是，各种非公有制医疗卫生机构的数量、规模都是极其有限的，它们的发展空间受到极大约束限制。特别是，在"大跃进"和"文革"时期，各地在极左的思想引导下，为追求大而全的单一公有制而极力消灭非公有制医疗组织成分，导致各种非公有制性质的医疗卫生组织几乎绝迹。在此情况下，中国的公有制医疗卫生机构"一统天下"，但是，由此所带来的是公有制医疗卫生机构迅速膨胀，这无疑给国家或集体造成了极其沉重的办医负担，同时也难以形成灵活多样的城乡人民群众就医环境。

第二，城镇公费医疗和劳保医疗浪费问题严重，缺乏根本性的制度变革。新中国成立后不久，党和政府适应国家经济建设的要求，为不同城镇职工群体分别建立起了公费医疗制度和劳保医疗制度，其历史意义是值得充分肯定的。但是，由于公费医疗与劳保医疗制度设置的高福利性质，医保经费几乎全由企业和国家包揽，享受医保待遇的职工个人几乎是免费看病就医。这种基本的制度设定很容易诱发职工个体的道德风险，出现各种各样的机会主义行为，从而导致稀缺医疗卫生资源无谓浪费，更是造成公费医疗和劳保医疗逐年飙升。同时，中国城镇两大医保也挤占了国家大量的医疗卫生资源，诸多优质的社会医疗资源都在为他们提供医疗卫生服务，医疗服务的不公平性问题突显。这些问题显然需要党和政府给予重视和解决。纵观 20 世纪 50—70 年代,党和政府为解决城镇两大医保制度出现的种种问题一直在寻求对策,为此出台的政策文件可谓连续不断,但总的来讲,这些努力都仅仅是一些细微的政策性的修修补补,所取得的成效甚微,还缺乏一种突破性的制度改革,因此所存在的问题依然如故。

第三,全社会医疗卫生服务技术水平还有待提高。受经济发展水平和国家医疗卫生资源薄弱的历史条件限制,新中国成立后,人民政府在医疗事业发展中选择的是低技能水平的发展道路,是一种"重预防、轻治疗"的逻辑线路。党和政府实际上把更多的医疗卫生人力、物力和财力用在了公共卫生的预防上,这显然不同于西方高技术水平的医疗卫生服务模式。西方高技术水平的医疗模式有这样几个特征:①严重依赖通过财力投入培养出来的高技术的专科医生;②非常强调较高的医疗技术水准;③不是以预防为主,而是以治疗为主的导向;④关注个人医疗卫生服务,而不是建设公共卫生计划。这种医疗卫生服务模式对于西方发达资本主义国家可能是适应的,因为西方发达国家有与之相支撑的经济发展水平条件,另一方面这些国家的疾病谱也从流行病向慢性病发生了根本性转变。但是,这种西方医疗卫生服务却是当时中国经济发展水平上无法做到的,是不符合当时中国居民疾病谱需求状况的。相反,在医学教育培养方面,国家主要是通过压缩教育学制,采用短、平、快的方式为城乡基层培养大量的低技能的医务人员,加强初级保健卫生和公共预防。但是,凡事都有两面,由于这一历史时期中国政府走的是一条低技术水准的医疗卫生服务路线,国家有限的医疗财政投入没有过多地用于高、尖端医疗机构和人才的培养上,因此这方面的发展就有不足。到 20 世纪 70 年代末,中国的高技术医疗卫生服务机构和专业技术人员缺乏,许多地方医院缺乏先进的医疗技术设备和医务人员,致使许多大病、重病、疑难病患者难以获得治疗。20 世纪 70 年代后,人民群众对高新技术的医疗卫生服务需求迅速增加,一般的医院已难以适应这一趋势,迫切需要提升医疗卫生服务的技术水平。此外,在高度计划管理和平均主义的分配体制下,医疗卫生服务机构内部也缺乏竞争激励机制,不少医务人员人浮于事、效率低下,这都在很大程度上影响了医疗卫生服务的效率与质量。

总的来说,20 世纪 50—70 年代,中国医疗事业发展既取得了辉煌的成绩,也有若干不足,特别是在这一历史时期中国医疗事业发展与总体国民经济发展及制度变迁密切地关联在一起,整个国民经济发展所经历的曲折、动荡都对医疗事业发展产生了深刻的影响,医疗事业发展中出现的一些问题和不足既与这一时期中国总体的计划经济体制模式相联系,也与这一时期中国所经历的经济发展和激进的政治运动环境相关联。总之,中国医疗卫生事业在 20 世纪 50—70 年代的历史发展成就来之不易,其发展过程中也有许多经验值得后人汲取。

第三章

医疗事业的改革转型（1977—1991）

　　1976 年"文革"结束后，全国医疗卫生工作全面进行拨乱反正，医疗事业得以恢复和发展。1978 年，中共十一届三中全会后，中国进入改革开放的新时期。从 1978—1992 年，这是中国经济体制从计划经济体制向社会主义市场经济体制的转型期。在经济体制改革转型中，中国医疗卫生领域也进行了改革探索，在医疗卫生服务中主要进行"放权让利"改革，激发医疗卫生服务机构内生性活力；在城镇职工医保改革中初步探索城镇职工社会医疗保险制度模式。这一时期，中国农村合作医疗面临发展困境，合作医疗出现大面积解体，党和政府努力恢复发展农村合作医疗，但收效甚微。在经济体制改革的转型期，中国医疗事业在改革探索中发展，但是，在改革发展中也面临不少新的矛盾和问题。

第一节　医疗事业的恢复发展

一、医疗卫生工作中的拨乱反正

　　十年"文革"的政治动乱给整个国家和人民带来了灾难性的影响，也冲击了中国医疗事业的发展。"文革"结束后，党和政府首先进行拨乱反正工作，全党集中纠正"文革"中极左的思想错误，平反各种冤假错案，努力开创社会主义现代化建设新的历史局面。在此形势下，全国医疗卫生行业也进行了拨乱反正工作，努力恢复"文革"中遭到严重破坏的医疗卫生秩序，为新时期医疗事业发展创造政治条件。

　　1977 年 7 月 22 日至 8 月 15 日，卫生部在北京召开全国卫生厅局长会议,会议深入批判了"四人帮"的罪恶,认真总结"文革"中医疗卫生工作极左的教训,分清政治路线的是非,号召医疗卫生工作者在新时期恢复发展社会主义医疗事业献计献策。党和国家主要领导人接见了会议代表,他们认真听取了卫生部党委工作的汇报,就如何客观评价新中国医疗战线 17年的业绩、赤脚医生队伍的培养提高、医药知识分子队伍建设、医学教育规划、医院整顿和管理等问题作了重要指示。① 这次会议后,卫生部根据中央领导指示要求又制定下发了一大批新的政策文件,积极引导全国医疗卫生系统拨乱反正,迅速恢复全国各级各类医疗卫生机构的工作秩序。

在党中央和卫生部的统一领导下,全国各省市医疗卫生部门都深入进行了拨乱反正工作,各地医疗卫生工作出现了良好局面。"文革"结束后,湖北省根据党中央的统一部署,在医疗卫生系统集中开展了拨乱反正工作,全省广大医疗卫生职工深入揭批"四人帮"的罪恶行径,把思想统一到党中央的正确政治思想指导路线上来。在拨乱反正工作中,全省医疗卫生行业还开展了医院医疗秩序的整顿工作,重新改组医院各级领导班子,重新把德才兼备的卫生专业人员选上医院领导岗位,重新实行医院党委领导下的院长分工负责制度。按照卫生部的政策要求,全省各级医疗卫生部门贯彻执行卫生部新的医院管理工作条例,还在各级医院建立了以岗位责任制为中心的各种规章制度,同时,大力提高医疗卫生服务质量,着力解决医院内部脏、乱、差的问题。② 江苏省在卫生工作的拨乱反正中大力纠正"文革"中"左"的思想,平反冤假错案,在此基础上,全面落实"文革"结束后党的知识分子新政策,开始把德才兼备的大批医务人员重新提拔到卫生领导岗位,全省医疗卫生人员的职称评定也重新开始。在拨乱反正工作中,全省各地还深入整顿恢复医疗卫生工作正常秩序,特别是对在"文革"中遭到不同程度削弱的医院管理工作、中医院工作、医学教育、医学科研、爱国卫生运动以及卫生预防保健工作秩序等都给予重点恢复和重建。③

总之,通过党和政府在卫生领域中的拨乱反正,医疗卫生领域中广泛存在的"左"的思想做法得到大力纠正,医疗行业中发生的一些冤假错案得到了彻底平反,医疗卫生工作中形成了"实事求是、群众路线、批评和自我批评"的优良作风。"文革"中广大医务人员被禁锢的积极性、主动性得以

---

① 当代中国卫生事业大事记编写组:《当代中国卫生事业大事记(1949 年—1990 年)》,人民卫生出版社 1993 年版。

② 湖北省地方志编纂委员会:《湖北省志·卫生》(下),湖北人民出版社 2000 年版。

③ 江苏省地方志编纂委员会:《江苏省志·卫生志》(上),江苏古籍出版社 1999 年版。

调动起来,全国医疗卫生工作初步形成了安定团结、奋发有为的好局面。为改变"文革"后医药科技非常落后的状况,营造宽松的医药科技发展氛围,激励医药科技人才发挥聪明才智、建功立业,卫生部还专门召开了全国医药卫生科学大会,会议提出了中国医药卫生科学技术8年规划,同时还奖励了1949—1977年中国重大医药卫生科技成果。在此大会的引领下,中国科技医药卫生研究开始阔步前进。

在医学教育方面,1977年年底,卫生部决定医疗卫生系统开始在全国高等医药学院恢复高考,招收本专科医药学生,中国高等医学教育揭开新的历史篇章。1978年,国家教育部决定在部直属重点院校的医药学院恢复招收研究生,大力培养高学历医药人才。此外,"文革"期间中国各类医疗协会组织都遭到不同程度的破坏,随着全国医疗卫生行业拨乱反正工作的进行,各类医学学会组织以及报纸、杂志等都很快得以恢复。到1978年年底,中华医学会原有的各省、市、自治区分会,除个别省份外,都相应调整了理事会,重新恢复建立了学会组织,连从未建立过医学学会组织的西藏自治区也新成立了中华医学会分会。在专科医学会发展上,根据边整顿边开展活动的原则,中华医学会还调整充实了外科、儿科、妇产科、耳鼻咽喉科、口腔科、皮肤科、放射学、理疗、病理、肿瘤等专科学会,复刊了其下的多种专业医学期刊。[①] 中国医疗卫生宣传、教育机构也逐步恢复,并积极开展了卫生方面的外事工作。

二、公共卫生预防工作的恢复发展

"文革"时期,中国公共卫生预防工作受到很大的影响,城市公共卫生预防机构遭到冲击破坏,正常的公共预防工作陷于停滞,这都导致各地公共卫生预防能力急剧下降,传染病和地方病发病率再次上升。"文革"结束后,党和政府以"预防为主"的卫生工作方针为指导,重点推进公共卫生防治工作的恢复发展。

爱国卫生运动是党和政府的群众路线在医疗卫生工作中的体现,对调动人民群众防病除害、改善城乡环境卫生发挥了非常重要的作用。"文革"结束后,党和政府首先把恢复爱国卫生运动作为公共卫生工作中的一项重要任务。国务院明确要求各地一定要争取在一两年内,以爱国卫生运动为

---

① 《当代中国》丛书编辑委员会:《当代中国的卫生事业》(下),中国社会科学出版社1986年版。

依托,在除害灭病和进一步改进中国城乡医疗卫生面貌上做出新的成绩。1978 年,中共中央和国务院决定恢复爱国卫生运动的组织机构,重新成立了以李先念为主任委员的中央爱国卫生运动委员会,新成立的中央爱国卫生运动委员会明确把"加强领导,动员群众,措施得力,持之以恒"作为新的爱国卫生运动的指导方针。同年 4 月,国务院又下发了《关于坚持开展爱国卫生运动的通知》,要求各地各级应迅速恢复和健全爱国卫生运动委员会及其办事机构,把爱国卫生运动切实领导起来,实行群众运动和卫生专业队伍相结合,尽快恢复和重建各级卫生防疫站、所等专业性公共卫生预防机构。该通知还提出要开展各地区各部门之间的评比竞赛,表扬先进地区和模范单位,要求以后每年都要掀起一次爱国卫生运动,各单位组织应建立每周一次的大扫除制度。① 通过以上举措,"文革"结束后各地爱国卫生运动又重新恢复发展起来。中国农村"两管五改"②在爱国卫生运动的恢复和推动下取得很大进步,到 20 世纪 80 年代初,全国 9 亿农村人口中已有 50% 以上饮用比较清洁卫生的水,过去中国农村相当一部分人无厕所、猪无圈、粪肥流失的状况有了根本改变。③ 在城市,爱国卫生运动发展成为城市居民日常参与的美化环境、进行城市卫生基本建设的重要内容。此后,中国的爱国卫生运动在平稳中发展,并随着时代的发展不断增添新的内容。

在恢复发展爱国卫生运动的同时,党和政府还制定下发了一系列新的公共卫生预防政策文件,大力恢复和加强公共卫生预防建设。1977 年,卫生部召开了部分省、自治区、直辖市卫生防疫站站长会议。中央防治血吸虫病领导小组在上海召开工作会议,决定恢复南方十三省市区血吸虫病研究员会,把有关单位的血防科研人员组织起来,尽快制定血防科研规划。1978 年,卫生部在广西柳州召开全国结核病防治工作会议,制定了 1978—1985 年结核病防治工作规划,确定了到 20 世纪末达到控制和基本消灭结核病的历史奋斗目标,并讨论了实现这个规划的各项具体措施。④ 此后,卫生部又召开了加强卫生预防机构,开展预防科学研究和培训卫生干部等问

---

① 当代中国卫生事业大事记编写组:《当代中国卫生事业大事记(1949 年—1990 年)》,人民卫生出版社 1993 年版。
② 指 20 世纪 60 年代的时候,中国政府在农村地区开展的以管水、管粪、改水井、改厕所、改畜圈、改炉灶、改造环境为主要内容的农村卫生整治工作。
③ 黄永昌:《中国卫生国情》,上海医科大学出版社 1994 年版。
④ 当代中国卫生事业大事记编写组:《当代中国卫生事业大事记(1949 年—1990 年)》,人民卫生出版社 1993 年版。

题的座谈会。1979 年,卫生部分别对卫生防疫站的性质、任务、机构设置和职责范围、队伍建设、工作方法以及相关政策等作了具体的规定。

为加强对各地卫生防疫工作的领导,总结公共卫生防治的历史经验,明确新时期卫生防治工作的重点,1979 年,卫生部在北京召开了全国公共卫生防疫会议,会议充分肯定了新中国成立以来中国卫生防治工作所取得的重大成绩,总结了正、反两方面的历史经验教训,重申了"预防为主"的基本卫生工作方针,提出以后的卫生防治工作任务。会议着重研究了加强公共卫生防治专业队伍建设的问题,具体就加强队伍组织建设、业务建设、干部培训、落实政策等方面的问题提出了具体对策和要求。[①] 此后,卫生部还制定颁发了《预防接种工作实施办法》,要求各级医疗卫生单位,必须按卫生防疫部门的要求承担预防接种工作,实施办法对预防接种工作、预防接种反应诊断的处理、预防接种经费和物资分配、预防接种工作的奖惩等都作了原则规定,并详细规定了各类疫苗使用的基本要求。卫生部还在北京召开全国防疫站工作会议,会议系统总结了新中国成立后中国卫生防疫工作经验做法,讨论了有关卫生防疫站工作条例、职责范围、岗位责任制、考核评比、装备和基建标准、医院和公社卫生院开展卫生防疫工作管理办法等,从而在制度政策上根本解决了新时期加强卫生防疫站建设的组织管理问题。

"文革"结束后,中国公共卫生预防工作很快得以恢复发展,全国公共卫生预防机构和卫生人员数量持续增加,到 20 世纪 80 年代初全国已有卫生防疫站 3339 个,比 1965 年的 2499 个增加了 840 个;卫生防疫专业技术人员 109010 人,比 1965 年的 40527 人增长近 1.7 倍。与"文革"时期相比,各地麻疹、脊髓灰质炎、白喉、百日咳、流行性脑脊髓炎、流行性乙型脑炎等传染病和地方病的发病率都显著下降。

三、妇幼医疗保健的恢复发展

"文革"十年,全国大部分妇幼医疗保健机构受到政治动乱的严重冲击,不少专业医务人员被迫下放劳动改造,许多行之有效的保护母婴健康的常规制度和政策无人执行,新中国成立后广泛实行的新法接生也是难以推广,妇幼医疗保健工作受到很大的影响和破坏。"文革"期间,党和政府

---

① 当代中国卫生事业大事记编写组:《当代中国卫生事业大事记(1949 年—1990 年)》,人民卫生出版社 1993 年版。

仍然关心妇幼卫生工作,如:1973年,卫生部成立了妇幼卫生组;1974年,卫生部发出通知,要求各级卫生管理部门加强新法接生队伍的培训和组织管理工作;1975年,国务院批转了卫生部《关于全国卫生会议的报告》,提出要把计划生育、妇幼卫生工作等提到重要日程。这些政策措施可以说在一定程度上使"文革"初期一度严重停滞的妇幼卫生工作逐渐开展来,但是由于受"文革"政治混乱环境的影响,妇幼卫生工作还难以真正扎实有效地恢复开展起来。

"文革"结束后,特别是党的十一届三中全会胜利召开以后,在稳定的政治局面下,中国妇幼医疗卫生工作得以迅速恢复和发展。1977年,卫生部在江苏省召开全国妇幼卫生工作现场交流会。会议提出妇幼卫生工作的主要任务是:继续完成普及新法接生;加强城乡妇女"四期"劳动保护工作;积极防治婴幼、儿童的传染病、常见病、多发病,努力降低城乡婴儿的死亡率;加强妇幼医疗科学研究,狠抓重点研究项目的落实,鼓励妇幼医疗卫生工作者积极参加科学研究。[①] 为全面指导和加强全国妇幼医疗卫生保健工作的恢复和发展,党的十一届三中全会后,党和政府先后颁发了一系列相关政策文件。1979年,中共中央发出文件明确要求,对女社员生理特点和青少年身体发育,在组织劳动中要加以照顾。1980年,卫生部制定下发了全国《妇幼卫生工作条例(试行草案)》,条例明确妇幼卫生工作要根据妇女儿童的生理特点,运用现代医学和祖国医学科学技术,对妇女儿童进行经常性的预防保健工作,采取有效的防治措施,不断提高中国妇女儿童的健康水平。[②] 1986年,卫生部正式颁发了《妇幼卫生工作条例》,对新时期中国妇幼卫生工作的性质、任务、组织机构建设、人员编制以及有关政策等都作了明确的规定。恢复普及新法接生工作是"文革"结束后,特别是党的十一届三中全会后,党和政府在妇幼工作中的一项重要工作任务。为加强推进普及新法接生工作,1978年3月国务院批准了卫生部《关于普及新法接生工作的报告》,批示中要求各级革命委员会要加强普及新法接生工作的领导,广泛宣传、采取措施、认真抓好,力争在短期内在全国基本普及新法接生。此后,卫生部在陕西省召开了普及新法接生和陕西省妇幼卫生工作现场交流会,接着又组织宁夏、甘肃等少数民族聚居的省份和自治区到

① 当代中国卫生事业大事记编写组:《当代中国卫生事业大事记(1949年—1990年)》,人民卫生出版社1993年版。
② 当代中国卫生事业大事记编写组:《当代中国卫生事业大事记(1949年—1990年)》,人民卫生出版社1993年版。

内蒙古自治区进行牧区新法接生现场参观。这些政策和举措有力地推动了中国城乡,特别是山区和少数民族边远牧区的新法接生普及工作。党的十一届三中全会后,新法接生普及工作得到进一步加强,在广大农村新法接生普及率显著上升,新法接生质量也逐步提高;在城市广泛普及新法接生的基础上还开展了孕产妇卫生保健服务和孕产妇系统管理,有部分城市开始提供婚前健康咨询和婚前健康查体等多方面卫生保健服务。

在恢复发展妇幼医疗保健工作中,党和政府还在计划生育和儿童健康保健方面采取了一些具体的政策措施,进一步保障了妇女儿童的健康权利。《中华人民共和国宪法》中明确规定"国家提倡推行计划生育"。20世纪80年代,党和政府为使中国人口与经济社会发展相适应,明确计划生育是中国一项基本国策,"夫妻双方有实行计划生育的义务",在全社会提倡"晚婚、晚育,少生、优生"的生育观念。在计划生育的技术指导上,卫生部与国家计划生育领导小组、国家计划生育委员会合作,进行了大量的计划生育技术指导和科学研究工作,先后召开了4次全国性的节育技术经验交流会,并制定和修订了一系列相关政策,这些措施都有力地促进了中国节育技术水平的提高。

在儿童保健方面,1979年11月卫生部在南京召开了新中国成立以来首次全国性儿童保健工作会议,会议总结了新中国成立以来中国儿童卫生保健的历史过程和基本经验,讨论了1980年妇幼工作的安排。同时,卫生部还组织力量进行了农村儿童保健工作试点、儿童生长发育、母乳喂养等调查研究工作,针对出现的情况和问题提出对策建议。此外,各地医疗卫生部门还重点加强儿童医院建设,建立健全妇幼医疗保健网,大力加强对各地儿科医疗人员的考核和业务培训,确保了儿童卫生保健工作的顺利展开。

总之,"文革"结束后在党和政府的努力下,中国妇幼医疗保健工作得以全面恢复和发展,妇幼保健方面的制度建设、政策保障、机构设置、人员数量以及工作效率和质量等都有了较快的恢复和发展,到20世纪80年代初中国城市和农村的妇幼医疗保健网已基本建立起来,形成了一支由高、中、初级医务人员组成的专业妇幼医疗队伍,妇幼卫生工作也很快取得了显著成绩。中国儿童计划免疫基本形成制度,小儿急性传染病已基本消灭或得到控制。城乡妇女、儿童的常见病发病率逐年下降,孕产妇和婴儿的死亡率明显下降,妇女、儿童的健康水平逐步提高。到1985年,中国城市和大部分农村已控制了产褥热和新生儿破伤风,有二分之一的农村开始了

113

孕产妇系统管理,全国孕产妇死亡率从新中国成立前的万分之一百五十下降到万分之五左右;截至 1985 年,中国已有 20 个省、自治区、直辖市普及了新法接生,全国新法接生占接生总次数的百分比已达 94.5%,其中城市为 98.7%,县乡村为 93.5%。[①]

四、对外医疗卫生交往的新局面

发展与世界上其他国家以及国际医疗卫生组织的交往与联系是促进中国医疗事业发展的一个重要方面。新中国成立之初,中国就和一些社会主义国家开展了医疗卫生方面的合作和交流,签订了一些医疗卫生方面的互助协议。通过合作交流,新中国增进了与其他社会主义国家间的了解和友谊,也有力地促进了新中国成立之初中国医疗事业的发展。进入 20 世纪 60 年代,新中国与亚、非、拉一些国家建立了外交关系,为加强与亚、非、拉国家人民的友好和团结,帮助亚、非、拉国家人民医疗事业发展,新中国积极开展国际人道主义医疗救援工作,开始向这些国家派遣医疗队。1963 年,中国向阿尔及利亚派出了赴非的第一支援外医疗队。此后,中国先后向亚、非、拉的 47 个发展中国家及地区派遣了援外医疗队,帮助所在国家人民发展医疗事业,受到这些国家的普遍欢迎和称赞,同时也学到了许多宝贵的国外医疗技术和经验。[②]

但总体而言,新中国在 20 世纪五六十年代的对外医疗交往范围还仅限于社会主义国家和亚、非、拉一些落后的发展中国家,与西方主要发达资本主义国家因没有建立正式外交关系而没有医疗卫生方面的交流。十年"文革"期间,由于国家政治动乱,中国医疗事业遭到严重破坏,中国对外医疗卫生交往工作也基本中断,医疗卫生的国际交流更是为数甚少。"文革"结束后,中国对外医疗卫生工作得以快速恢复,特别是党的十一届三中全会后,随着中国改革开放步伐的不断加快,中国医疗卫生的国际交往范围在原有基础上不断扩大,逐渐扩大了与世界其他国家(特别是与西方资本主义发达国家)和有关国际医疗卫生组织间的交往联系,逐步形成了多渠道、多层次、多范围的国际医疗卫生交流与合作的崭新局面。

1977 年,中国派出代表团出席在日内瓦召开的世界卫生大会,在这次大会上中国代表团介绍了中国卫生工作面向基层,特别是面向农村发展合

① 黄永昌:《中国卫生国情》,上海医科大学出版社 1994 年版。

② 《当代中国》丛书编辑委员会:《当代中国的卫生事业》(下),中国社会科学出版社 1986 年版。

作医疗的基本经验,受到了与会者的广泛赞赏。同年9月,中国派出代表团出席在日本东京召开的西太平洋区委员会会议,参与讨论国际卫生人力发展和发展中国家医疗技术合作等问题。1978年,中国卫生代表团访问了瑞士、英国、德意志联邦共和国,代表团对三国的医院组织管理、医院任务、医院建设设计以及医疗仪器装备情况进行了实地考察,学习借鉴西方发达资本主义国家的医疗卫生发展经验。1978年10月,中国同世界卫生组织(WHO)在北京签署了双方卫生技术合作的谅解备忘录。此后,在此谅解备忘录的基础上中国又同世界卫生组织分别签订了《中华人民共和国卫生部和世界卫生组织基本协定》及新的医疗卫生技术合作备忘录,使中国与世界卫生组织的合作开始不断走向深化。在平等互利的基础上,中国通过与世界卫生组织的科技合作与交流,有力地促进了新时期中国医疗事业的发展。作为对发展中国家的医疗卫生援助计划,1978年以来世界卫生组织每年都向中国提供一定的医疗卫生发展资金援助,用于对中国医疗卫生人员的技术培训、引进先进的医疗技术和方法以及对中国贫困地区的医疗救助。特别是,中国的一些医疗卫生研究机构相继被世卫组织确认为合作中心,世界卫生组织在中国还设立驻华卫生代表处,建立了中国与世界卫生组织间的联席会议和沟通协调制度等。

　　此外,在扩大对外医疗卫生的国际合作中,中国还积极争取联合国儿童基金会、世界银行等其他国际组织机构对中国医疗卫生的资金援助,及时弥补了改革开放初期中国医疗卫生领域中财政经费投入的不足困境。据统计,从1980年到2000年,联合国儿童基金会共计向中国卫生领域提供资金超过1亿美元,与中国成功地开展了6个周期的卫生项目合作,建立了妇幼卫生、计划免疫、消除碘缺乏病、健康教育、营养和爱婴医院等十几个合作项目,有力地解决了中国一些贫困落后地区的公共医疗卫生问题。[①]

　　党的十一届三中全会后,中国与其他国家之间的医疗交流与合作也得以恢复和发展,出现了崭新的局面。一方面,中国与苏联等社会主义国家间的传统卫生合作交往关系得以修复和巩固,各类卫生互访和交流合作开始稳步发展,相互间所签订的医疗卫生双边合作协议明显增多。另一方面,随着20世纪70年代中国同西方发达资本主义国家实现外交关系正常

---

　　① 《中国卫生改革开放30年》编辑委员会:《中国卫生改革开放30年》,人民卫生出版社2008年版。

化,特别是在对外开放政策的促动下,中国同西方资本主义国家在经济、政治、文化等方面交往开始迅速增加,这一切都有力地带动了中国与西方发达资本主义国家间的卫生交流与合作。据不完全统计,到1982年,中国已同美国、日本、加拿大、澳大利亚、瑞典、丹麦、法国、英国、比利时、意大利等国家进行了医疗卫生的双边交流合作项目。仅日本,来华进行讲学、办班、学术交流、合作研究及考察访问等就有244人次;中国医疗人员赴日参观学习有102人次。[①] 特别是,1979年中美正式建立外交关系后,中国同美国政府间和非政府间的医疗卫生交流合作迅速升温,各类医疗卫生合作发展顺利,合作领域也不断拓展,各种医疗卫生人员交流也日益频繁。随着中、美两国在医疗卫生各个领域的交流与合作日益深入广泛,中国在推进医疗卫生领域发展上也积极引进和借鉴美国式医疗的一些先进技术及管理经验,其市场化导向的医疗模式可以说对中国医疗卫生领域的改革也产生了一定影响。

第二节　医疗事业改革的开启

1978年党的十一届三中全会标志着中国进入了改革开放的社会主义现代化建设新时期,中国经济体制逐步由计划经济体制开始向社会主义市场经济体制转型。在经济体制改革的促动下,党和政府在医疗卫生领域也进行了初步的改革探索。在医疗卫生服务体制改革方面,党和政府充分借鉴经济体制改革的基本经验,主要进行以"放权让利"为导向的改革探索,逐步引入市场竞争的激励机制与约束机制借以激发医疗卫生服务资源的内在效率和发展活力。而在医疗保障改革方面,党和政府为适应城镇经济体制改革发展的新形势,着手对城镇劳保医疗和公费医疗制度进行改革探索,力图在中国城镇地区逐步建立起新型社会医疗保险制度。在合作医疗方面,由于这一时期中国农村集体经济结构发生了深刻变化,中国农村合作医疗在20世纪80年代中期后出现了大面积的解体,农民重新陷入了自费医疗的境地。对此,党和政府为恢复发展农村合作医疗进行了积极的探索。

---

① 《当代中国》丛书编辑委员会:《当代中国的卫生事业》(上),中国社会科学出版社1986年版。

一、经济转型与医疗事业发展的新形势

以党的十一届三中全会为标志,中国经济体制改革开始由计划经济体制逐渐向市场经济体制转变。20世纪80年代初,中国经济体制改革率先在农村取得突破,全国农村逐步实行了家庭联产承包责任制,传统人民公社的集体化管理体制被"乡政村治"的乡村治理模式所代替。由此,中国农村经济管理体制和社会治理体系都发生了根本性的体制变革,农村社会生产力得到了快速发展,中国农村开始出现了繁荣发展的新局面。在农村改革的成功推动下,中国城市经济体制改革也全面启动。党的十二届三中全会对中国经济体制改革进行了全面部署,在改革的方向上提出了社会主义经济是"公有制基础上的有计划的商品经济"。在改革的实践中,党和政府逐步缩小计划性指令,给企业"放权让利",充分下放企业的承包权和经营自主权,同时在财政体制、金融体制、投资体制、价格体制等多方面都进行了一系列改革举措,努力为企业走向市场化改革发展营造全方位的制度空间。随着中国城市经济体制改革的推进,党的十三大进而又提出社会主义有计划的商品经济应该是"国家调节市场,市场引导企业"的经济体制,国家必须为此创造积极条件。此后,在中国经济体制改革中市场在资源配置中的作用和范围不断扩大,出现各种经济主体成分竞相发展的局面。这样,到20世纪90年代初虽然中国的计划经济还依然在资源配置中发挥着重要影响,但整个社会的市场化力量已发挥越来越显著的作用,各种企业成为独立自主的市场经营主体,而广大城乡居民的生产生活也更广泛地与市场化的经济活动联系在一起。

任何一个国家的医疗卫生体制都是由其宏观的政治经济制度决定的,因此,经济体制的变革也必然促进医疗卫生体制的改革和发展。在计划经济体制时期,中国医疗事业内嵌于整个计划经济体制之中,其本身的制度设置也具有浓重的计划体制特征,医疗事业被视为纯粹的社会福利性事业,医疗卫生的创办几乎完全由国家包办,实行自上而下的行政管理。各级医疗卫生机构统一实行"统收统支"的财政配置,各类专业医务人员的工资、奖金由国家统包,他们的工作业绩大小和服务好坏几乎与其工资收入没有多大的关联。在医疗卫生服务的提供上,国家完全管控医疗卫生的服务价格,实行低收费甚至几乎是全部免费的医疗卫生服务模式。应当说,这种与计划经济体制相适应的医疗卫生体制为保障人民群众的生命健康提供了基本的制度支撑。但是,这一高度计划性的医疗卫生体制也不乏诸

117

多弊端,概括而言集中表现在:一是,医疗卫生服务机构无经营自主权,任凭计划安排,惯于"等、靠、要、吃皇粮",难以激发医务人员的工作主动性、积极性和竞争性;二是,平均主义的"大锅饭"助长了医务人员消极无为,使医疗卫生服务工作效率低下、服务质量不高;三是,国家有限的医疗卫生财政投入和过低的医疗限定价格使医疗卫生服务机构入不敷出,越办越穷,陷于困境;四是,医疗保障资源配置缺乏有效的制度约束,城镇公费医疗和劳保医疗运行中超支和浪费现象严重,导致国家财政和企业单位负担沉重。这些问题可以说都根源于计划经济体制下的制度环境,需要在总体经济体制变革的条件下从根本上进行相应的医疗卫生改革。党的十一届三中全会后,随着中国经济体制从传统计划经济向市场经济体制逐步转型,经济体制的深刻变革为医疗卫生领域的制度改革创造了基本的宏观制度条件,医疗卫生领域的改革也很快被党和政府纳入议事日程上来。

随着中国经济社会在体制转型中的迅速发展,医疗事业也面临着新的发展形势和要求。首先,20世纪70年代以来,中国居民的慢性非传染性疾病患病率快速上升,全国成人高血压患者每年有9000万人,每年新增脑卒中患者150多万人;恶性肿瘤患者每年发病约160万人,死亡130万人。[①]这表明中国人民的疾病谱已发生了明显的变化,已由防治传染性疾病为主开始转向防治慢性病、非传染性疾病为主的第二次卫生革命的关键时期。这无疑对医疗卫生服务的技术水平有了更高的要求,传统计划经济时代那种低医疗技术水平、强调预防为主的医疗服务模式已难以适应新的疾病谱的变化,这就要求医疗卫生服务机构和卫生服务人员尽快提高医疗服务水平。

其次,改革开放以后,中国农村经济获得快速发展,农民的生活水平显著提高,但农村经济体制改革实行家庭联产承包责任制后,原有的农村合作医疗筹资模式已不适应新的农村经济体制关系,农村合作医疗组织因而受到很大冲击,农村医疗事业发展再次陷入低谷。在这种情况下,如何适应农村经济体制变革的新形势,引导农村医疗事业走出困境,使农村医疗事业适应于农村经济社会发展变革的新要求,是党和政府发展农村医疗事业的新挑战。同时,在经济体制的市场化改革的背景下,城镇劳保医疗和公费医疗也面临着新的情况和问题,两大医疗保障体系的医疗费用在改革

---

① 尹力、任明辉:《医疗保障体制改革:一场涉及生老病死的变革》,广东经济出版社1999年版。

开放之后更是迅猛增长,使处于日益"自我发展、自负盈亏"的国有企业和国家的财政包袱越来越重,如何改革城镇劳保和公费医疗制度也是一个亟待解决的问题。

最后,从宏观角度上讲,正如许多经济体制转型国家所遇到情况一样,随着经济体制转型的深入,整个社会的利益分配格局必然会进行深度的调整,各种利益矛盾必然增多,也必然出现多方面、多层次的利益分享不平衡等现象,这反映在医疗卫生领域就是不可避免地造成了不同人群、不同地区的人们在医疗卫生服务、健康水平上的一系列差距和不平等情况,这些无疑是在整个国家经济体制转型过程中医疗事业发展所必然遭遇的问题和挑战。

二、医疗卫生领域的初步改革

"文革"结束后,经过党和政府对医疗卫生领域的"拨乱反正",各级医疗卫生服务机构逐步恢复正常。但是,由于受传统计划经济管理模式的影响和制约,在医疗卫生领域中还依然存在诸多矛盾和问题。一方面,改革之初中国国民经济基础非常薄弱,国家在医疗卫生领域中的经费和投入严重不足,而医疗卫生机构服务性收费标准依然较低,各级医疗卫生机构出现了严重亏损的状况。另一方面,国家在政策和制度的管理上对医疗卫生机构管得太多、限制得过死,加之各医疗卫生机构"吃大锅饭"的问题严重,这都极大挫伤了医疗卫生机构及其医疗人员的积极性和创造性。党的十一届三中全会以后,在中国经济体制改革的促动下党和政府围绕着当时中国医疗事业发展中所面临的矛盾和问题开始了初步的改革探索。总体而言,这一时期的改革探索主导性逻辑就是充分借鉴经济体制改革的成功经验进行"放权让利"的改革。

1979年3月,卫生部在北京召开了全国卫生厅局长会议,会议根据党的十一届三中全会的精神,明确将新时期卫生工作的重点转移到为四个现代化建设服务的轨道上来,进行医药卫生现代化建设,提出中国的医药卫生现代化建设必须从中国的自身特点出发,走我们自己的发展道路。会议提出各级医疗卫生服务单位要加强经济管理,讲求经济效果,并按照中央关于扩大企事业自主权的精神,对医院实行"全额管理,定额补助,结余留用"的改革管理办法。时任卫生部部长钱信忠强调,要充分发挥各单位在经济管理上的主动性,在统一领导的原则下,使它们有一定的自主权和机动余地。对医疗卫生人员的工作报酬要贯彻按劳分配、多劳多得的原则,

119

建立和实行考核奖惩制度和晋升晋级制度。① 这些都为新时期医疗卫生体制改革定下了基调。1979 年 4 月，卫生部、财政部和国家劳动总局联合下发了《关于加强医院经济管理试点工作的意见》。意见指出，医院实行经济管理就是用经济方法管理医院的业务活动和财政收支以保证医院工作任务的完成。意见提出对医疗卫生服务机构要实行"五定"管理的办法，即"定任务、定床位、定编制、定业务技术指标、定经费补助"，同时，要求医院内部各科室也要结合"五定"办法，制定各项有关的定额标准、规章制度，建立起对医务人员的各种岗位责任制和其他相应的管理制度。国家对医院的财政经费补助实行"全额管理，定额补助，结余留用"的制度，对于增收节支的结余，医院主要除了用于改善医疗条件外，也可以拿出一部分用于集体福利和个人奖励。1980 年，国务院批准卫生部《关于允许个体开业行医问题的请示报告》，提出"在目前条件下要允许医生个体开业，以补充国家和集体的不足"。报告对个体医生开业的条件、任务、收费等有关问题也提出了原则意见，要求各省、市、自治区卫生厅局根据报告精神和国家现行政策，结合各地实际情况制定具体的管理办法。② 此后，为进一步加强医疗卫生服务结构的管理改革，卫生部又制定下发了诸多政策文件。根据这些政策文件的要求，全国一些医疗卫生机构开始尝试内部管理改革，使其医疗卫生服务的工作效率、经济管理效益和医疗卫生服务质量都有明显提高。

为进一步推进医疗卫生机构管理体制改革，1983 年，卫生部在召开的全国卫生厅局长会议上重点研究如何进行医疗卫生机构改革，推动新时期医疗事业发展问题。会议就发展多种所有制医疗卫生结构、允许和支持个体开业行医、改革集体医疗卫生机构管理体制，以及医疗卫生机构收费制度等方面的改革问题进行了探讨，进一步明确了医疗卫生体制改革的方向和路径。这次会议强调，必须改变国家"独家办"的办法，在国家投入有限资金的情况下，发展医疗事业要依靠集体和人民群众的力量，提倡以"国家投资一点，地方集资一点，医疗卫生机构自筹一点"的"三个一点"的办法发展医疗事业。③ 1984 年，中国经济体制改革由农村到城市全面展开，根据中共十二届三中全会关于经济体制改革决定的精神，党和政府进一步加大医疗卫生领域的改革力度。1985 年，卫生部提交的《关于卫生工作改革若

---

① 张怡民：《中国卫生五十年历程》，中医古籍出版社 1999 年版。

② 当代中国卫生事业大事记编写组：《当代中国卫生事业大事记（1949 年—1990 年）》，人民卫生出版社 1993 年版。

③ 张怡民：《中国卫生五十年历程》，中医古籍出版社 1999 年版。

干政策问题的报告》经国务院批转正式下发。报告比较全面地提出了新时期中国医疗卫生各项改革的基本政策方向,指出为加快新时期医疗事业改革发展的步伐,在中央和地方都要逐步增加卫生经费和投资的基础上,必须进行医疗卫生管理体制改革。为此,医疗卫生改革要简政放权,通过多方集资开拓医疗事业发展的路子,努力把医疗卫生工作搞活。报告提出的具体改革政策措施主要有以下几个方面。

第一,全民所有制医疗卫生机构要实行中央、地方及其部门同时创办的方针。特别是在"分灶吃饭"的财政分配体制下,地方各级政府主要负责本行政辖区内的医疗事业发展投入,中央政府要求各级人民政府要积极发展和建设医疗卫生机构,同时引导有条件的各大企业单位、部门等创办医疗卫生机构并可以向社会开展医疗卫生服务。

第二,改革全民所有制医疗卫生机构的内部管理体制机制,扩大其经营自主权,提出要积极创造条件在各级医疗卫生机构推行院、所、站长负责制和任期制,各院、所、站长享有一定的自主管理权,可依据本单位规章制度对其职工进行奖惩、解聘和辞退等。除大修理和大型设备购置由政府财政补助外,国家对医院实行定额包干制,其他非全民所有制医疗卫生机构实行预算包干的办法。对于医疗卫生机构内部要实行责、权、利相结合的集体多种管理责任制。

第三,要积极发展集体医疗卫生机构,让其在人事、财务和经营管理等方面有充分的自我管理权,对集体的财产不得随意平调或侵犯。

第四,要积极组织和支持经过考核、合乎条件的闲散医疗人员及离退休医务人员开业行医、坐堂看病。

第五,改革医疗收费制度,适当提高医疗收费标准。[①]

为了更好地推动和引导各地医疗卫生体制改革的进行,防止和纠正可能出现的改革政策执行的偏差,1985 年,卫生部又下发了《关于开展卫生改革中需要划清的几条政策界限》,从十个方面进一步明确了医疗卫生服务体制改革的政策界限。这样,从 1985 年起,中国医疗卫生服务体制改革开始由点到面逐步全面展开,医疗卫生机构普遍实行了多种形式的承包责任制、院长负责制及目标管理责任制,一些医疗卫生服务机构在其组织内部也相继建立健全了岗位绩效考核激励责任制,有力地调动了广大医疗卫生

121

---

① 中共中央党校理论研究室:《历史的丰碑:中华人民共和国国史全鉴》(卫生卷),中央文献出版社 2004 年版。

工作人员的积极性和创造性。同时,这一"放权让利"的改革促使医疗卫生机构从原来单一的向国家"等、靠、要"开始转为多层次、多渠道办医,医疗卫生服务也由计划经济体制下的被动服务转为向群众主动服务,人民群众得到的医疗卫生服务的数量增多了,项目内容丰富了,到 20 世纪 80 年代末中国城市中"看病难、住院难"的状况明显缓解。①

  同时,随着各级医疗卫生机构在改革中发展规模不断壮大,如何加强对各级医疗卫生机构的系统管理,引导区域医疗卫生资源适度发展与合理配置,以及更好地促进各级医疗卫生机构内部的科学管理等问题也随之突显。对此,从 1987 年下半年开始,卫生部医改司经过反复酝酿、研究、讨论后,认为有必要对中国的各级各类医院实行分级管理,制定统一的医院评审制度。② 经过反复征求社会各方面的意见和选择医院试点,1989 年,卫生部正式公布了《医院分级管理办法(试行)》和《综合医院分级管理标准(试行草案)》,决定对全国各级各类医院等医疗卫生服务机构实行分级管理,建立健全科学规范的医院评审标准和评审制度。《医院分级管理办法(试行)》根据医院的功能、任务、设施条件、技术建设、医疗服务质量和科学管理的综合水平等将医院分为三个等级:一级医院是指基层医院、卫生院,它们直接向特定的社区居民提供最基本的医疗卫生服务;二级医院是指地区性医院,它们主要向多个社区居民提供医疗卫生服务并承担一定教学、科研任务;三级医院指的是地域性医院,它们可以在区域内提供专门性高水平的医疗卫生服务并从事高等教育、科研工作。另外,各级医院经过卫生行政管理部门组织评审后确定为甲、乙、丙三个等级和 10 等次。③ 此后,卫生部又制定和下发了《关于实施"医院分级管理办法(试行)"的通知》,依据该通知的精神,新时期中国医院实行分级管理的实质就是要按照现代医院管理的理念,整合医疗卫生服务资源,提高医疗卫生服务机构间的协调和配合,以有限的医疗卫生资源最大限度地满足于人民对健康服务的需求。推行医院分级管理与医院评审制度是医院管理体制的一项重大改革,随着这一新体制的实行,标志着中国的医院建设和医院管理已开始步入了一个新的阶段。④

---

  ① 彭瑞骢、蔡仁华、周采铭:《中国改革全书(1978—1991):医疗卫生体制改革卷》,大连出版社 1992 年版。

  ② 张自宽:《论医改导向:不能走全面推向市场之路》,中国协和医科大学出版社 2006 年版。

  ③ 《医院分级管理办法(试行)》,http://www.law-lib.com/law/law_view.asp? id=6145。

  ④ 张自宽:《论医改导向:不能走全面推向市场之路》,中国协和医科大学出版社 2006 年版。

三、探索城镇职工医保制度改革

作为新中国社会保障体系中的一个重要组成部分,中国城镇职工公费医疗和劳保医疗制度的建立有其历史的必然性,它们在中国计划经济体制条件下所发挥的社会效益也值得充分肯定。但是,这两大城镇职工医疗保障制度在实践中持续存在的医疗资源浪费、医疗费用严重超支的问题一直为社会大众所诟病。在整个计划经济体制时期,党和政府也曾对城镇公费医疗和劳保医疗制度进行了多次非制度性的政策微调,但收效甚微。十年"文革"期间,中国城镇公费医疗和劳保医疗制度受到政治动乱的冲击,一度陷于混乱和停滞。

党的十一届三中全会后,中国城镇公费医疗和劳保医疗制度得到恢复和发展,但是,两大医疗保障制度本身的弊病及管理不善造成的严重浪费、超支问题在 1978 年经济体制改革以后更为突出,公费医疗和劳保医疗费用的飞速增长格外引人注目。据统计,1979—1985 年,中国公费医疗经费年均增长 17.9%,而同一期间中国财政支出年均增长只有 8%;1985—1989 年,中国公费医疗经费年均增长达到 25.3%,而同期财政支出年均增长只有 10.6%。企业劳保医疗费用的增速与公费医疗经费增速大体相当。[1] 以安徽省的公费医疗开支情况为例,从 1978 年起安徽人均公费医疗费定额为 30 元,实际年人均支出为 34.19 元,超过年人均公费医疗定额的 13.97%。1978—1985 年,每年实际所用的公费医疗费用都超过较大的定额比例。其中,1985 年人均公费医疗费为 54.25 元,超过年均公费医疗定额高达 80.83%(见表 3-1)。[2] 由于两大医疗保障实际费用增长过快,国家规定的职工医疗定额或按工资总额所提取的比例不能满足需求,行政事业单位就不得不挪用其他费用,企业则不得不加大提取比例,一些企业职工医疗费占工资总额的提取比例由国家规定的 5.5% 提高到 9%,不少企业提取的职工福利费全部用于医疗都不够,还要挤占其他费用。[3] 如此下去,国家和企业将难以承受如此之重,中国城镇医疗保障制度必须进行根本性的制度改革。

---

[1] 葛延风、贡森,等:《中国医改:问题·根源·出路》,中国发展出版社 2007 年版。

[2] 尹力、任明辉:《医疗保障体制改革:一场涉及生老病死的变革》,广东经济出版社 1999 年版。

[3] 尹力、任明辉:《医疗保障体制改革:一场涉及生老病死的变革》,广东经济出版社 1999 年版。

表 3-1　1978—1985 年安徽省年人均支出公费医疗统计表

年份	年人均支出公费医疗费/元	超过年人均公费医疗定额
1978	34.19	13.97％
1979	36.15	21.17％
1980	41.60	38.67％
1981	38.61	28.7％
1982	41.97	39.9％
1983	45.36	51.2％
1984	48.83	62.77％
1985	54.25	80.83％

（数据来源：《安徽卫生志》，黄山书社出版社 1993 年版。）

随着中国经济体制改革不断推进，中国经济体制环境发生了深刻变化，城镇医疗保障制度也难以适应新的经济社会发展形势，一方面，经济体制的市场化改革把国营企业逐渐推向市场，企业越来越成为相对独立自主的经营主体，原本由企业包揽的福利制度成为企业改革和发展的重负与羁绊[1]，改变计划经济体制条件下单纯由企业、单位办福利的制度已迫在眉睫。另一方面，市场化经济体制改革也逐渐催生了多种所有制经济成分并存发展的格局，传统的两大城镇医疗保障制度已难以包容城镇日益多元化的医疗保障需求，因此，从根本上改革传统城镇医疗保障制度，探索和建构新的城镇职工医疗保障制度也是适应整个经济体制改革和社会发展的内在要求。

从 20 世纪 80 年代初开始，党和政府着手研究和探讨城镇公费医疗制度的管理与改革问题。1982 年，在国务院召开的常务会议上提出了对公费医疗和劳保医疗分别研究提出改进办法的要求。一些企业和地方在经济体制改革的背景下开始对计划经济体制下的城镇公费医疗制度进行了大胆的改革探索。

在劳保医疗方面，一些国营企业开始采用企业管理的模式对劳保医疗支出费用尝试采用定额包干的制度（企业将医疗费用定额发给单位职工本人，节约归己，超支自理），还有的国营企业完全将职工医疗费用直接拨付给企业医院或职工定点医院，由医疗卫生服务机构负责经费使用管理。这实际是一种先期预付制度,在一定程度上可以加强医疗卫生服务机构在提供医疗服务时的经济责任,引导医疗卫生服务机构合理用药、减少浪费,达到控制医疗费用过快增长的目的。在公费医疗方面,各地方政府对公费医疗制度的初步改革也基本模仿和参照了企业劳保医疗改革的做法,通过加强医疗卫生服务和费用管理,使医疗费用与个人利益挂钩,强化对医疗卫生服务机构的约束等来遏制公费医疗的过度增长。总的来说,上述这些初步性的改革探索虽取得一定成效,但还没有从根本上解决公费医疗和劳保医疗制度的弊端。基于各地城镇公费医疗改革探索的初步经验和教训,1984年,卫生部、财政部联合下发了通知,指出公费医疗制度的改革势在必行,在保证看好病、不浪费的前提下,各种改革办法都可以实验,在具体管理办法上,可以考虑与享受单位、医疗单位或个人适当挂钩。此后,医疗费用与个人利益挂钩的办法逐步在全国推广。

在公费医疗管理方面,卫生部也多次召开会议制定相关政策文件以强化对公费医疗的管理。1987年,卫生部联同财政部召开公费医疗管理工作经验交流会,重点研究讨论公费医疗的管理问题。1988年,卫生部、财政部首次组织以大区为单位的全国性公费医疗联审互查工作。1989年,卫生部制定下发了公费医疗管理办法,进一步明确了享受公费医疗待遇和公费医疗开支的范围,对公费医疗管理、公费医疗管理机构及其职责、公费医疗经费预算的管理、公费医疗工作的监督检查,以及公费医疗工作的考核奖惩等方面都作出了非常具体、明确的要求和规定。从1988年到1990年,卫生部、财政部还连续三年对医院管理公费医疗经费成绩显著的省市进行奖励,推动医院加强公费医疗的约束管理。各地公费医疗管理机构为了促进公费医疗管理经常化、制度化和正规化,建立了相应的会议制度、奖惩制度及岗位责任制度,同时辅以处方限额、超量报批、专人审核、违纪处罚等规定。

1988年,国务院指示成立了由卫生部牵头,劳动部、财政部、国家体改委、全国总工会等部门参加的医疗制度改革研讨小组,下设办公室,开展日常工作,专门探讨劳保和公费医疗制度的改革问题。在深入调查和广泛论证的基础上,同年7月,该研讨小组起草了《职工医疗保险制度改革设想(草案)》,提出中国城镇职工医疗保障制度的改革方向是逐步建立起适应中国国情,费用由国家、单位、个人合理担负,社会化程度较高的多形式、多层次的职工医疗保险制度。据此,医改研讨小组设计并提出了改革试点方案,其基本内容是:建立职工医疗保险基金,由国家、单位、个人共同筹集,原则上按工资总额的比例筹集,将暗补改为明补。同时,职工看病时少量负担医药费,增设专门的医疗保险管理机构。1989年,国务院提出,要加快社会保险制度的改革,在继续完善全民所有制单位职工养老保险统筹办法的同时,选择少数城市进行职工交纳部分保险费、个体户和农民主要由个人交纳保险费的养老保险制度改革试点,选择在丹东、四平、黄石、株洲进行医疗保险制度改革试点。作为医疗保险制度改革的试点城市之一,四平市于1990年4月1日起在全市205个机关、事业单位1.9万名职工中进行了公费医疗制度改革,全面实行公费医疗费用与个人负担适当挂钩,尝试推行职工大病医疗费用的社会统筹办法。另外三个试点城市也进行了类似的改革尝试,其他各地也对公费医疗和劳保医疗制度进行了多种形式的改革探索。

第三节　传统合作医疗的发展困境

一、农村合作医疗大面积解体

"文革"期间,中国农村合作医疗制度得到了广泛的推广和普及,农村合作医疗制度与人民公社生产大队的保健站以及数量庞大的赤脚医生队伍成为中国计划经济体制时期农村初级卫生保健的三大支柱和解决中国农村缺医少药问题的三大法宝。可以说,这是党和政府在计划经济体制时期发展农村医疗事业中所取得的重大历史成就,得到了世界卫生组织和世界银行的高度肯定,中国农村合作医疗因此也享有第一次"卫生革命"之誉。

然而,农村合作医疗制度毕竟在很大程度上是由中国计划经济体制条件下农村的社会经济基础及其经济体制条件所决定的。党的十一届三中全会后,随着中国总体宏观经济体制改革的进行,农村合作医疗制度所赖以存在的政治、经济、社会和意识形态基础都发生了根本性变化。在此情势下,"文革"期间曾广泛覆盖中国农村的传统合作医疗开始出现迅速瓦解的局面。

"文革"结束后,尽管党和政府把农村合作医疗制度写入宪法之中,力图进一步引导巩固农村合作医疗的发展,但是作用并不明显。实际上,农村合作医疗制度在 1978 年改革开放后即开始出现了裂缝。① 1978 年 6 月,中共中央转发了《关于认真落实党的政策,努力减轻农民不合理负担的报告》,这是"文革"结束后党和政府第一份明确要求减轻农民负担的政策文件,该文件要求发布后,在全国范围内迅速掀起了一轮为农民减负的热潮。受此文件精神的影响,一些地方发生了错把办农村合作医疗视作为"一平二调""穷吃富",是增加农民负担的"乱摊派"而一概予以取缔的情况,结果导致农村合作医疗数量的减少。但是,即便如此,当时几乎也没有人能够预见到农村合作医疗制度将会在全国大范围地走向解体。伴随着中国农村普遍推行家庭联产承包责任制,农村合作医疗所赖以依存的集体经济基础式微,导致全国农村合作医疗的数量从 20 世纪 80 年代开始迅速减少,特别是 1983 年,农村人民公社经济管理体制被正式废除后,各地农村合作医疗制度的运转更是举步维艰,随即更是出现了大面积的解体。据统计,20 世纪 70 年代末参加合作医疗的农民群众在农村曾占人口的 90%以上,到 1985 年锐减到 5.4%,1986 年仅占农村人口的 9.4%。到 1989 年农村实行合作医疗的行政村只占全国行政村总数的 4.8%(见图 3-1)。②

20 世纪 80 年代以后,中国农村合作医疗制度为什么会出现大面积解

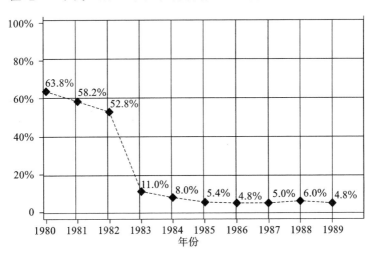

图 3-1　1980—1989 年我国农村合作医疗覆盖率

(数据来源:《国际医药卫生导报》2002 年第 6 期。)

① 王绍光:《学习机制与适应能力:中国农村合作医疗体制变迁的启示》,《中国社会科学》2008 年第 6 期。

② 蔡仁华:《中国医疗保障制度改革实用全书》,中国人事出版社 1997 年版。

体？归其原因可以说是多方面的，既往的研究者已给予了较多的分析。综合已有的研究观点，笔者认为主要有如下几个方面的原因。

首先，农村改革后家庭联产承包责任制取代集体经济所有制是导致合作医疗制度迅速解体的最重要原因。传统合作医疗制度的产生和发展是建立在农村集体经济基础之上的，农村合作医疗的日常组织运转也有赖于集体经济组织的统一管理与协调。但是，党的十一届三中全会后，中国农村很快进行了以家庭联产承包制为主要形式的经济体制改革，家庭重新成为农业生产的基本经营单位，在集体经济管理组织逐渐解体的情况下，特别是在人民公社管理体制正式废除后，以集体经济基础为根本依托的合作医疗很快失去了主要的筹资来源，乡村集体管理组织对农民的统一组织协调能力也日益弱化。在此形势下，原来以集体经济为基础的农村合作医疗的举办形式、资金筹措方式以及医疗报销比例、农民合作程度等都遭遇到了极大的冲击，导致农村集体合作医疗制度走向解体。

其次，中国农村合作医疗制度虽是农民群众在集体经济基础条件下自发合作的产物，但从其不断发展的历程来看离不开党和政府由上到下的大力引导和支持。"文革"期间，中国农村合作医疗制度达到鼎盛和普及恰恰是党和政府以政治动员的方式自上而下强势推动的结果。由于整个"文革"期间全国充斥着一种极左的政治氛围，农村合作医疗在大发展的过程中也出现了不顾客观条件约束而采取形式主义、强迫命令、浮夸风等发展合作医疗的极左现象。但是，合作医疗绝不是"文革"中"左"的思想路线的产物。[①] 然而，20世纪80年代初在整个社会主流思想意识形态还存在全力否定"文革"的舆论氛围，地方上还有不少农村干部和卫生部门负责同志对创办合作医疗存有一种政治偏见，有的甚至把合作医疗当作是"文革"的产物，迫于政治的敏感性及中国农村社会经济改革环境的变化，他们在是否举办农村合作医疗问题上还持有怀疑甚至是完全否认的态度，进而导致农村合作医疗缺乏有力的干部支持而进一步走向衰落。[②]

最后，农村合作医疗的迅速解体也是自身缺乏制度可持续性的必然结果。[③] 在计划经济时期，中国农村合作医疗制度的广泛普及是靠自上而下

① 张自宽：《亲历农村卫生六十年——张自宽农村卫生文选》，中国协和医科大学出版社2011年版。

② 张自宽：《亲历农村卫生六十年——张自宽农村卫生文选》，中国协和医科大学出版社2011年版。

③ 朱玲：《政府与农村基本医疗保健保障制度选择》，《中国社会科学》2000年第4期。

的行政动员命令得以实现的,各地在创办农村合作医疗的过程中实际上在农村合作医疗的资金筹措、管理、使用及医疗费用报销等环节都没有形成一套成熟的经验和有效的管理制度。由于制度不完善、管理混乱,缺乏必要的群众监督机制,出现了一系列道德风险问题,特别是"村干部吃好药、普通群众吃草药"的不公平情况比较突出,更是挫伤了参合农民的感情,使他们失去了对农村合作医疗制度的信心,一定程度上影响了农民参加农村合作医疗的积极性。改革开放后,在农村变化了的经济体制环境下,农村合作医疗制度基础变得更加脆弱,农村合作医疗制度本身的缺陷和问题更加突显,并且由于农村合作医疗制度的社会化规模程度低、应对疾病的风险能力差等原因,导致不少农民主动参合意愿不高。

农村合作医疗的大面积解体导致与其制度相契合的农村赤脚医生队伍也发生了显著变化。农村合作医疗组织解体后,许多行政村的卫生站承包或直接卖给乡村个体医生或原来生产队的赤脚医生,有些赤脚医生在农村新的经济体制环境下开始弃医转而从事其他工作。1976 年,中国农村赤脚医生队伍的人数为 1802093 人,到 1984 年减至 1251204 人。① 这期间,党和政府在新的农村经济体制环境下也对赤脚医生队伍进行了整顿和培训,通过轮训和考核的方式提高农村赤脚医生医疗技术水平。为了稳定农村赤脚医生队伍,1981 年,国务院批转了卫生部《关于合理解决赤脚医生补助问题的报告》,报告中规定:对于那些相当于中专文化水平的农村赤脚医生,进行相关考试合格后统一发给乡村医生证书,原则上给予相当于当地民办教师的待遇。② 由此,农村赤脚医生的待遇得以提高。1985 年,全国卫生厅局长会议在北京召开,在这次会议上卫生部决定不再使用赤脚医生这个称谓,以后在农村凡经过考试、考核能达到相当于医士水平都统一改称为"乡村医生",达不到医士水平的改称为乡村卫生员。③ 这样,"赤脚医生"这一名称正式被取消,"赤脚医生"的身份被乡村医生的职业身份所代替。

二、党和政府恢复合作医疗的初步努力

20 世纪 80 年代以后,随着中国农村合作医疗制度的大面积瓦解,绝大

① 参见《建国四十年全国卫生统计资料(1949—1988)》,中华人民共和国卫生部 1989 年编印。

② 当代中国卫生事业大事记编写组:《当代中国卫生事业大事记(1949 年—1990 年)》,人民卫生出版社 1993 年版。

③ 当代中国卫生事业大事记编写组:《当代中国卫生事业大事记(1949 年—1990 年)》,人民卫生出版社 1993 年版。

多数农民失去了基本的医疗卫生保障，又重新陷入自费医疗的境况。由于城乡医疗卫生服务市场化改革不断吸引医疗卫生服务资源向城镇集中，加之城乡医疗卫生服务价格开始不断提高，导致绝大多数农民对医疗卫生服务的可得性日益变得困难，因而农民因病致贫、因病返贫的现象在广大农村地区开始显现。1983年，世界银行的专家组在中国四川和山东两省进行调研考察，随后在其考察报告中指出：在20世纪80年代中国广大农村实行家庭联产承包责任制后，农村合作医疗开始纷纷瓦解，导致相当多的农村居民失去了合作医疗的保障，广大农民在患病就医时不得不自己承担全部医疗费用。特别是，这种情况产生了两大不良后果：第一，缺乏风险共担的农村合作医疗保障使得农民无力应对所面临的各种病灾；第二，合作医疗的瓦解也使得农村公共卫生预防出现困难，导致各种寄生虫病和传染病的回升。[①]

农村合作医疗大面积解体后，农村医疗卫生问题也很快引起了党和政府及其卫生部门的重视。从20世纪80年代中期开始，党和政府及医疗卫生部门的领导、专家等针对经济体制改革环境下如何发展农村医疗事业展开了广泛讨论。有些人主张在农村新的经济体制环境下，农村医疗费用筹资问题要走发展农村医疗保险的道路；而另有些人主张在新的农村经济体制改革背景下要继续巩固和发展中国独创的合作医疗制度。[②] 1989年，卫生部提出要根据各地农村的实际情况和农民的意愿改革农村医疗保健制度，既可以进行农村合作医疗也可以探索其他医疗保险办法。根据学者王绍光的研究，事实上，当时国家卫生部的领导更倾向于在农村推行新的健康医疗保险制度模式，1985年卫生部就与美国兰德公司合作在四川的眉山、简阳两县的3个乡镇26个村进行农村健康医疗保险试验。但是，这种试图通过鼓励农民自费参加医疗保险的模式在探索实践中并没有达到预想的效果，也更难以实现中国政府向世界卫生组织所作出的庄严承诺。20世纪70年代，世界卫生组织提出了"2000年人人享有卫生保健"的卫生发展战略目标，中国政府在1986年正式向世界卫生组织承诺实现这一目标；1988年，中国政府又承诺到2000年全面落实农村初级卫生保健工作。1990年，卫生部确定了到2000年在四类经济社会发展程度不同的农村地区所应实现的最低限的医疗卫生发展指标（见表3-2）。在此背景下，从20

---

① 张怡民：《中国卫生五十年历程》，中医古籍出版社1999年版。
② 周寿祺：《合作医疗与健康保险的比较——兼论农村医疗保健制度改革的基本策略》，《中国卫生经济》1988年第2期。

世纪 90 年代初开始,党和政府逐渐把恢复和健全农村集资医疗保健制度作为实现农村"2000 年人人享有卫生保健"和解决农民看病就医问题的基本保障,卫生部门及医疗卫生研究机构对恢复和发展合作医疗制度的呼声也开始显著增多。1991 年,国务院批转了卫生部等多部委联合提交的《关于改革和加强农村医疗卫生工作的请示》,指出由于诸多原因农村医疗事业不但没有得到发展反而有所削弱,城乡医疗卫生发展差距进一步扩大。鉴于这种情况,请示中明确提出要巩固发展农村三级医疗预防保健网,完善农村卫生服务体系。同时,请示中对农村合作医疗制度给予充分肯定,提出要因地制宜、稳步推行合作医疗保健制度,禁止各部门、各单位挪用农民的合作医疗保健费用,从而为实现中国农村"2000 年人人享有卫生保健"的目标提供基本制度保障。

表 3-2　中国农村实现"2000 年人人享有卫生保健"规划目标

初级卫生保健		不同经济地区最低限标准			
		贫困	温饱	宽裕	小康
1	把初级卫生保健纳入县、乡、村(镇)政府工作目标和当地社会经济发展规划/(%)	100	100	100	100
2	县、乡(镇)政府年度卫生事业拨款占两级财政支出的比例/(%)①	8	8	8	8
3	健康教育普及率/(%)	50	65	80	90
4	A.行政村卫生室覆盖率/(%)	90	95	100	100
	B.甲级卫生室占村卫生室比例/(%)	30	50	70	90
5	集资医疗保障覆盖率/(%)	50	50	60	60
6	"安全卫生水"普及率/(%)	60	70	80	90
7	"卫生厕所普及率"/(%)	35	45	70	80
8	食品卫生合格率/(%)	80	80	85	85
9	婴儿死亡率每 5 年递降百分比/(%)	20	15	8	5
10	孕产妇死亡率每 5 年递降百分比/(%)	30	25	20	15
11	儿童"四苗"单苗接种率/(%)	85	85	90	95
12	法定报告传染病发病率每 5 年递降百分比/(%)	15	15	10	10

续表

初级卫生保健	不同经济地区最低限标准			
	贫困	温饱	宽裕	小康
13　地方病病区特定指标②：地方病患病率每5年递降百分比/（%）	10	10	5	5

注：①根据中国现行财政体制，该项指标由各级地方政府审定；②为地方病病区"2000年人人享有卫生保健"规划目标的必列指标，其他地区不作要求。

（资料来源：中华人民共和国卫生部《中国农村实现"2000年人人享有卫生保健"的规划目标（试行）》，1990年3月15日，http://www.chinalawedu.com/falvfagui/fg22598/181664.shtml。）

　　为了支持农村合作医疗的恢复工作，中央财政还在1991年和1992年分别拨付2000万元和7500万元专项资金用以支持各地合作医疗的恢复工作。[1] 各地方政府增加地方财政专项经费用以修复农村合作医疗组织。据统计，1991年和1992年，全国有28个省、市地方财政总计投入合作医疗专项资金25亿元用以支持农村合作医疗的恢复发展。[2] 在中央政府和地方各级政府的共同努力下，中国农村合作医疗有了初步的恢复，合作医疗覆盖率从1989年的4.9%升至1991年的8.8%，1992年升至11.6%，初步扭转了农村合作医疗持续下滑的局面。[3]

第四节　医疗体制改革的绩效与问题

　　在中国经济体制改革转型的推动下，党和政府对医疗服务和医疗保障体制进行了初步的改革探索。医疗卫生体制的改革有力地推动了中国医疗事业的快速发展，相关领域的政策变革也取得了较为显著的成效。但不可否认，由于医疗事业改革问题的复杂性和渐进性，这一时期中国医疗事业在体制改革发展中也日趋显现出一些新的矛盾和问题。

一、医疗体制初步改革的绩效

　　从1978年到1992年，在经济社会持续快速发展以及中国医疗卫生体制不断改革探索的推动下，中国医疗事业得到了快速发展，主要表现在以

[1] 王绍光：《学习机制与适应能力：中国农村合作医疗体制变迁的启示》，《中国社会科学》2008年第6期。
[2] 肖爱树：《农村医疗卫生事业的发展》，江苏大学出版社2010年版。
[3] 曹普：《新中国农村合作医疗史》，福建人民出版社2014年版。

下几个方面。

第一,中国医疗卫生服务资源总量显著增加。改革开放之初,中国总体医疗卫生资源严重不足,医疗卫生资源供给与人民群众日益增长的医疗卫生服务需求之间的矛盾比较突出。但自 20 世纪 80 年代以来,随着党和政府对医疗卫生体制进行"放权让利"的改革,中国医疗卫生资源不足的状况得到迅速改变,医疗卫生资源总量得以持续增加。据卫生部的数据统计,1975 年中国医疗卫生机构总数为 151733 个,1985 年就快速增加到 200866 个,到 1990 年全国医疗卫生机构数已达 208734 个。[①] 其中,从 1985 年到 1990 年的五年间新增医疗卫生机构 7869 所,县级以上医院、卫生防疫站和妇幼保健所(站)都增长较快,同时各类医院的医疗装备水平都有了明显提高。全国有医疗点的村数 1990 年比 1985 年增加了 3.6 万个。[②] 在医疗卫生人员队伍发展方面,1992 年全国专业医疗卫生人员已发展到 5140246 人,比 1978 年增加了 2034674 人,其中卫生技术人员增加了 1610055 人,平均每千人口的卫生技术人员数由 1978 年的 2.57 人增长到 1990 年的 3.45 人,平均每千人口的医生数由 1975 年的 0.95 人增长到 1990 年的 1.56 人。其中,在广大农村地区,1992 年乡村医生和卫生人员总数达到 1269061 人,其中乡村医生 816557 人,比 1985 年增加了 173535 人。[③] 这样,中国医疗卫生资源总量的不断增加无疑为满足城乡人民群众日益增长的医疗卫生服务需求提供了基本条件。

第二,初步形成了以公有制为主体、多种所有制形式并存发展的办医格局。改革开放前,中国的医疗事业主要由国家和政府包办,医疗卫生的所有制结构比较单一,全民所有制和集体所有制医疗卫生机构占绝对主导,个体医疗或私营联合诊所等非公有制医疗卫生机构的发展一度受到压制,特别是"文革"期间,各种非公有制的医疗卫生机构更是几乎绝迹。改革开放以后,党和政府及时反思和总结了中国医疗事业发展的历史经验教训。1980 年以后,党和政府通过对中国医疗卫生所有制体制的"放权让利"改革,大力发展集体医疗卫生机构,允许和支持城乡个体私人开业行医。由于党和政府采取了一系列有力的政策措施,到 1984 年初,中国城乡出现

---

① 中华人民共和国卫生部:《中国卫生统计年鉴(2004)》,中国协和医科大学出版社 2004 年版。

② 《中国卫生年鉴》编辑委员会:《中国卫生年鉴(1992)》,人民卫生出版社 1992 年版。

③ 中华人民共和国卫生部:《中国卫生统计年鉴(2004)》,中国协和医科大学出版社 2004 年版。

了国家、集体、个体三种办医形式并存的格局，全国个体开业医生也逐年增长，由 1981 年的 1.8 万人增至 1985 年的 11.7 万人，1989 年增至 16.6 万人[①]，成为为广大城乡人民群众提供各种医疗服务的重要补充力量。到 20 世纪 90 年代初，中国已经初步建立起了符合中国卫生发展国情要求的以公有制医疗机构为主体、集体或个体等多种办医形式为补充的多元化医疗卫生所有制格局。在医疗卫生机构的所有制构成结构中，集体所有制、私人开业和其他形式的医疗卫生组织都有了比较大的发展，在整个医疗卫生资源总量中，各种非全民所有制的医疗卫生资源都有了比较显著的增加。据相关研究统计，到 1990 年中国集体所有制医疗卫生机构已达 44316 家，占医疗卫生机构总数的 21.23％，私人开业的医疗卫生机构有 110 家，占 0.05％，其他形式的医疗卫生机构共有 441 家，占医疗卫生机构总数的 0.21％。

第三，医疗卫生服务明显改善，医疗卫生服务成绩显著。中国经济体制改革之后，由于经济和社会发展、人民生活水平的不断提高以及疾病谱的变化，人民群众对医疗卫生服务的需求显著增加。相比之下，中国医疗卫生服务供给能力却难以满足人民群众日益增加的医疗卫生服务需求，城市"看病难、治疗难、住院难"成为突出的社会问题之一。20 世纪 80 年代以后，伴随中国医疗卫生服务体制"放权让利"的改革以及多种所有制办医结构的逐步形成，中国医疗卫生服务资源显著增加，各医疗卫生组织机构的竞争机制和医疗服务能力都有显著增强。因此，到 20 世纪 80 年代末和 90 年代初，中国总体医疗卫生服务状况得到明显改善，医疗卫生机构防病治病成绩显著。据统计，1990 年，全国各级医院总计诊疗人次达到 25 亿多人，比 1985 年增加了 1.2 亿人次，其中门诊/急诊病人增加了 3.38 亿人次；1990 年全国病人住院人数为 5092 万人次，比 1985 年增加了 17.6％。[②] 从 1984 年到 1988 年，中国城市医院诊疗人次数和病床使用日分别增长了 10.3％和 43.6％，县级医院分别增长了 2.9％和 18.6％；城乡群众应住院治疗而又因为没有病床而不能及时住院的患者已从 1984 年的 64.9％下降到 1988 年的 4.6％。[③] 这样，中国改革开放之初所出现的人民群众"看病难、治疗难、住院难"的医疗问题到 80 年代末已基本得到缓解。

---

① 彭瑞骢、蔡仁华、周采铭：《中国改革全书（1978—1991）：医疗卫生体制改革卷》，大连出版社 1992 年版。

② 《中国卫生年鉴》编辑委员会：《中国卫生年鉴（1992）》，人民卫生出版社 1992 年版。

③ 傅兴治：《10 年卫生改革与发展》，《中国农村卫生事业管理》1990 年第 9 期。

此外,在公共卫生的疾病预防方面,随着各级公共卫生防疫机构的发展及卫生防疫能力的增强,中国总体传染病发病率继续下降,1990年全国白喉、百日咳、麻疹三种传染病的发病人数分别相当于1985年的三种病的1/5—1/6。① 总体上,各类传染病的致死率已降至历史最低水平。

二、医疗体制改革中矛盾和问题

从1978年到1992年,中国医疗事业的改革取得了比较显著的成效,但是也出现了一些新的情况和问题,突出表现在以下几个方面。

第一,城乡之间医疗事业发展差距开始显著拉大。

改革开放之初,中国医疗卫生面临的突出问题是城市居民"看病难、治疗难、住院难"的问题,为此党和政府着力加强城市医疗卫生工作,有限的医疗卫生财政投入也自然重点向城市倾斜。同时,80年代后,随着以"放权让利"为主导方向的医疗卫生体制改革的进行,各医疗卫生服务机构也逐渐成为相对自主发展的主体,它们在注重社会效益的同时,也越来越强调经济核算和经济利益。在市场化改革所推动的城市比较收益优于农村的二元经济发展环境下,追求比较经济利益的医疗卫生服务机构也自然向城市聚拢。而相比较而言,80年代以后当农村合作医疗开始出现大面积解体后,农村医疗卫生资源却日益减少,部分乡村医生另改它行,而一些有技术、有能力的乡村医生则被城乡收入差距的比较利益吸引到城镇中去重新开业行医,导致乡村医疗卫生资源日益减少。虽然90年代前后,党和政府面对日益严峻的农村医疗事业发展形势试图重新恢复农村合作医疗,但总体收效甚微。事实上,改革开放以后中国城乡医疗事业发展差距逐步扩大,各种医疗卫生资源越来越向城市汇集,人口居多的广大农村地区所占的医疗卫生资源比重减少。

据统计,从1980年到1989年县及县以上的医疗卫生机构增加了3770个,而乡卫生院却减少了7893个;县及县以上医院病床增加了60.4万张,乡村卫生院减少了5.3万张,县及县以上城市千人中医院病床为4.22张,农村只有1.77张,千人口卫生人员城市为6.72人,农村为2.14人。卫生事业费中用于医疗的经费,城市由1980年的41.4%上升到1988年的51.9%,而同期用于农村的则从58.6%下降到48.1%,其中专项经费,农

---

① 《中国卫生年鉴》编辑委员会:《中国卫生年鉴(1992)》,人民卫生出版社1992年版。

村从 84.6％下降到 37.7％,城市从 15.1％上升到 62.1％。① 城乡之间越来越大的卫生资源配置的不均衡及医疗卫生投入上的显著差距也必然导致城乡居民在医疗卫生服务的可获得性以及健康状况等方面的差距日益扩大。

第二,政府医疗事业支出比重下降,"看病贵"问题开始显现。

改革开放前,中国医疗事业几乎都由国家和各级政府包办,实行自上而下的集中计划管理,医疗卫生机构的所有开支都来自政府的财政预算。② 改革开放以后,随着中国经济体制逐渐由计划向市场的转型,党和政府在医疗卫生服务领域进行了"放权让利"的改革,其主要的政策特点是"给政策不给财政支持钱",放手让医疗卫生服务机构通过承包制和院长负责制来激励医院加强自身经济管理,提高医疗服务的经济效益,以实现医疗卫生服务机构的"自负盈亏、自我发展"。

总的来说,国家在医疗卫生的改革方面就是要运用经济手段管理卫生事业,借用企业经营管理的模式来发展医疗事业。这样改革的结果就是在中国医疗卫生的总经费支出中政府投入部分所占的比重越来越小,社会和个人在医疗卫生服务中的支出比重逐年增多。这可以从相关的数据统计中看出,虽然从 1978 年到 1992 年间政府在医疗卫生的财政投入随经济社会发展而逐年增加,但从医疗卫生总费用构成的三方支出百分比来看,政府筹资在医疗卫生总费用中的比重却呈总体下降的态势。1978 年,政府在医疗卫生总费用的筹资比为 32.2％,到 1982 年还一度达到 38.9％的比例,但从 1986 年之后政府预算卫生支出比开始逐年下降,到 1990 年政府在医疗卫生筹资中的比例降至 25.1％,1992 年又降至 20.8％,而相比之下,个人在医疗卫生总费用的支出比却明显上升,1978 年为 20.4％,到1992 年增至 39.8％(见图 3-2)。

20 世纪 80 年代中期以后,政府在医疗事业费预算投入比例的大幅度下降,意味着国家在很大程度上推卸了医疗卫生服务方面的责任,而对于绝大多数国家公立医疗卫生机构而言,它们在面临政府财政预算补助投入力度越来越少的情况下,不得不通过各种医疗创收活动来实现自负盈亏和自我发展,其结果是各级公立医疗卫生服务机构的营利性动机突显,社会公益性的方向淡化,医院越来越通过增加购置高端的大型设备和增加医疗

① 彭瑞骢、蔡仁华、周采铭:《中国改革全书(1978—1991):医疗卫生体制改革卷》,大连出版社 1992 年版。

② 葛延风、贡森,等:《中国医改:问题·根源·出路》,中国发展出版社 2007 年版。

检查服务项目等市场化运作的方式来实现最大化的经济收益,而相应的医疗费用成本也逐渐加在患者个体身上,导致中国医疗卫生总费用中患者自付比快速上升。20世纪80年代末90年代初,群众反映的"看病贵"问题开始显现,看不起病和因病致贫的情况开始突出。

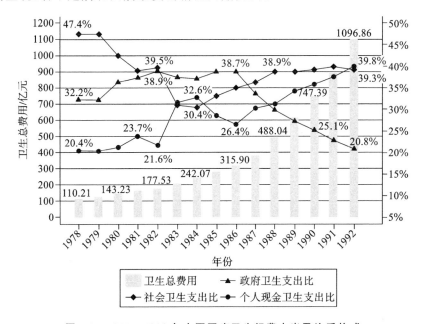

图3-2 1978—1992年中国医疗卫生经费支出及比重构成

(数据来源:《中国卫生统计年鉴》,中国协和医科大学出版社2004年版。)

第三,医疗卫生服务机构"重治疗、轻预防"的倾向突显。

在计划经济时期,新中国在比较贫弱的国民经济基础条件下始终坚持和贯彻"预防为主"的卫生工作方针,医疗卫生工作的着力点在于强调预防和初级卫生保健服务的建设,集中精力实施城乡公共卫生预防计划,这样新中国以发展具有"中国模式"的基层医疗卫生预防服务体系取得了令世界卫生组织高度赞誉的发展成就。然而,在改革开放以后的中国经济体制改革的转型期,中国的医疗事业发展明显地朝"轻预防、重治疗"的方向发展,而导致这一发展方向的原因是多方面的。

首先,20世纪70年代以后,中国居民的疾病谱和死因构成已发生了根本性变化,各种慢性疾病已取代传染病成为影响中国广大居民健康和导致死亡的重要原因。80年代出现的"看病难、治疗难、住院难"问题也可以说正是人们对治疗性服务急剧需求的显著体现。

其次,医疗卫生"放权让利"的市场化改革营造了医疗卫生机构"重治疗、轻预防"的制度环境氛围。20 世纪 80 年代推行"放权让利"的市场化趋向的改革后，各级医疗卫生服务机构越来越把追求经济效益作为生存发展的主要目标，医院部门管理中也越来越把医疗成本核算与医疗卫生服务的经济效益作为衡量医院科室和医务人员绩效的重要标准。在此制度环境氛围的激励下，各医疗卫生服务机构及其医疗卫生人员都力图把扩大医疗卫生服务作为实现其经济利益目标的主要途径。在这种情况下，各医院都尽力增加现代化的医疗设备、增加技术力量，医务人员都想多收病人、多治疗，从而增加医院收入。

最后，政府财政投入中用于公共卫生预防的比重减少。在医疗卫生领域，具有公共产品或准公共产品性质的预防免疫、传染病控制、妇幼保健等公共卫生服务存在市场失灵的问题，需要各级政府来提供。但是，在经济改革的转型期，各级政府把更多的资源用于推动经济发展，而向社会提供公共服务的目标越来越被淡化。虽然政府用于整个医疗事业中的财政经费在逐年增加，但其在整个医疗事业经费支出中的比重却在逐年减少，而在政府所投入的医疗事业费中用于公共卫生预防的费用比重也在逐年减少，实际上整个卫生费用的格局并没有完全支持"预防第一"和实现"人人健康"的目标。有研究统计，在政府用于医疗事业发展的财政投入中，公共卫生预防费用所占的比重从 1980 年的 16.17％下降到 1985 年的 14.97％，1989 年又下降到 14.83％，各基层防疫机构从政府财政所得到的经费基本上是人员经费，防治业务由于缺乏经费，很难开展。① 在这种情况下，各地一些本来主要进行公共预防工作的防疫机构也更多地转向了从事病后的诊疗服务，而越来越忽视公共卫生的预防工作。

---

① 彭瑞聪、蔡仁华、周采铭：《中国改革全书（1978—1991）：医疗卫生体制改革卷》，大连出版社 1992 年版。

第四章

深化医疗事业改革（1992—2002）

从 1992 年到 2002 年是中国全面建立社会主义市场经济体制时期。社会主义市场经济体制的建立和中国经济社会的迅速发展都为党和政府进一步深化医疗卫生体制改革创造了条件。总体来看，这一时期中国医疗事业改革发展加速走向市场化，党和政府在医疗事业发展中的筹资责任明显淡化，而过度市场化的改革发展也引发了不少矛盾和问题。

第一节　深化医疗卫生服务体系改革

一、加快医疗卫生服务体系市场化激励改革

20 世纪 80 年代在经济体制改革的推动下，党和政府充分参照企业改革的成功经验在医疗卫生服务领域初步进行了"放权让利"的改革，实行院长负责制及目标管理责任制，使各级医疗卫生机构有权决定本单位的经费开支、经济核算、仪器购置以及人员晋升晋级和考核奖惩等，由此各级医疗卫生服务机构日益成为一个"自我发展、自负盈亏"的经营主体。这种明显带有市场化激励导向的改革为党和政府进一步深化医疗卫生服务机构改革确定了基本的政策方向。1992 年，随着邓小平南方谈话和党的十四大召开，中国进入了加快构建社会主义市场经济体制的新时期，伴随着社会主义市场经济体制的建立，中国医疗卫生服务领域的市场化改革步伐加快。其中，深化医疗卫生服务机构运行激励机制改革，着力引导各级医疗卫生服务机构以市场为导向优化医疗服务资源配置，提高医疗服务质量和效率，是这一时期党和政府深化医疗服务领域改革中的一个重要内容。

1992 年,为认真贯彻邓小平南方谈话与中共中央政治局会议精神,全面落实中共中央、国务院关于加快发展第三产业的决定,促使医疗事业更快更好地上一个新台阶,国务院下发了《卫生部关于深化卫生改革的几点意见》。意见对新时期、新阶段如何深化医疗卫生改革的若干问题提出了六大方面的政策建议:一是深化医疗卫生管理体制改革,提高医疗卫生服务的整体效能;二是拓宽医疗卫生服务筹资渠道,完善卫生服务补偿机制;三是转换运行机制,推动医药卫生劳动人事及工资制度改革;四是加强医药卫生经营开发,增强卫生经济实力;五是改革医疗保健制度,完善健康保障体系;六是扩大医药卫生对外开放,开拓国际医药卫生市场。为积极促进各级医疗卫生服务机构深化管理运行机制改革,该意见明确提出:要以市场化导向为卫生改革的基本原则,遵循价值规律,进一步扩大医疗卫生服务机构的自主权,使它们真正拥有劳动人事的安排权、业务建设决策权、经营开发管理权和工资资金分配权,同时进一步完善各种形式的责、权、利相结合的目标管理责任制。

在医疗卫生服务价格上,意见提出要调整医院收费结构,放开特殊医疗卫生服务价格,视医院医疗卫生服务情况实行浮动定价、同行定价或自行定价,而不同等级的医疗卫生预防保健服务单位可以拉开收费档次。

在医务人员工资奖金分配方面,意见提出要打破平均主义的分配方式,根据不同医疗单位或条件可分别实行结构工资、职等工资或绩效工资制,提倡和鼓励医务人员有组织地开展业余服务和兼职服务,其相应的医疗卫生服务纯收入大部分分配给个人,充分体现多劳多得。

此外,意见还明确提出要支持有条件的单位办成经济实体或实行企业化管理,做到自主经营、自负盈亏;对不需要经费补贴的单位可以用人放开、自行编制;允许实行"一院两制"或"一院多制"的经营模式和分配方式,允许试办股份制医疗卫生机构。

从以上改革内容来看,党和政府对医疗卫生服务机构的改革更加突出市场机制下的"竞争""激励"导向,其政策核心在于着力引导医疗卫生服务机构面向市场来配置医疗卫生资源,优化医疗卫生服务,从而通过市场化激励机制来最大化地提高医疗卫生服务效率并获得市场服务的经济效益。上述改革内容成为 20 世纪 90 年代中国各地医疗卫生服务机构深化管理体制改革的重要依据。

1997 年,中共中央、国务院向社会公布了《关于卫生改革与发展的决定》,标志着新时期党和政府全面深化医疗卫生改革的开启。为适应市场经济体制和新时期经济社会发展对医疗卫生服务日益扩大的需求,决定中明确提出了医疗卫生改革的总体目标:到 2000 年初步建立起具有中国特色的包括卫生服务、医疗保障、卫生执法监督的卫生体系,基本实现人人享有初级卫生保健的目标;到 2010 年,在全国建立起适应社会主义市场经济体制和人民健康需求的、比较完善的医疗卫生体系,国民健康的主要指标在经济较发达的地区达到或接近世界中等发达国家的平均水平,在欠发达地区达到发展中国家的先进水平。决定对社会主义市场经济体制条件下党和政府医疗卫生工作的指导思想、地位、性质、方针、原则和政策等都提出了规范性的改革要求,从而为新时期、新阶段全面深化医疗卫生改革指明了前进方向。在深化医疗卫生服务方面,决定再次突显了市场化的激励导向,提出医疗卫生机构要通过改革和严格管理,建立起有责任、有激励、有约束、有竞争、有活力的运行机制。明确要完善医疗卫生机构的院(所、站)长负责制,进一步扩大医疗卫生机构的经营管理自主权,继续深化人事制度和分配制度改革,运用正确的政策导向、思想教育和经济手段,打破平均主义,调动广大卫生人员的积极性。同时还提出,医疗卫生机构及医务人员在保证完成基本医疗卫生服务的前提下,可开展与业务相关的医疗卫生增值服务,公共预防保健机构也可适当开展有偿服务。在医疗卫生服务价格改革方面,决定提出要区别医疗卫生服务性质,实行不同的作价原则。对于基本医疗卫生服务要按照扣除财政经常性补助的成本定价,非基本医疗卫生服务按照略高于医疗卫生成本定价,供自愿选择的特需医疗卫生服务价格要放宽政策限制;不同级别的医疗卫生机构收费标准要适当放开,以引导患者合理分流。从以上这些改革内容来看,党和政府在深化医疗卫生服务激励机制改革的主导逻辑是进一步扩大对医疗卫生服务机构的"放权让利",积极引入多元化的市场竞争因素,促使医疗卫生服务机构在市场化的竞争环境中提高医疗卫生服务效率和服务质量,实现医疗资源的优化配置。

总的来看,上述党和政府在医疗卫生服务领域进行的市场化改革在微观机制上为各类医疗卫生机构创设了进一步"自我发展,自负盈亏"的制度环境。虽然,整个 20 世纪 80 年代党和政府对各级医疗卫生机构进行了市场化的"放权让利"改革探索,但总体而言这一时期行政放权的政策举措力度较小,各级医疗卫生组织的市场自由化程度不高。进入 90 年代后,随着社会主义市场经济体制的建立,医疗卫生服务领域的改革也快速走向市场化,党和政府在医疗卫生服务领域中的一系列改革举措极大地释放了医疗卫生机构的市场自主权,各级医疗卫生机构在微观组织和日常医务管理中普遍走向类似"公司化"的运营模式,特别是政策环境的激励与约束使各级医疗卫生机构越来越依靠医疗卫生服务收费来经营发展。在这种情况下,各级医疗卫生机构的服务目标从原来主要追求公益性目标转变为全面追求经济利益目标,不仅非公有制的医疗卫生机构如此,公立医疗卫生机构乃至公共卫生服务机构也是如此。①

二、实行医疗机构分级管理制度

医院分级管理,就是在区域医疗卫生规划的原则指导下,根据医院的不同功能、不同任务、不同规模,以及不同的技术水平、设施条件、医疗服务质量、科学管理水平,将医院分为不同级别和等次,制定出不同的标准和规范化要求,对不同级别和等次的医院实行标准有别、要求不同的标准化管理和目标管理。② 党和政府对医院实行分级管理及相应的评审制度既是借鉴其他国家推行的先进经验,也是进一步深化医院管理体制改革的客观要求。改革开放以来,随着各类医疗卫生组织的数量和规模不断扩大,医院管理和建设成为党和政府面临的重要的问题。20 世纪 90 年代初,中国医院管理和建设中宏观管理失控及微观管理失衡的问题已比较突出。其中,宏观管理失控的突出表现为各类医院发展缺乏统一的规划和管理,条块管理分割、发展无规划、建设无标准、审批不严格、管理缺章法,结果导致医疗卫生结构总体布局不合理,医疗卫生资源浪费严重,造成城乡之间、部门之间、地区之间差别过大,医疗卫生秩序混乱。在微观管理失衡方面,由于医院建设、管理及评价还缺乏一个具体且统一的科学规范标准以及与之相应的评价办法,因而直接影响了各医疗卫生机构实行标准化的管理建设,医院管理中存在着很大的盲目性和主观随意性。因此,基于医疗事业总体科学规划的要求,对医院实行分级管理是深化医疗卫生管理体制改革的必然要求。

1989 年,卫生部颁布了《医院分级管理办法(试行草案)》,正式启动医院分级管理和评审制度改革。卫生部在通知中明确指出,实行医院分级管理的实质就是要按照现代医院管理的原理,遵照医疗卫生服务工作的科学规律与特点,实行医院标准化管理和目标管理。其根本目标是调整与健全

---

① 葛延风、贡森,等:《中国医改:问题·根源·出路》,中国发展出版社 2007 年版。
② 张自宽:《卫生改革与发展探究》,黑龙江人民出版社 1999 年版。

三级医疗卫生预防体系,提高医院管理水平和医疗质量,增强医疗卫生体系的整体功能,以充分合理地利用有限的医疗卫生资源,更好地为人民健康服务。《医院分级管理办法(试行草案)》指出,我国实施医院分级管理与医院评审属初级阶段,缺乏实践经验。因此,要求各地要根据通知精神和相关政策文件内容积极稳妥,有计划、有步骤地做好医院分级管理工作,首先要做好试点,在不断总结提高的基础上再逐步推开。

《医院分级管理办法(试行草案)》明确规定了实行医院分级管理及评审制度的主要目的、基本原则、分级管理标准、评审组织和基本做法及要求等。明确规定,医院按功能、任务的不同,划分为一、二、三级。一级医院主要是直接向一定人口的社区提供预防、医疗、保健、康复服务的基层医院、卫生院;二级医院主要是向多个社区提供综合医疗卫生服务和承担一定教学、科研任务的地区性医院;三级医院则是向几个地区提供高水平专科性医疗卫生服务和执行高等教学、科研任务的区域性以上的医院。依据这些管理办法,各地选择了一些医院进行改革试点。各级卫生行政管理部门和各级医院都开始把医院分级管理及医院评审工作纳入重要的议事日程。至1992年年底,全国已经建立省级医院评审委员会29个,占全国省级行政区域总数的97%;制定省级医院分级管理实施细则24个,占省级行政区域总数的80%,全国已有15个省、直辖市、自治区开展了医院评审,占省级行政区域总数的50%;在县以上地区办班培训医院评审干部41869人次。①

为总结各地医院分级管理的试点经验和加强对医院分级管理的指导,1992年,卫生部在广东佛山召开全国医院分级管理研讨会和经验交流会。卫生部医改司司长于宋河在医院分级管理表彰会上作了讲话,介绍了佛山在推进医院分级管理中的先进经验,提出了进一步推进医院分级管理的基本要求。1993年,卫生部在海口市召开全国医政工作会议,会议强调要真抓实干,以突出医院软件建设为重点,进一步做好医院分级管理及评审工作。1994年国务院颁布《医疗机构管理条例》,该条例从行政法规层面正式确立了医疗机构管理及评审制度,成为卫生行政管理部门依法管理各级各类医疗机构的基本依据。在医疗机构评审方面,该条例规定:国家实行医疗机构评审制度,由专家组成的评审委员会按照医疗机构评审办法和评审

① 卫生部医政司医院管理处:《全国医院分级管理工作的进展情况》,《中国医院管理》1993年第6期。

批准,对医疗机构的执业活动、医疗服务质量等进行综合评价;医疗机构评审办法和评审批准由国务院卫生行政部门制定。同年,卫生部制定下发了《医疗机构评审委员会章程》,此后几年间,卫生部又相继制定了各类专科医疗机构评审标准等政策文件。通过以上举措,医院分级管理及评审工作不断取得新成绩。1997年,卫生部在山东济南召开全国卫生工作会议,会议集中总结了近十年医院分级管理及医院评审工作的成绩和经验,并提出了全国医院进行第二周期评审工作的指导方针。1998年,卫生部下发了《关于医院评审工作的通知》,在充分肯定成绩的基础上针对医院分级评审中出现的一些医院重复引进高精尖设备、形式主义严重等情况要求地方卫生行政部门科学规划、设置医疗机构,防止医疗卫生资源过度集中和浪费,要找准问题,切实纠正,强化对医院服务的监督管理。

进入21世纪,党和政府为配合城镇职工医疗保险制度改革,同时也为进一步促进医疗机构合理有序发展,促进各级医疗机构公平有序竞争,在既有医院分级管理及评审制度的基础上为开始建立新的医疗机构分类管理制度,将医疗机构总体分为营利性和非营利性两类进行管理。2000年,国务院办公厅下发了由国务院体改办、国家计委、国家经贸委、财政部、劳动保障部、卫生部、药品监管局、中医药局等八部委联合提出的《关于城镇医药卫生体制改革的指导意见》,首次正式提出要建立新的医疗机构分类管理制度。国家根据医疗机构的性质、社会功能及其承担的任务,将医疗机构分为非营利性和营利性两类进行管理,对两种不同类型的医疗机构在财税和价格政策上实施不同的政策。依据此意见的基本精神,卫生部印发了《〈关于城镇医疗机构分类管理的实施意见〉的通知》,通知要求从2000年9月开始实行城镇医疗机构分类管理工作,将医疗机构的经营目的、服务任务以及执行不同的财政、税收、价格政策和财务会计制度作为整体划分非营利性和营利性医疗机构的主要依据,明确界定了非营利性医疗机构和营利性医疗机构。前者是指为社会公众利益服务而设立和运营的医疗机构,它不以营利为目的,其收入用于弥补医疗服务成本,实际运营中的收支结余只能用于自身的发展,如改善医疗条件、引进技术、开展新的医疗服务项目等。后者是指医疗服务所得收益可用于投资者经济回报医疗机构。政府负责办非营利性医疗机构,不办营利性医疗机构。

在医疗服务职责上,政府办的非营利性医疗机构主要提供基本医疗服务并完成政府交办的其他任务,但也可以提供少量的非基本医疗服务;对于营利性医疗机构则主要依据市场需求自主确定医疗服务项目。

在财政补助上,政府办的非营利性医疗机构享受同级政府给予的财政补助,而营利性医疗机构不享受政府的财政补助。

在医疗服务价格上,非营利性医疗机构执行政府规定的医疗服务指导价格,享受相应的税收优惠政策,而营利性医疗服务价格放开,依法自主经营、照章纳税。

此外,通知还具体规定了实施医疗机构分类管理的具体核定程序,就做好与现有医疗机构分级管理制度的衔接工作和完善医疗机构分类管理的相关政策制度等都作了相应的规定和要求。

根据以上管理意见,各地从 2000 年 9 月开始实施新的医院分类管理工作。各医疗机构通过审批、登记注册、校验等核定程序很快实现了组织性质身份的变更,取得与其医疗机构性质相符的执业许可证。[1] 到 2002 年年底,绝大多数原来属于事业单位的医疗机构都已顺利转为非营利性医疗机构。[2]

三、发展基层社区卫生服务组织

党和政府在医疗卫生体制改革中始终强调发展初级卫生保健建设。在如何发展初级卫生保健方面,凡是初级卫生保健做得较好的国家,除了建立了比较健全的医疗保险制度外,发展社区卫生服务是保障基层群众实现保健的关键。社区卫生服务就是以政府为主导,以社区为中心,以家庭为单位,以满足基本医疗服务需求为导向,重点以妇女、儿童、老年人、慢性病人、残疾人等为服务重点,根据社区居民的基本卫生服务需求,提供健康教育、卫生预防、医疗卫生保健以及计划生育等公共卫生服务和基本医疗服务。社区卫生服务具有有效、经济、方便、综合、连续的特点,是保障城镇居民医疗服务可及性和可得性的基础环节,也是提高国家整体医疗服务质量和效率的有效模式。

我国城镇社区卫生服务建设的实践探索始于 20 世纪 90 年代初,上海等地在主要以社区为载体的基层卫生服务中,开始尝试开展社区卫生服务活动,为党和政府推广城市社区卫生服务建设提供了初步实践经验。1997年,党和政府首次提出要改革城市卫生服务体系,积极发展社区卫生服务,逐步形成功能合理、方便群众的卫生服务网络,并明确要求基层卫生机构

---

① 陈剑云、陈立明、王冬:《我国医院分类管理的现状分析》,《现代医院》2006 年第 5 期。

② 韩莉:《我国医疗卫生资源配置研究》,中国社会科学出版社 2011 年版。

要以社区、家庭为服务对象,开展疾病预防、常见病与多发病的诊治、医疗与伤残康复、健康教育、计划生育技术服务以及妇女儿童与老年人、残疾人保障等工作。同时,要把社区医疗卫生服务纳入职工医疗保险,建立双向转诊制度,并有计划地分流医务人员和组织社会上的医务人员在社区开设卫生服务网点,纳入城镇社区卫生服务体系。这些政策为中国正式启动城镇社区医疗卫生建设明确了基本方向。1999 年,国务院下发了《关于开展区域卫生规划工作的指导意见》,意见指出,卫生机构的设置首先要满足社区居民卫生服务需求,充分体现卫生服务的综合性。进一步要求各地在医疗卫生区域规划上要逐步建立和完善具有完全服务能力、贴近和方便群众的社区卫生服务,要以居民、家庭为服务对象,负责管辖社区内的医疗、预防、保健、康复、健康教育、计划生育技术服务及转诊工作。意见首次提出要把城市社区卫生服务纳入社区综合服务体系建设之中,并和城镇职工医疗保障制度改革相衔接,制定合理的财政补助政策、收费标准和管理办法。同时,意见还进一步提出现阶段可以有计划地分流卫生技术人员到社区开设卫生服务网点。

　　1999 年,卫生部确定了北京、上海、天津、重庆、济南、哈尔滨、成都、沈阳、武汉、西安、深圳和保定 12 个城市为全国城市社区卫生服务工作联系点,率先开展城市卫生社区建设试点工作。这标志着卫生社区建设试点开始由各地分散自发转为由当地政府统一领导进行建设。通过这一批试点,中国在建立社区卫生服务组织体系、加强社区卫生服务人才培养、规范社区卫生服务标准以及探索与社区综合服务体系配套统一的对策等方面取得了丰富的实践经验。为了总结和推广这些城市社区卫生服务建设的先进经验,引导各地卫生社区服务建设的发展,1999 年 7 月,卫生部等十部委联合印发了《关于发展城市社区卫生服务的若干意见》。这是党和政府发展社区卫生服务建设的第一个专门性的政策文件。它对于推动和指导开展全国城镇社区卫生服务建设起到了总结、规范、引导的重要作用。意见首次对社区卫生服务的内涵做了科学界定,从四个方面明确了充分认识发展社区卫生服务的重要意义,确立了发展社区卫生服务的具体目标和基本原则,其目标是:到 2000 年基本完成社区卫生服务的试点和扩大试点工作,部分城市应基本建成社区卫生服务体系的框架;到 2005 年各地基本建成社区卫生服务体系的框架,部分城市建成较为完善的社区卫生服务体系;到 2010 年在全国范围内建成较为完善的社区卫生服务体系,成为卫生服务体系的重要组成部分,使城镇居民能够享受到与经济社会发展水平相适应的卫生服务,提高人民健康水平。为此目标,该意见就加强政府对社区卫生服务的领导、健全社区卫生服务体系、加强社区卫生的规范管理,以及完善社区卫生服务的配套政策等几大对策方面提出了具体的要求。之后,全国各地社区卫生服务建设出现了第一次发展高潮,社区卫生服务试点范围进一步扩大,社区卫生人才培养得到重视,全科医学教育工作正式启动,社区卫生服务规范化管理得到加强,各地社区卫生服务建设取得了显著成绩。但是,由于各地方政府对社区卫生服务建设投入有限,加之各地对上级政策文件理解不一,各地社区卫生服务建设仍存在诸多现实困境。

为进一步推动社区卫生服务建设,鼓励社会各方面力量共同参与发展,卫生部等部委于 2002 年 8 月联合制定印发了《关于加快发展城市社区卫生服务的意见》,从以下五个方面提出了加快发展社区卫生服务的政策举措。一是要着重从实行政府调控与市场配置卫生资源相结合、打破部门垄断和所有制等界限、引入竞争机制,以及地方政府举办或委托举办社区卫生服务机构等创造社区卫生加快发展的条件。二是实施促进社区卫生服务发展的政策。要求地方各级人民政府要加大对社区卫生服务的扶持力度,各省、自治区、直辖市应依据国家有关规定制定本地社区预防保健等公共卫生服务的具体项目和补助标准,所需经费纳入财政预算。地方人事部门和劳动保障部门也应在医疗人事制度管理和地方社保定点医疗机构选择上着力支持社区卫生机构发展。三是提高社区卫生服务队伍水平。要求社区卫生服务人员取得法定执业资格,加大社区卫生技术人员的上岗培训和社区全科医师的规范化教育培训工作,鼓励大中型医疗机构的卫生技术人员向社区流动。四是严格社区卫生服务的监督管理,要求地方政府合理布局社区卫生服务机构的发展,规范社区卫生服务项目及价格管理。五是加强地方政府部门对社区卫生服务工作的组织领导。该意见印发后,各地增强了对发展社区卫生服务重要性的认识,相应也加大了对社区卫生服务发展的综合政策力度,各地社区卫生服务建设迎来快速发展的大好局面。同时,在各地方政府的协力配合下,从 20 世纪 90 年代后期开始,中国城市卫生社区服务建设不断发展,各地城市社区卫生服务资源数量及发展规模也逐渐扩大。据统计,截至 2003 年年底中国已有社区卫生服务中心(站)10101 个,其中,社区卫生服务中心 753 个,社区卫生服务站 9348 个;社区卫生服务中心(站)卫生人员 60090 人,其中,社区卫生服务中心卫生人员 25462 人,社区卫生服务站卫生人员 34628 人。这些城市社区卫生服务组织的发展为城镇基层居民看病就医提供了基本的医疗卫生服务和公共卫生服务,他们走进社区、走进家庭,保证了基层群众获得基本医疗卫生服务的可及性和可得性。随着基层社区卫生服务功能不断完善、服务质量不断提升,社区医疗卫生服务已成为基层群众身边的健康卫士,受到了基层社区群众的普遍欢迎,也有力地促进了中国城市基层社会的稳定发展。

四、尝试公立医院产权化模式改革

20世纪80年代,党和政府充分借鉴城市企业的改革经验,在医疗卫生改革中放权让利,通过社会多方集资开阔发展医疗事业,在此政策引导下中国逐渐形成了以公有制为主体、多种所有制形式并存的多元化办医格局,极大地激发了中国医疗事业发展的活力。进入90年代,随着中国社会主义市场经济体制的建立,国有企业改革的中心转向以股份制为方向的现代企业制度,试图以企业产权制度改革进一步激发国有企业的发展活力,以适应社会主义市场经济体制发展的要求。中国医疗卫生领域也出现了一种类似国有企业产权化改革的政策趋向和改革尝试。

1992年,卫生部在下发的《关于深化卫生改革的几点意见》中就大胆提出"支持有条件的单位办成经济实体或实行企业化管理",首次明确提出允许试办股份制医疗卫生机构,进而提出要鼓励冲破部门、单位和地区界限,开展城乡联合、院校联办、厂院联营,组建全国性或区域性的专业技术中心、服务公司或产业集团,促进集团化经营。可以说,它为公立医疗卫生机构走向产权化的改革尝试提供了政策基调。不过,在随后的几年里,卫生部对此却没有进一步下发相关的具体政策意见,全国虽有一些地方可能进行这方面的改革尝试,但也未见诸媒体报道。1999年,卫生部印发了《关于加强卫生事业单位经济管理的若干意见》,其中在国有资产管理方面要求公立医疗事业单位在进行产权制度改革时,必须征得上一级卫生行政主管部门同意后,报当地人民政府批准。对已经进行试点的单位,要注意不断总结经验,并参照国家有关规定及时完善、规范。同时,该意见还规定:允许各医疗单位在保证正常业务开展的前提下,为盘活存量资产,利用闲置土地、房屋和设备合理组织收入,但不能自行处理国有资产;医院国有资产的出租、出售、转让、调拨等必须按照国家规定的有关程序和权限报上级行政主管部门批准,各医疗单位不得用国有资产为个人或其他单位进行经济担保,必须用医院国有资产进行抵押贷款时应按行政隶属关系报经卫生行政主管部门批准。2000年,中共中央组织部、人事部和卫生部联合下发了

《关于深化卫生事业单位人事制度改革的实施意见》,其中要求尝试医院产权制度改革医疗单位经批准可探索试行医院理事会(董事会)决策制、监事会监管制等新型管理制度,并积极推进医疗事业单位的后勤社会化改革,实行适合卫生事业单位工作需要的后勤管理模式。同年7月,卫生部等多部委联合出台的《关于城镇医疗机构分类管理的实施意见》中又提出国有或集体资产与医疗机构职工集资合办的医疗机构(包括联合诊所),经其自愿选择并经卫生行政和财政部门核准可改造为股份制、股份合作制等营利性机构,也可转为非营利性医疗机构,提出要打破医疗机构行政隶属关系和所有制界限,加强全行业管理,积极探索建立权责明确、富有生机的医疗机构组织管理体制,如实行医院管理委员会、理事会、董事会等管理形式,使其真正成为自主管理的法人实体。

　　综上所述,尽管从20世纪90年代到21世纪初,党和政府没有出台明确具体的公立医疗机构产权化改革政策文件,但相关政策文件中却不乏进行医疗机构产权化改革的政策意见。自此,公立医疗机构的产权化改革在一些地方吹响了号角。但在实际探索中,一些地方政府为了追求政绩工程或显示改革的力度而将地方公立医疗机构全部卖掉或者政府完全退出公立医疗机构的供给市场,将医疗事业的民营化理解为产权的完全私有化,完全不考虑公立医院性质。[①] 这方面一些地方政府最典型的做法就是公开转让或拍卖公立医疗机构,试图通过完全市场化的力量引入社会资本办医,以向社会"甩包袱"。然而,这种明显带有"甩包袱"的做法使公立医院的公益性质明显淡化。我们在充分肯定其改革绩效的同时,更要从解决人民群众"看病难、看病贵"的核心问题来审视产权化改革的成败。

第二节　深化城镇职工医保制度改革

一、深化城镇职工医保制度改革的背景

　　进入20世纪90年代,伴随着社会主义市场经济体制的建立以及经济社会发展,中国城镇医疗保障面临着新的情况和问题。对此,全面深化医疗保障制度改革,建立适应社会主义市场经济体制发展要求的城镇医疗保

[①] 何谦然、邓大松、李玉娇:《中国公立医院改革历程的公共政策评估》,《社会保障研究》2014年第1期。

障制度已成为党和政府完善城镇社会保障体系的基本内容之一。

总体而言，在 90 年代之前中国城镇地区的职工医保主要形式是公费医疗和劳保医疗，它们覆盖了绝大多数城市从业人员。但是，针对公费医疗与劳保医疗不断突出的弊端，党和政府在 80 年代进一步加大了制度约束，主要做法是实行职工医保支出与其个人利益适当挂钩，力图遏制公费医疗和劳保医疗经费不断攀升的势头。与此同时，随着中国经济体制的转型，党和政府在 80 年代末也开始探索新型城镇职工社会医疗保险，特别是一些地方已尝试实行不同形式的社会医疗保险制度，以适应新的经济社会发展环境下城镇职工对医疗保障的诉求。这些改革探索可以说都为党和政府进一步深化中国城镇医保制度改革提供了前期经验。

进入 90 年代，中国社会主义市场体制改革的步伐加快。1992 年，邓小平南方谈话之后，党的十四大明确提出建立社会主义市场经济体制的战略目标，中国经济社会进入了一个快速发展时期。为构建社会主义市场经济体制，党和政府在这一时期进行了一系列理论探索，提出了一系列构建社会主义市场经济体制的战略部署。1993 年，中共十四届三中全会通过了《关于建立社会主义市场经济体制若干问题的决定》，决定明确必须坚持以公有制为主体、多种经济成分共同发展的方针，明确提出进一步转换国有企业经营机制，建立适应市场经济要求的，产权清晰、权责明确、政企分开、管理科学的现代企业制度。这个决定勾画了社会主义市场经济体制的基本框架，规定了国有企业改革的基本方向，是中国 20 世纪 90 年代经济体制改革的总的行动纲领。按照这一改革行动纲领的要求，从 1994 年开始，中国城市国有企业改革从 80 年代的放权让利、承包经营进入到企业转换机制、建立现代企业制度的新阶段。此后，全国各地有 2700 多家国有企业进行建立现代企业制度试点，着力推行公司制和股份制度。各地国有企业通过股份制改造、产权转让、租赁经营、抵押承包、关停、拍卖、兼并、破产重组等多种形式转换企业经营体制。据统计，1997—2001 年，中国股份制企业（包括有限责任公司和股份有限公司）从 7.2 万家发展到近 30 万家。2002 年，15.9 万家国有控股企业中的 50％以上实行了公司制改革。[①] 与此同时，党的十四大以后，中国非公有制经济地位进一步提升，在市场经济环境以及党和政府一系列政策的支持下，中国非公有制经济成分中的个体经济、私营经济、合作经济以及外商经济都发展迅速，各种非公有制经济成

---

① 邹东涛、欧阳日晖，等：《新中国经济发展 60 年（1949—2009）》，人民出版社 2009 年版。

分成为推动地方经济发展、吸纳城镇失业人员以及外来劳动人口的重要力量。据统计,1993年中国仅私营企业就发展到23.7万家,而到1994年迅速增加到43.2万家。非公有制经济对总体国民经济贡献率显著增强。据统计,1992—2001年中国非公有制经济占国内生产总值的比重由53.6%提高到62.32%,年均贡献率增长1.69%。在工业总产值的贡献中,中国个体和私营企业所占比重由5.8%上升到了17.2%,包括外商投资企业在内的产值比重则由7.6%上升到29.5%。[①]

国有企业的改制以及多种非公有制经济成分的迅速发展都对城镇医疗保障改革提出了新要求。

第一,从国有企业的改革影响看,过去的传统职工劳保医疗已难以适应建立现代企业制度的要求。在20世纪80年代,企业没有进行大规模改制之前,基本仍按传统职工医保方式运行,企业不必自负盈亏,对职工医保费用的支出基本不存在支付危机的问题,而企业职工的医疗保险也不会对企业形成多大的压力。但是,在社会主义市场经济体制条件下,随着国有企业改制而不断走向激烈的市场竞争,企业成为自负盈亏的独立市场法人主体,它们越来越面临着各种市场风险的挑战,而其背负的企业职工的各种福利包袱无疑对企业在市场竞争条件下的生存发展形成较大的压力,也不利于企业转换经营机制和建立现代企业制度。同时,市场经济体制的运行是以公平竞争为平台的,老企业、工伤事故多的企业,离退休和工伤人员多,医疗费用支出多,而新企业和工伤事故频率低的企业,医疗费用支出少。由于企业之间没有风险分担机制,一旦医疗风险发生,会造成企业压力和负担的不平等,导致企业竞争的不平等,削弱企业的竞争力,危及企业的生存与发展。[②] 另外,国有企业在产权转让、租赁、抵押、关停、拍卖、兼并、破产、重组等必须改制的过程中造成大量国有企业职工下岗、失业。据国家权威部门统计,仅1996年全国国有集体企业就有891.6万职工下岗,约占国有集体企业职工总数的8.7%,如果把下岗无业人数与城镇登记失业人数相加,那么1996年中国实际下岗失业人数高达1056.8万人,城镇失业率为6.1%。[③] 以后几年,因国有企业改革而下岗失业的工人还有所增加。这些大量下岗、失业的工人最终失去了原来企业所提供的包括劳保医疗在内的各种单位福利,结果是大多数下岗、失业工人不再拥有任何形

151

---

① 邹东涛、欧阳日晖,等:《新中国经济发展60年(1949—2009)》,人民出版社2009年版。

② 董克用:《中国经济改革30年:社会保障卷(1978—2008)》,重庆大学出版社2008年版。

③ 莫荣:《对国有企业职工下岗与再就业问题的认识》,《中国劳动》1998年第2期。

式的医疗保险。

第二，从非公有制经济快速发展的影响看，90 年代中国非公有制经济的迅速发展，吸纳了大量城镇下岗职工、失业人员和新就业人员以及外来务工者到其中就业。据统计，中国城镇从业人员中在各种非公有制企业就业的人员从 1977 年的 15 万人快速增加到 1996 年的 3646 万人，已占国有企业职工总数的三分之一，而且此后随着市场体制改革的不断推进，其群体人数还在不断增加。[①] 总的来说，由于国家没有明确要非公有制单位为其职工提供医疗保险，多数非公有制企业不会为职工购买个人医疗保险，这就使不断增多的非公有制就业人员不能充分享有医疗保障，更完全游离在城镇劳保和公费医疗范围之外。

综上所述，进入 20 世纪 90 年代，随着社会主义市场经济体制的建立，国有企业改革的深入推进以及各种非公有制经济的迅速发展，中国传统的城镇劳保医疗已难以适应经济社会发展的要求，因此，全面深化中国城镇职工医保制度改革已成为党和政府必须解决的重要问题。

二、深化城镇医保制度改革的模式选择

20 世纪 80 年代，党和政府在坚持公费医疗和劳保医疗为主体的情况下已对中国城镇职工医保制度改革进行了初步探索，尝试对城镇企业职工劳保医疗实行多形式、多层次的社会统筹改革。经国务院批准，丹东、四平、黄石、株洲等地方还进一步尝试了职工大病社会统筹模式改革。但由于城镇医保改革本身难度较大，加之中国经济社会发展的大环境还依然处在计划经济主导下，这一改革探索没有取得较理想的改革突破，总体而言，全国各地仍然是传统的城镇劳保医疗和公费医疗模式。进入 90 年代，随着中国社会主义市场经济体制的建立以及经济和社会的快速发展，深化城镇医保改革成为党和政府医疗卫生工作的重要任务。在以往改革探索的基础上，中国城镇医保改革确立了社会统筹与个人账户相统一的"统账结合"模式。

1992 年，党的十四大报告中提出，要深化分配制度和社会保障制度改革，积极建立起待业、养老、医疗等社会保障制度。根据党的十四大提出的这一基本要求，1993 年初，根据国务院领导的指示，由国家体改委牵头、劳

---

① 尹力、任明辉：《医疗保障体制改革：一场涉及生老病死的变革》，广东经济出版社 1999 年版。

动部、人事部、财政部、国家计委、国家经贸委、民政部、卫生部、全国总工
会、人民银行和中国人民保险公司等 11 部门 20 多位同志共同组成社会保
障体系专题调研组,调研组成员分赴全国各地进行实地调研,了解地方各
地情况。经过半年多的认真调查研究,调研组于 1993 年 10 月向国务院报
送了调研报告。报告论述了中国社会保障的现状和问题,初步提出了中国
社会保障改革的目标、原则和基本方向,并具体对如何深化中国养老、医
疗、失业、工伤保险制度改革提出了具体政策建议。在报告中,调研组对改
革中国城镇职工养老保险制度提出了两种意见:第一种建议是实行基本养
老保险金社会统筹,即继续实行现收现付的社会统筹;第二种建议是实行
社会互助和职工个人积累相结合的个人养老保险账户制度,即社会统筹与
个人账户相结合的部分基金积累制。在医疗保险制度改革方面,报告提出
改变现行的劳保医疗和公费医疗制度是改革重点,对此提出的主要改革思
路是要在中国建立起个人医疗账户与大病社会保险基金相结合的新制度,
保障城镇职工基本医疗权利,最大限度地减少浪费。其提出的具体做法
是:大病社会保险基金按照职工工资总额的 4% 提取,直接由市(县)的社会
保障机构管理,集中调剂使用,补助职工大病医疗的开支;职工个人医疗账
户由用人单位按工资额的 6% 交纳,按照职工的年龄高低划分档次,记入职
工个人医疗账户,具体标准由各省、市、自治区、直辖市政府测算决定。个
人暂按本人工资 1% 交纳,也储入个人医疗保险账户。同时,个人医疗账户
的本金和利息为单位职工个人所有,专款专用。职工就医时由个人医疗保
险账户支付,个人医疗账户结余,可以结转使用,并允许继承。① 此报告建
议立足于中国城镇职工医保改革的实际情况,也综合汲取了国际上一些先
进国家医疗保险的基本经验,为当时正在起草的《关于建立社会主义市场
经济体制若干问题的决定》提供了重要参考,其基本政策建议也被党中央
所采纳。1993 年 11 月,党的十四届三中全会作出了《关于建立社会主义市
场经济体制若干问题的决定》,决定明确提出:城镇职工养老和医疗保险金
由单位和个人共同负担,实行社会统筹和个人账户相结合。在城镇建立社
会统筹与个人账户相结合的职工医疗保险制度。

　　为了贯彻落实党的十四届三中全会这一决定,深化城镇职工医疗保障
制度改革,1994 年初国务院决定启动先行改革试点。在国务院授权下,
1994 年 4 月国家体改委、财政部、劳动部、卫生部根据中共十四届三中全

① 参见《医疗保障制度改革》,中国经济体制改革研究会培训中心 1997 年编印。

会的决定精神共同制定了《关于职工医疗制度改革的试点意见》。意见指出,中国公费医疗和劳保医疗制度对保障广大城镇职工的身体健康、促进经济发展和维护社会稳定安定曾发挥了重要作用。但是,随着社会主义市场经济的发展和改革的深入,这两大医保制度的缺陷和弊端却日益显现,集中表现有:医疗费用由国家、企业包揽,缺乏有效的制约机制,造成严重的浪费;缺乏合理的医疗经费筹措机制和稳定的医疗费用来源,部分企业经营发生困难时,职工甚至得不到应有的基本医疗保障;医疗保障的覆盖面窄,管理和服务的社会化程度低,不利于劳动力的流动和减轻企业的社会负担。这些弊端已难以适应中国社会主义市场经济改革发展的需要,需要从根本上进行制度变革。对此,意见明确了深化医疗保障制度改革的主要目标和基本原则,提出了拟将进行试点改革的若干基本内容,其中进一步规定了职工医疗保险费用的筹集办法,提出医保经费的管理实行属地化的管理原则,要求所有的企事业单位都必须参加所在地的医疗制度改革,执行当地统一的缴费标准。建立社会统筹医疗基金和职工个人医疗账户相结合的制度,明确职工单位和个人医保交费的责任和职工个人享有的医保权利,规定个人医疗账户超支可按地方医保管理部门的相关规定由社会统筹医疗基金支付,职工患有国家认定的特殊病种或实施计划生育手术及其后遗症所需治疗费用,可全部由社会统筹医疗基金支付。同时,还提出要建立对职工个人的医疗费用制约机制,减少浪费,加强管理,强化监督。此外,意见还就试点改革所涉及的不同群体方面的问题提出了具体政策办法。在党和政府组织领导下,以"统账结合"为基本模式的城镇医保改革在试点城市开始启动,在此基础上这一医疗保险制度逐步在全国推广。

三、"两江试点"改革

为稳步推进城镇劳保和公费医疗制度改革,国务院决定选择长江中下游的江苏省镇江市和江西省九江市作为率先进行试点改革,后被统称为"两江试点"。在国务院和江苏省、江西省政府的直接领导下,在国务院有关部委的支持下,"两江"地方政府对试点工作进行了全面部署,为医疗保障体制改革作充分准备。江苏省镇江市劳动、卫生和财政部门分别对本市15万名企业职工和近5万名机关干部1993年和1994年上半年的医疗费用等有关数据进行了统计测算,为制定医疗保险基金筹集比例政策提供了依据。在此基础上,镇江市政府广泛征求意见,反复进行论证,其改革方案制定后又先后召开了17次由不同医保对象参加的职工座谈会,先后易稿

10 多次,最终形成了《镇江市职工医疗制度改革实施方案》。① 江西省九江市成立了由常务副市长任组长的市医改试点工作领导小组,下设办公室,从体改、财政、卫生、劳动社保抽调专人到办公室工作。根据国务院改革试点要求,该市对全部职工的医疗费用情况进行深入调查,先后召开了 25 次职工座谈会,16 次易稿,最后提出了《九江市职工医疗社会保险暂行规定》的改革方案。② 两市医保改革方案提出后,报经国务院批准,1994 年 12月,两市正式启动城镇职工社会医疗保险改革。

　　依据党和政府所确立的实行个人账户与社会统筹相统一的改革总方向,"两江"试点改革的目标完全一致,即建立社会统筹医疗基金与个人医疗账户相结合的社会保险制度,并使之逐渐覆盖城镇所有劳动者。本着属地化的管理原则,镇江市要求本市范围内的国家机关、事业单位和各类企业(暂不包括乡镇企业)的职工等全部参加职工医疗制度改革;九江市对职工医疗保险的实施范围和实施对象也作了明确规定,要求市、县、区及驻市的中央部属、省属国家行政和事业单位,国有企业、军队所属企业、城镇集体企业和私营企业以及"三资企业"等单位职工都要实行新的社会医疗保险制度。"两江"试点的基本做法有以下几个方面。第一,在医保基金的筹资上,职工医疗保险费由单位与个人共同缴纳,以此作为个人医疗账户和社会统筹医疗基金。经过精密测算,两市确定单位缴费比例为上年度单位职工实发工资总额与退(离)休总额之和的 10%,以后再根据当地经济发展和实际医疗费用水平变化调整提高。职工个人缴费先从本人工资总额的1%起步,由用人单位代扣,以后随经济发展和工资水平的提高而逐步提高缴费比例。其中,职工缴纳的个人医疗保险费全部记入个人医保账户,单位缴纳的费用的 50%左右记入职工个人医保账户,其余归入社会统筹医保基金。第二,在医保基金的管理使用上,实行"三段通道"式付费管理模式。具体做法是,单位职工看病就医时,其发生的医药费用(限于规定范围内的医药费用)首先由个人医疗账户支付,即账户支付阶段。当个人支付账户用完不足支付时,接着由单位职工个人自付,即进入个人自付阶段。最后按年度计算,单位职工在个人医保账户之外自付的医疗费用,超过本人年工资的 5%以上部分(不包括退休职工)再由社会统筹基金支付,即进入共付阶段。在共付阶段,单位职工个人还要负担一定比例,实行分段加总计

① 蔡仁华:《中国医疗保障制度改革实用全书》,中国人事出版社 1997 年版。
② 参见《医疗保障制度改革》,中国经济体制改革研究会培训中心 1997 年编印。

算,医疗费用越大,个人担负比例越小。对单位退休职工,"两江"实行照顾政策,规定离退休人员个人不缴纳医疗保险费,当退休人员在个人医疗账户用完后,可直接进入社会统筹基金支付,其中个人负担比例是在职职工的一半。第三,在医疗服务方面,利用医保机制加强对医疗服务机构的管理和制约。例如,实行定点医疗机构选择制度,由市医疗保险管理机构对医疗服务单位进行考察,择优确定合同医疗单位,职工需要到定点医疗机构就医。实行医药费用总额控制,结构调整,两市都分别制定了具体的政策文件,对医疗定点单位医保总收入增幅进行总额控制,规范医疗行为,使医务人员专心于提高医疗服务水平和质量。同时试行"定额结算、质量控制、结余归院、超支分担、超收上缴"的定额付费管理办法约束各定点医疗服务单位的医疗行为。

从 1994 年 12 月开始启动,经过一年多的改革实践,"两江试点"取得了显著的改革成效。通过试点改革,两市已初步建立了一个基本覆盖全市城镇职工的新型医疗保险制度。两地职工医疗保险基金收支基本平衡,职工医疗保险覆盖面逐步扩大,广大职工基本医疗保障水平有较大提高,当地人民群众反映良好。据统计,截止到 1995 年年底,镇江市总计 3929 家机关、企事业单位,已有 3881 家单位实行新的社会医疗保险制度,参保率已达 98.78%。全市应参保单位职工 46.67 万人,已参保 45.36 万人,参保率为 98.27%。其中,市区单位参保率高达 99.07%,单位职工参保率为 98.92%;职工医疗保障效果明显,调查评估显示:全市职工患病就诊率达 75.4%,比试点改革前上升了 5.57 个百分点,职工因经济困难原因需住院而未住院的比例由 1994 年的 26.5% 下降到 1995 年的 13.7%。试点改革前,因经济困难不看病的比例,工人占 13.7%,教师占 15.9%,试点改革后的调查统计显示已分别降至 3.9% 和 1.6%,新的医疗保险制度在保障职工基本医疗方面已发挥了重要的作用。① 同样,九江市的试点改革也取得了明显的效果。据该市统计,经过一年多的改革实践,全市参保单位已有 5517 家,参保率已达 95.85%,职工参保人数 47.36 万人,参保率为 94.44%,全市共缴纳医保基金 12988 万元,到位率 84%。其中,划入职工个人医保账户 6562 万元,社会统筹保险基金 6426 万元,结余 1425 万元。全市共有 40 多万职工参加新型医疗保险,人均占有医疗费 274 元,比试点改革前的保障水平明显提高,职工医疗费的支付能力显著增强,社会的互

① 蔡仁华:《中国医疗保障制度改革实用全书》,中国人事出版社 1997 年版。

助共济能力有较大提高,特别是职工大病、重病患者就医难的问题得到妥善解决,为企业解决了大、重病职工患者的困扰。[①]"两江试点"改革为党和政府深化中国城镇职工医疗保障制度走出了新路,也提供了重要的实践经验。当然,试点改革中也暴露出了一些问题和不足,虽然这种个人账户与社会统筹相结合的医保模式对于单位职工无论是门诊还是住院的基本医疗服务具有系统的保障作用,并且有效地遏制了传统公费医疗和劳保医疗制度中的严重败德现象,但是由于单位职工个人缴费部分较少,实践中使得有些职工往往不珍惜自己的个人账户基金,结果导致过多的职工进入社会统筹,出现社会统筹基金不同程度的透支情况[②],这都需要在改革中继续深入完善相关制度。

四、全面实施城镇职工基本医疗保险制度

在"两江试点"改革的同时,其他一些地方的城市也按照中央决定的"统账结合"原则探索城镇职工医保制度改革,形成了各具特点的改革模式,如深圳尝试"混合型"模式、海南省探索"双轨并行"模式、山东青岛市实行"三金"模式等。"两江试点"改革及各地对"统账结合"原则的探索性尝试改革,事实上都为中国顺利推进城镇职工新型医疗保险改革提供了充分的实践基础,为全国实行以"统账结合"为方向的城镇基本医疗保险改革创造了有利条件。

基于"两江试点"改革的成功实践,国务院办公厅转发了《关于职工医疗保障制度改革扩大试点的意见》,对进一步扩大城镇职工医疗保障制度改革试点的目标、原则及其主要内容和基本要求等都作了具体的规定。在既往政策内容的基础上,意见还在一些重要制度方面作了修正、补充和调整,提出了扩大试点改革的基本原则。同时,医疗保障的层次是多方面的,与中国经济社会发展基础密切相连,对此,意见还明确指出目前中国经济不够发达,国家财力有限,人均收入较低,在现有经济条件下不能满足职工全部的医疗需求,而城镇职工医保只能满足"基本医疗保障"。意见下发后,各省地向国务院上报了各地扩大医保改革试点的城市名单,后经国务院职工医疗保障制度改革领导小组对 27 个省、自治区、直辖市上报的试点改革城市名单进行审议,最后选定全国 57 个市(地区、县)作为国务院同意

---

① 蔡仁华:《中国医疗保障制度改革实用全书》,中国人事出版社 1997 年版。

② 尹力、任明辉:《医疗保障体制改革:一场涉及生老病死的变革》,广东经济出版社 1999 年版。

的医改扩大试点的城市。①

　　1997年1月,中共中央、国务院向社会正式公布了《关于卫生改革与发展的决定》,标志着中国新一轮深化医疗卫生体制改革的开始。在这个决定中,党和政府把深化城镇职工医疗保障制度改革作为医改的重要内容,明确提出改革城镇职工医疗保障制度,建立社会统筹与个人账户相结合的医疗保险制度,逐步扩大覆盖面,为城镇全体劳动者提供基本医疗保障,要求"九五"期间要在做好试点、总结经验的基础上,基本建立起城镇职工社会医疗保险制度,积极发展多种形式的补充医疗保险。在此深化医疗体制改革的背景下,1997年,中国医疗保障扩大试点改革工作有序推进,据统计,到1997年8月,全国有30多个城市已进行了医改扩大试点工作。② 随着国有企业改革的深入进行,与此相连的城镇职工医疗保险制度改革也备受社会广泛关注,国有企业改革迫切需要医疗保险制度改革的跟进。在此情势下,党中央、国务院领导多次指示要求在认真总结扩大改革试点工作的实践经验基础上,加快推进全国城镇职工医疗保险制度改革。根据中央领导的要求,国务院职工医疗保障制度改革领导小组迅速组织有关部委,在认真总结各地试点经验和深入调查研究的基础上,着手制定全国性城镇职工医疗保险制度改革方案,加快推进建立全国统一性的城镇职工基本医疗保险制度。1998年,中华人民共和国劳动和社会保障部成立,成为党和政府整合行政资源、加快推进中国新时期劳动和社会保障事业的国家新部委。1998年12月,国务院正式向社会发布了《关于建立城镇职工基本医疗保险制度的决定》,这标志着中国城镇职工基本医疗保险制度的建立进入了全面实施阶段。决定从改革的任务和原则、覆盖范围和缴费办法、建立基本医疗保险统筹基金和个人账户、健全基本医疗保险基金的管理和监督机制、加强医疗服务管理、妥善解决有关人员的医疗待遇、加强组织领导等方面,对实施和推进中国城镇职工基本医疗保险制度作了全面部署。决定明确了中国城镇职工医疗保险制度改革的主要任务是建立城镇职工基本医疗保险制度,即适应社会主义市场经济体制改革发展要求,根据财政、企业和个人的承受能力,建立起保障职工基本医疗需求的社会医疗保险制度。决定规定,新的城镇职工基本医疗保险制度实行社会统筹与个人账户相结合的模式,要求城镇所有用人单位,包括企业(国有企业、集体企业、外

---

① 参见《医疗保障制度改革》,中国经济体制改革研究会培训中心1997年编印。
② 董克用:《中国经济改革30年:社会保障卷(1978—2008)》,重庆大学出版社2008年版。

商投资企业、私营企业等)、党政机关、事业单位、社会团体、民办非企业单
位及其职工,都要参加基本医疗保险。而对于乡镇企业及其职工、城镇个
体经济组织业主及其从业人员是否参加基本医疗保险,则由各地方人民政
府决定。在基本医疗保险筹资缴费方面,规定用人单位的缴费比例暂定为
工资总额的 6%,个人缴费比例为本人工资的 2%,单位缴纳的基本医疗保
险费一部分用于建立社会统筹基金,一部分划入个人账户,职工个人缴纳
的基本医疗保险费记入个人账户。决定对单位缴纳费用划入社会统筹和
个人账户的比例、社会统筹基金的起付标准和最高支付限额等都作了明确
规定,做到以收定支、收支平衡。总的来看,决定充分汲取了以往改革试点
的丰富经验,以新型医疗保险制度模式重在实现中国城镇职工的"保基本、
广覆盖"。

　　按照国务院的要求和统一部署,从 1999 年初开始全国各省、自治区、
直辖市开始着手全面实施城镇职工基本医疗保险制度改革。为加快推进
制度改革,各地方政府制定了各地医疗保险制度改革的总体规划及相应的
配套政策文件,充分动员地方政府有关部门的力量协同推进当地医疗保险
制度改革。到 1999 年年底,全国参加基本医疗保险的职工已达 2065.3 万
人,比 1998 年的 1877.7 万人增加了 10%,是 1994 年中国城镇医保试点改
革之初参保职工的 5.2 倍。如图 4-1 所示,从 1994 年开始,随着中国新型
城镇职工医疗保险制度改革的逐步推进,全国城镇职工参加新型医疗保险

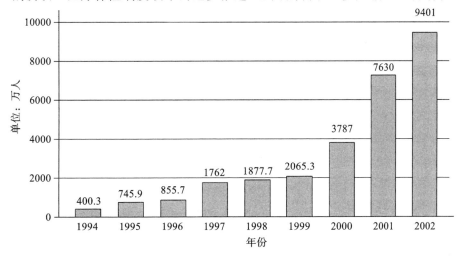

图 4-1　1994—2002 年我国城镇职工医疗保险年末参保人数及增长情况

(资料来源:郑功成《中国社会保障改革与发展战略》,人民出版社 2011 年版。)

的职工人数在逐年显著增加,中国城镇职工参保人数从 1994 年的 400.3万人增加到 1999 年的 2065.3 万人。此后几年,随着中国城镇职工基本医疗保险制度正式在全国范围实施,全国城镇职工参加基本医疗保险的人数更是迅速增加,到 2002 年总计已有 9401 万城镇职工参加了基本医疗保险,这个数字是 1994 年全国职工参保人数的 23.5 倍,其制度全面实施的效果良好。由此,中国新型城镇职工医疗保险制度在确保广大职工身体健康和维护社会稳定中所发挥的作用也越来越显著。同时,随着中国城镇职工基本医疗保险制度的实施,新中国成立以来长期实行的城镇职工传统公费医疗和劳保医疗虽依然存在,但其实行的范围越来越小,逐渐退出历史舞台,取而代之的是全国统一的新型城镇职工基本医疗保险制度。

第三节　发展农村合作医疗的再努力

20 世纪 80 年代,在农村经济改革不断推进的背景下,中国医疗事业面临新的形势,农村合作医疗陷入发展困境,出现了合作医疗组织的大面积解体,而农村合作医疗的衰落成为中国农村经济发展和社会稳定的巨大隐患。对此,党和政府从 80 年代末开始探索适应中国农村经济发展要求的农村医疗保障制度,中国农村合作医疗覆盖率有所提高,但总体而言,中国农村合作医疗整体覆盖率仍在低位徘徊。进入 90 年代,中国农村合作医疗的发展局面依然脆弱,党和政府为恢复和重建农村合作医疗又进行了不懈努力。

一、农村合作医疗发展窘境

中国是一个以农民为主体的发展中国家,解决广大农民的看病就医问题始终是党和政府医疗卫生工作中的重点和难点。改革开放前,中国在广大农村很快建立起了县、乡、村三级医疗卫生保健网,并建立了农村合作医疗制度。在农村合作医疗制度模式下,中国在 70 年代培养了数以百万计的扎根农村、亦农亦医的赤脚医生,用相当低廉的医疗卫生资源,按"保基本、广覆盖"的原则保障了亿万中国农民的基本医疗卫生服务需求,极大地促进了中国农村的稳定和发展,取得了让世界公认的历史成就,中国农村的医疗卫生发展模式也一度成为发展中国家学习的楷模。

党的十一届三中全会以后,中国农村逐步进行了以家庭联产承包责任制为方向的经济改革,中国农村由此焕发出了巨大的活力,广大农民的生活水平也随之不断提高。与此同时,由于农村实行家庭联产承包责任制,中国农村的集体经济基础也逐渐式微,进而导致农村合作医疗筹资来源的集体经济支撑能力越来越小,加之人民公社解体后集体组织管理能力不断下降等因素的影响,中国各地农村合作医疗组织在 80 年代中后期出现大面积解体,到 1989 年全国仅有 4.8% 的农村居民参加合作医疗。① 此外,到 80 年代末,随着中国医疗卫生体制改革的不断推进,地方基层政府对县、乡、村医疗卫生服务机构的财政投入比重不断下降,农村三级医疗保健网也因地方基层政府公共卫生投入不足受到冲击。其中,乡镇卫生院受财政支持能力不足的影响较大,日益面临着生存困难的严重局面,约三分之一的乡镇卫生院已出现收不抵支。而地方基层政府对村级医疗诊所更是几乎没有投资,结果是部分乡镇卫生院和村卫生室已走向私营化和市场化,一些贫困地区的农村医疗卫生资源更是迅速锐减。② 据统计,1990 年全国无医疗点的行政村占全国行政村的 13.8%,比 1985 年高出 1.2%。1990 年年底,中国西部落后省份贵州省无医疗点的行政村占全省行政村总数的 60.8%,而对经济比较发达的浙江省富阳县 9 个乡镇的调查结果显示:1989 年与 1980 年相比,村卫生室由 138 个减少到 112 个,乡村医生人数由 218 人减少到 149 人,乡村医生人均防病治病的时间从 203 天降至 145 天。③ 这些情况表明,中国农村合作医疗所赖以运转的医疗组织载体已严重削弱,而中国合作医疗的大面积解体和农村三级医疗卫生网络的破损使广大农民获得医疗卫生服务日益变得困难,农民又重回到"谁看病、谁掏钱"的自费医疗时代。由于没有合作医疗保障和迅速上升的医疗费用,中国广大农民日益陷入了"看病难、看病贵"的境地。许多贫困农民因经济困难而无法看病就医,以致出现"小病拖,大病扛,重病等着见阎王"的情况,"因病致贫,因病返贫"也成为农民贫困的重要原因。据有关研究人员对中国西部三个贫困县(广西壮族自治区东兰县、贵州省施秉县、陕西省旬邑县)的个案研究及卫生部 1993 年对全国卫生服务的抽样调查,各地农民的医疗服务需求量及门诊医疗利用水平相近,但均有三分之一患病农民未得到基本医疗服务;调查前两周患病率 12%～13%,两周门诊利用率15%～16%,患病而未就诊比例为 33%～38%,而贫困农村农民患病未就诊比例

---

① 顾昕、高梦滔、姚洋:《诊断与处方:直面中国医疗体制改革》,社会科学文献出版社 2006 年版。

② 董克用:《中国经济改革 30 年:社会保障卷(1978—2008)》,重庆大学出版社 2008 年版。

③ 纪卫言:《重建农村合作医疗保健制度》,《计划经济研究》1992 年第 5 期。

为 37％～38％，略高于富裕农村地区农民（33％）。住院医疗服务方面，在患重病需要住院医疗的农民中，有 41％的农民未能住院治疗，贫困县农民需要住院而未住院的比例则高达 48％，显著高于富裕县 29％。另据统计，农民生病无钱就医的比例 1985 年为 4％，到 1993 年已上升到 7％，因无钱住院的比例 1985 年为 13％，到 1993 年已上升到了 24％，都几乎翻了一番。① 这些调研情况都充分表明，农民患病得不到及时医疗服务并非是"缺医少药"，而是因为医药费用较高而农民又没有基本的合作医疗保障。

为改变中国农村医疗卫生发展出现的困难局面，解决农村卫生机构房屋改造、设备更新和人员培训问题，国家计委、财政部和卫生部从 1991 年起联合开展了"三项建设"，力图改善中国农村地区医疗卫生服务机构基础设施条件。与此同时，党和政府也努力探索发展农村合作医疗保险的各种尝试，试图恢复重建农村合作医疗。1989 年至 1992 年，在中央和地方政府的共同努力下，我国农村合作医疗有了初步的恢复和发展，1992 年更是出现了短暂的全国重建合作医疗的高潮。② 但是，总体而言，这一阶段的努力却没有取得多大的进展，到 1993 年全国农村合作医疗覆盖率还仅为7.6％。③ 特别是，随着社会主义市场经济体制的建立发展，中国农村医疗事业发展滞后的矛盾和问题依然突出，中国农村合作医疗的恢复发展还困难重重。特别是，在建立社会主义市场经济体制的背景下，市场经济的自发力量使全社会的医疗卫生资源越来越向城市集中，农村医疗卫生资源日益缩减。在此情势下，如何破解中国农村医疗事业发展难题，恢复发展农村合作医疗，切实解决广大农民"看病难、看病贵"的问题，避免贫困农民"因病致贫、因病返贫"，依然是党和政府在医疗卫生工作中的重大问题。

二、重建农村合作医疗的再努力

历史充分表明，农村合作医疗制度能够契合中国农村经济社会发展的要求，它在保障广大农民获得基本医疗服务、提高农村居民健康水平方面发挥了极其重要的作用。党的十四大以后，随着社会主义市场经济体制的建立，党和政府进一步明确了发展合作医疗仍是解决中国广大农民"看病难、看病贵"问题的根本选择，为此采取了一系列政策措施，为恢复和发展中国农村合作医疗再努力。

① 蔡仁华：《中国医疗保障制度改革实用全书》，中国人事出版社 1997 年版。
② 姚力：《当代中国医疗保障制度史论》，中国社会科学出版社 2012 年版。
③ 周寿祺：《探寻农民健康保障制度的发展轨迹》，《国际医药卫生导报》2002 年第 6 期。

1993 年 5 月,彭珮云在江苏、安徽两省考察农村医疗卫生工作,就农村合作医疗等问题进行调查研究,强调继续发展农村合作医疗制度的必要性。她指出,坚持农村合作医疗制度,是巩固农村三级医疗卫生网,做好初级卫生保健的重要保证,不能简单地把集资办合作医疗看作是增加农民负担。实践证明,合作医疗是依靠集体力量,保障农民群众健康,适合中国国情的农村医疗保障制度。此后,她还在各地考察卫生工作中多次强调要发展农村合作医疗制度。1993 年 11 月,中共十四届三中全会通过的《关于建立社会主义市场经济体制若干问题的决定》中明确提出要发展和完善农村合作医疗制度。为了落实党和政府的这一决定,国务院政策研究室和卫生部组织专家在全国范围内进行了广泛的调查研究,形成了《加快农村合作医疗保健制度的改革和建设》的研究报告,提出了重建农村合作医疗的政策目标、原则和具体措施。为了扎实推进农村合作医疗的恢复和重建工作,卫生部协同世界卫生组织于 1994—1997 年在中国 7 省区 14 个县集中开展了农村合作医疗的重建试点研究,与此同时,中国卫生经济培训与研究网络也开展了"中国贫困地区卫生保健筹资与组织"研究,这都为党和政府恢复和重建中国农村合作医疗提供了重要的政策咨询。此后,卫生部在河南省专门召开了全国农村合作医疗经验交流会,会议以完善合作医疗制度为主题,明确了有关发展合作医疗的政策界限。会后,在国务院的动员部署下,全国有 19 个省、市、自治区共选择了 183 个县(市、区)作为省级农村合作医疗的试点,多数地、市也选定了一批合作医疗的试点县。①

1996 年 12 月 9 日至 12 日,全国卫生工作会议在北京召开,这是新中国成立以来由党中央、国务院召开的第一次全国卫生工作会议。时任国务院总理李鹏在会议讲话中指出,农村合作医疗制度,是中国农民自己创造出来的行之有效的好办法,是一种具有中国特色的农村基本医疗保障制度,这是一件涉及党群关系、农村经济发展和社会稳定的大事,一定要把它办好。在中国经济体制改革过程中,合作医疗遇到了一些困难和问题,要通过深化改革加以解决,使合作医疗得以坚持和发展。对此,他提出要结合各地实践经验,坚持合作医疗民办、公助、自愿、适度的原则,筹资以个人投入为主,集体扶持、政府适当支持。② 国务委员彭珮云在这次会议的讲话中也再次强调要积极、稳妥地发展和完善合作医疗,要求各级政府有责任

---

① 王书城:《中国卫生事业发展》,中医古籍出版社 2006 年版。
② 卫生部办公厅:《中国卫生改革与发展里程碑》,中国中医药出版社 1998 年版。

对建立合作医疗制度的工作加强领导，组织协调各有关部门共同推进这项工作。[①] 此后，在党和政府的大力推动下，中国农村合作医疗有了一定的恢复发展，全国农村合作医疗出现了较好的发展势头。据统计，到1996年年底中国实行农村合作医疗的行政村已上升到了17.59%，达到了1983年以来的最高水平。[②]

1997年1月，中共中央、国务院作出了《关于卫生改革与发展的决定》，就新时期全面深化中国医疗卫生体制改革作出全面部署。在发展农村医疗卫生方面，决定就新时期加强农村医疗卫生工作，实现农村初级卫生保健规划和目标列出了一系列改革举措，其中以专条的形式提出了发展农村合作医疗的目标要求，明确要积极稳妥地发展和完善合作医疗制度，强调合作医疗对于保证农民获得基本医疗服务、落实预防保健任务、防止因病致贫具有重要作用。具体而言，举办合作医疗，要在政府的组织和领导下，坚持民办公助和自愿参加的原则。筹资以个人投入为主，集体扶持，政府适当支持。要通过宣传教育，提高农民自我保健和互助共济意识，动员农民积极参加。要因地制宜地确定合作方式、筹资标准、报销比例，逐步提高保障水平。要加强合作医疗的科学管理和民主监督，使农民真正受益。力争到2000年在农村多数地区建立起各种形式的合作医疗制度，并逐步提高社会化程度，有条件的地方可以逐步向社会医疗保险过渡。这些目标规定和要求可以说为新时期进一步恢复发展中国农村合作医疗明确了前进的方向。1997年，国务院批转了卫生部等多部委联合提出的《关于发展和完善农村合作医疗的若干意见》，意见充分肯定了合作医疗制度是适合中国国情的农民医疗保障制度，明确发展合作医疗要坚持"民办公助、自愿量力、因地制宜"的基本原则，积极引导广大农村居民参加合作医疗，要求地方各级人民政府应根据各自财力，以不同方式引导、支持农村合作医疗的建立和发展。提出办好农村合作医疗，必须注重科学管理，实行民主监督。要管好用好农村合作医疗资金，专户储存，专款专用，取之于民，用之于民，使农民真正受益。意见还明确要求：各地要把发展和完善农村合作医疗当成农村工作的一件大事来抓，力争到2000年在农村多数地区建立起各种形式的农村合作医疗制度。为督促各地落实政策意见要求，同年11月卫生部还专门下发了《关于进一步推动合作医疗的通知》，对各地发展合作医

---

① 卫生部办公厅：《中国卫生改革与发展里程碑》，中国中医药出版社1998年版。
② 汪时东、叶宜德：《农村合作医疗制度的回顾与发展研究》，《中国初级卫生保健》2004年第4期。

疗进一步明确了具体要求。在中央政府部门一系列政策措施的推动下,1997 年中国农村合作医疗的恢复重建工作扎实推进,全国农村合作医疗得以较快发展,也取得了明显的成效。据不完全统计,到 1997 年年底,中国实行农村合作医疗的行政村已达到 23.57％,有些发达地区和省份,如上海、江苏等地,农村合作医疗的行政村覆盖率已高达 70％～80％。①

　　但是,中国农村合作医疗的良好恢复发展势头并未持续。由于地方政府应发挥的职责没有到位,中央与地方财政对农村合作医疗也基本没有多大投入,各地还缺乏强有力的组织实施机构。从合作医疗制度本身的层面看,传统合作医疗制度也没有充分体现社会主义市场经济条件下农民抵御重大疾病风险的客观要求,在重建合作医疗的实施、管理与监督的过程中也没有充分体现农民的主体地位,这些都阻碍了农村合作医疗的恢复发展。特别是进入 1998 年,随着中国“三农”问题的日益凸显,党和政府为有效缓解“三农”矛盾问题的发展,采取了一系列减轻农民赋税负担的政策措施。在此情况下,许多地方政府及基层干部把实施合作医疗错误地认为是增加农民负担,从而在推动发展合作医疗方面工作热情锐减,导致农村合作医疗的重建发展工作遇到困难。到 1999 年年底,全国开展合作医疗的行政村覆盖率又降至 10％左右。② 而此后几年中国农村合作医疗的覆盖率都依然还在低位徘徊。据统计,到 2002 年中国农村合作医疗制度的覆盖率仅为 9.5％,有高达 79.1％的农村居民没有任何医疗保险。③ 当然,这期间中央政府和卫生部也一直在尝试探索发展农村合作医疗模式的实验。例如,1999 年卫生部基层卫生与妇幼保健司和联合国儿童基金会联合进行了中国市场经济体制条件下合作医疗制度改革与发展的研究,着力探讨中国农村合作医疗立法、筹资机制、管理体制和补偿模式,进而提出了一系列促进合作医疗发展的政策建议。从 2000 年开始,中国政府利用世界银行贷款实施了“加强中国农村贫困地区基本卫生服务项目”行动,在重庆市和甘肃省的部分县按每个农民每年 10 元的标准模拟中央财政合作医疗补助金开展新型农村合作医疗的试点研究。④ 2001 年 5 月,国务院办公厅转发了国务院体改办、国家计委、财政部、农业部、卫生部联合提出的《关于农村

165

---

① 《中国卫生改革开放 30 年》编辑委员会:《中国卫生改革开放 30 年》,人民卫生出版社 2008 年版。

② 《中国卫生改革开放 30 年》编辑委员会:《中国卫生改革开放 30 年》,人民卫生出版社 2008 年版。

③ 卫生统计信息中心:《第三次国家卫生服务调查分析报告》,《中国医院》2005 年第 1 期。

④ 王书城:《中国卫生事业发展》,中医古籍出版社 2006 年版。

卫生改革与发展的指导意见》,要求地方各级人民政府要加强组织引导,支持实行多种形式的农民健康保障办法,并将合作医疗作为农民健康保障的主要形式给予重点强调,要求地方各级人民政府要加强对合作医疗的组织领导。按照自愿量力、因地制宜、民办公助的原则,继续完善与发展合作医疗。虽然整个政策文件在合作医疗的筹资上没有多大的政策突破,缺乏政府的明确责任,同时也没有出台进一步具体进行政策落实的相关配套文件,难以改变中国总体农村合作医疗覆盖率很低的局面,但这一政策的出台及上述进行的新型合作医疗的模拟试点研究,都为后来党和政府决定在全国建立起新型农村合作医疗制度提供了必要的前期准备。

第四节　深化医疗卫生改革中的问题分析

综上所述,进入 20 世纪 90 年代在中国建立社会主义市场经济体制过程中,党和政府为适应市场体制发展的要求在医疗卫生领域深化医疗卫生体制改革,取得了显著的成绩。通过进一步引入市场机制、改革医疗卫生服务管理体系,以及加强基层社区卫生服务建设等改革举措,极大地释放了中国各级各类医疗卫生服务机构的市场竞争活力和医疗服务供给能力。在城镇职工医疗保障方面,党和政府通过试点改革逐步建立起了中国城镇职工新型医疗保险制度,其总体覆盖率也逐年提高,传统城镇职工公费医疗和劳保医疗制度开始逐步退出历史舞台。同时,这一时期党和政府也非常重视中国农村医疗事业的发展,继续为恢复和重建农村合作医疗制度而努力,虽然合作医疗的恢复和重建还没有取得理想的效果,但所做的诸多政策努力值得充分肯定。当然,我们在充分肯定这一时期中国医疗事业取得显著成绩的同时,也应清醒地看到这一时期中国深化医疗改革中存在若干不足。总体而言,主要有以下几个方面。

一、城乡居民基本医疗保障覆盖率低

这一时期党和政府在"两江"试点改革的基础上,决定从 1998 年年底在全国范围内开始普遍实行统一的城镇职工医疗保险制度,其政策文件明确要求"城镇所有用人单位,包括企业(国有企业、集体企业、国外投资企业、私营企业等)、机关、事业单位、社会团体、民办非企业单位及其职工,都要参加基本医疗保险。然而,实际上这一制度及政策要求在实施和推进过程中却步履蹒跚,新制度的广泛推行遭遇了现实障碍。这一时期,中国除国有企业开始大面积推行城镇职工医疗保险改革外,新制度在各种广泛吸纳城镇居民就业的非国有企业部门却推行困难,相当多的非国有企业的雇主既不愿意为职工参加社会医疗保险,也不愿意为职工投保那些医疗服务更好的商业性医疗保险,这样就使相当多的城镇非国有企业职工难以享受任何方面的医疗保险待遇。

　　同时,城镇职工医疗保险的保险对象是企业职工,还没有考虑到非就业的城镇普通居民,他们一旦脱离了原来依靠城镇劳保医疗的福利体系后,除少部分能够购买得起商业性医疗保险外,事实上已有越来越多的城镇居民游离于各种医疗保险之外。虽然 1998 年至 2002 年间,中央政府为实现社会医疗保险制度"广覆盖"目标付出了不懈努力,每年都召开相关工作会议来督促地方各级政府着力扩大社会医疗保险的覆盖面,新的城镇社会医疗保险离其广覆盖的政策目标还有很长一段距离。① 如图 4-2 所示,从 1993 年到 2002 年,尽管中国城镇职工参保人数逐年增加,但城镇职工的参保率还依然较低,到 2002 年年末城镇职工基本医疗保险参保率还仅为 32.4%。② 除去那些极少数继续享受传统公费医疗的群体外,中国城镇

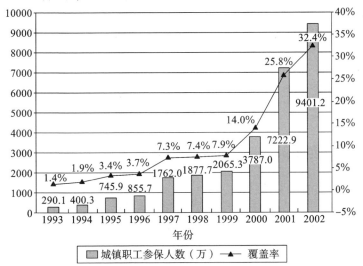

图 4-2　1993—2002 年中国城镇职工参保人数及覆盖率

(资料来源:根据《中国劳动与社会保障年鉴》,历年数据统计整理。)

---

　　① 李培林、李强、马戎:《社会学与中国社会》,社会科学文献出版社 2008 年版。
　　② 顾昕:《走向有管理的市场化:中国医疗体制改革的战略性选择》,《经济社会体制比较》2005 年第 6 期。

中包括大量城镇职工在内的相当多居民已没有任何医疗保险,他们只能靠自费看病。在经济不发达的广大农村地区,党和政府虽然在这一时期的一系列政策文件中要求恢复和重建农村合作医疗并采取了一些政策措施,中国农村合作医疗覆盖率也有一定的提升,但总体而言实际效果并不理想,绝大多数农民都没有参加任何形式的医疗保险,自费医疗的比例相当高。

总的来看,这一时期无论是城镇居民还是农村居民,各种医疗保险的覆盖率都比较低,由此决定了绝大多数城乡居民自费医疗比例较高(见表4-1)。

表4-1　1993、1998、2003年国家三次卫生调查中国城乡居民医疗保险的情况构成

(单位:%)

指标	城乡合计			城市合计			农村合计		
	2003年	1998年	1993年	2003年	1998年	1993年	2003年	1998年	1993年
基本医保	8.9	—	—	30.4	—	—	1.5	—	—
公费医疗	1.2	4.9	5.8	4.0	16.0	18.2	0.2	1.2	1.6
劳保医疗	1.3	6.2	9.7	4.6	22.9	35.3	0.1	0.5	1.1
合作医疗	8.8	5.6	7.7	6.6	2.7	1.6	9.5	6.6	9.8
其他社保	2.0	5.0	6.6	4.0	10.9	17.4	1.3	3.0	3.1
纯商业保险	7.6	1.9	0.3	5.6	3.3	0.3	8.3	1.4	0.3
自费医疗	70.3	76.4	69.9	44.8	44.1	27.3	79.0	87.3	84.1

(资料来源:《第三次国家卫生服务调查分析报告》,卫生部统计信息中心。)

二、医疗卫生服务供给过度市场化

这一时期,中国各种类型的医疗卫生服务提供者(尤其是医院)已经全面走向了市场化。在医疗卫生服务市场化的激励作用下,各级医疗卫生服务机构的营利性动机日趋突显,其社会公益性显著淡化。

李玲教授指出,中国20世纪整个80年代甚至90年代的一系列医疗卫生服务领域的改革措施,都是"放权让利"这一改革思想的延续和演绎。90年代后,伴随着整个社会经济市场化体制改革的推进,党和政府在医疗卫生服务领域中进一步实行"放权让利"的改革策略,并且随着市场经济体制改革的深入,市场化的改革意识逐渐渗透到医改的决策理念中,成为深化

医疗卫生改革的主导原则。① 虽然相关医改政策文件中一再强调医疗卫生服务的社会"福利性"和"公益性",但政策文件中更多的是在强调放权、自主、激励、竞争、有偿服务等政策改革规定。例如,1997 年中共中央、国务院《关于卫生改革与发展的决定》中就提出在保证完成基本卫生服务任务的前提下,医疗机构可开展与业务相关的服务,预防保健机构可以适当开展有偿服务。特别是,政府于 2000 年实施医院新的分类管理办法,这实际上是正式承认了医疗卫生服务机构营利性行为的身份。

这样,在党和政府越来越推行市场化医改政策的激励导向下,无论是政府办的非营利性医疗卫生服务机构还是非政府举办的各类营利性医疗机构都很快地转向了追求全面的经济利益目标。② 而一旦医疗卫生服务机构把追求经济收益作为主要目的,医疗卫生服务中各种各样的营利性行为也就在所难免。整个 20 世纪 90 年代中国医疗卫生服务领域中日益显现出大量的所谓"供方诱导需求"的种种医疗乱象,医疗卫生服务机构及其医务人员开大处方、过度医疗服务、乱收费,甚至医院收取红包的行为现象可以说层出不穷,甚至有越演越烈之势。如果我们主要从这些方面来看的话,这一时期中国医疗卫生服务领域的改革发展实际上已陷入了过度市场化或者说是畸形市场化的陷阱。

三、政府医疗卫生筹资责任弱化

改革开放以来,中国医疗卫生总费用不断攀升,卫生总费用由 1978 年的 110.21 亿元上升到 2002 年的 5684.63 亿元,这其中政府每年的预算卫生支出也在逐年增加,由 1978 年的 35.44 亿元增加到 2002 年的864.49亿元。③ 但是,如果我们从医疗卫生总费用的支出构成来看,20 世纪 80 年代中期以后政府在医疗卫生总费用的支出比例却呈逐年下降的趋势,1985 年政府预算卫生支出占整个卫生费用支出的比例为38.58%,到 1990 年降低到 25.06%,5 年间下降了 13.52 个百分点,到 1992 年又下降了 4.26 个百分点。此后,从 1992 年至 2002 年政府预算卫生支出在整个医疗卫生费用的支出比重呈总体持续下降的趋势。如图 4-3 所示:从 1992 年到 2002 年的 10 年间,政府预算卫生支出比重较低且始终处在不断下降的趋势,整个

① 王绍光:《政策导向、汲取能力与卫生公平》,《中国社会科学》2005 年第 6 期。
② 葛延风、贡森,等:《中国医改:问题·根源·出路》,中国发展出版社 2007 年版。
③ 中华人民共和国卫生部:《中国卫生统计年鉴(2004)》,中国协和医科大学出版社 2004 年版。

卫生费用中的比例从 20.8% 降至 2002 年最低点的 15.2%，平均每年下降 0.56 个百分点。

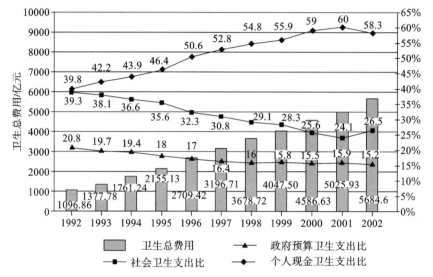

图 4-3　1992—2002 年我国医疗卫生总费用及支出构成情况

（数据来源：《中国卫生统计年鉴（2004）》，中国协和医科大学出版社 2004 年版。）

　　同时，这一时期中国整个社会卫生支出比也呈现总体持续下降的态势，由 1992 年的 39.3% 下降至 2001 年的最低点 24.1%。相比之下，这一时期中国民众个人医疗卫生的现金支出比却急剧攀升，由 1992 年的 39.8% 上升到 2002 年的 58.3%，2001 年达到最高比例的 60%。显然，在这一时期，在中国政府对医疗事业的财政投入相对来说越来越少，而社会支付比重也在不断下降的情况下，全社会医疗卫生总费用的相当部分就只能由民众个人以现金来支付，这一不断显著增长的较高比重无疑加重了中国普通民众的看病就医负担。

　　此外，政府在整个医疗卫生总费用的比重较低也意味着医疗卫生资源的配置越来越由医疗服务的市场化力量来主导，而市场力量的主导结果也必然导致医疗卫生资源越来越向城市集中、向规模越来越大的高级别医院集中，相应的，农村和偏远地区的医疗机构和基层社区卫生服务机构在医疗服务的市场竞争中则越发处于不利的地位，其能力建设也必定遭遇困难。[1] 在这种情况下，中国城乡之间、地区之间的医疗卫生资源差距进一步

---

① 李培林、李强、马戎：《社会学与中国社会》，社会科学文献出版社 2008 年版。

拉大,基层群众对优质医疗卫生资源的可及性变得更加困难。

四、公共卫生和疾病预防能力下降

在计划经济体制时期,党和政府在各类地方病和传染病的公共卫生预防工作中取得了辉煌的成就,赢得了世界卫生组织的高度赞誉。改革开放以后,党和政府也非常重视公共医疗卫生的预防工作,制定了一系列公共医疗卫生的预防政策措施,有力地促进了中国公共医疗事业的发展,其预防医疗卫生的范围已从计划经济时代比较单一的传染病、地方病、免疫接种等扩展到公共卫生预防领域的诸多方面,形成了比较健全的公共医疗卫生综合服务体系。

但是,不可否认的是,改革开放以后随着中国经济、财政及医疗卫生体制改革及社会环境的深刻变化,公共医疗卫生预防体系也不断遭受冲击,到 20 世纪 90 年代后随着市场经济体制条件下医疗卫生改革的深化,公共医疗卫生预防能力不足显现。究其原因:一方面,90 年代以后,在医疗卫生领域不断强化市场化导向的改革激励下,医疗卫生领域中的"重治疗、轻预防"倾向在这一时期更加突显。在各医疗卫生机构不断强化营利性制度逻辑的促动下,可以说整个社会医疗卫生资源供给更多地投向了以疾病治疗为主的领域,不但以疾病治疗为主的医疗机构专注于病人治疗的服务,而且即使是专门性的公共卫生预防机构也越发转向能够快速赢利的疾病治疗服务。[①] 另一方面,各级地方政府在公共卫生预防投入的不断锐减,使得公共卫生预防比重显著减少。虽然进入 90 年代以后,中国政府在医疗卫生费用上的投入量是逐年增加的,但是全社会医疗卫生总费用构成比中政府卫生费用所占的比重却在低位持续下降,这意味着政府对医疗事业的投入相对来说是越来越少的。而在这种情况下政府有限的财政投入还更多地用在了城市规模较大的医疗机构上,相比而言那些城乡基层医疗机构及公共预防医疗机构却反而遭到忽视,这一阶段中国卫生财政流向公共卫生预防上的投入明显减少。根据全国卫生部门的决算统计,1990 年以后政府预算拨款占防治、防疫机构的收入比例已从 59% 下降到 2002 年的 42%,妇幼预防保健机构中的这一比例从 56% 下降到 27%,下降幅度更为明显。[②] 特别是在广大落后的农村地区,这一时期党和政府虽然在不断强调

①　郁辉:《赢利性制度逻辑下的医疗异化行为及医患冲突》,《中国医院管理》2012 年第 11 期。

②　刘兴柱、徐凌中:《我国公共卫生筹资改革措施评价》,《中国卫生资源》1998 年第 4 期。

要加强农村三级预防保健体系建设,并不断要求各地恢复具有初级医疗保健功能的农村合作医疗制度,但总体上因地方政府财力投入越来越少因而在一些地方的公共医疗预防卫生开展情况变得更糟。正是上述这些方面的原因,结果使得这一时期中国公共卫生预防能力显著弱化,导致一些曾经在计划经济时期被党和政府有效控制的地方病、传染病又在不少地方死灰复燃,一些传染病和地方病的发病率都有所上升,防控形势严峻(见表4-2)。

表4-2　1995—2001年中国几种传染病的发病率　（单位:1/10万）

年份	病毒性肝炎	结核病	淋病	梅毒	艾滋病
1995	63.57	—	11.64	0.54	0
1997	64.35	32.73	12.87	1.68	0.01
1999	68.93	39.03	20.63	4.16	0
2000	63.04	41.68	18.31	4.73	0.01
2001	65.15	44.06	14.62	4.56	0.03

（资料来源:王绍光:《中国公共卫生的危机与转机》,《比较》2003年第7期。）

第五章

医疗事业的科学发展（2003—2012）

2002 年 11 月，党的十六大把完善社会主义市场经济体制作为 21 世纪前 20 年中国经济和社会发展的主要战略任务。2003 年，《中共中央关于完善社会主义市场经济体制若干问题的决定》的发布，标志着中国经济体制改革进入了完善社会主义市场经济体制的新时期。在这一历史新时期，党和政府适应中国经济和社会发展的客观要求，提出了全面建设小康社会的总体战略目标，并以科学发展观的全新理念着力建设社会主义和谐社会，在继续坚持以经济建设为中心的同时，越来越把强化社会民生建设作为执政发展的重要战略政策取向。在此经济社会发展政策导向的总体背景下，作为加强民生建设的重要内容之一，医疗事业发展受到党和政府的高度重视。为破解人民群众日益严峻的"看病难、看病贵"问题，党和政府在这一时期着力深化医药卫生体制改革，在广大农村地区很快建立了新型农村合作医疗制度，在继续完善城镇职工医疗保障制度的基础上建立健全了城镇居民医疗保障制度。随后在充分讨论、酝酿和广泛征求社会意见的基础上，2009 年全面深化医疗卫生体制改革的新医改正式启动，其相关方面的制度政策改革一直持续至今。

第一节 社会民生建设中的医疗卫生

一、经济社会发展战略的新取向

改革开放以来，中国经济快速发展，高速增长期持续的时间和增长速度都超过了经济起飞时期的日本和亚洲"四小龙"，创造了令世界惊叹的

"中国奇迹"。国内生产总值由 1978 年的 3645 亿元迅速跃升至 2000 年的 99215 亿元。其中,从 1978 年上升到 1986 年的 1 万多亿元只用了 8 年时间,上升到 1991 年的 2 万多亿元用了 5 年时间,此后 10 年平均每年上升近 1 万亿元,2001 年超过 10 万亿元大关。改革开放以来,中国人均国内生产总值不断提高,成功实现从低收入国家向中等收入国家的跨越,1978 年人均国内生产总值仅有 381 元,1987 年达到 1112 元,1992 年达到 2311 元,到 2003 年超过万元大关至 10542 元。[①] 另外,从 1979 年到 2002 年,中国的国民收入增加了 7.5 倍,年平均增长速度高达 9.3%。[②] 到 21 世纪初,中国人民的生活已实现了历史性跨越,从 20 世纪 80 年代基本解决温饱到总体上达到了小康水平。在新的历史起点上,从 21 世纪开始,中国进入全面建设小康社会、加快推进社会主义现代化的新的发展阶段。[③] 同时,伴随着改革开放以来中国经济社会的快速发展,进入 20 世纪 90 年代后,中国经济社会发展中一系列矛盾和问题也开始迅速显现。正如武力、王丹莉所指出的,在中国经济体制改革转型的过程中,不仅存在着原有不断消亡的旧体制弊病,也同时存在着新体制的"市场失灵"的问题,尽管这些与市场经济体制的正能量相比属于支流和末节,但是"积羽沉舟";30 多年来经济转型(工业化)、体制转型(市场化)、社会转型(城市化和阶层分化)和文化转型(文化的多元化)快速推进,在实现了人均收入小康目标的同时,也积累了很多社会问题。[④] 特别是进入 90 年代后,随着工业化、城市化及市场化改革进程的快速推进,中国经济社会发展与人口、资源、环境、生态之间的矛盾显现,经济社会发展中的"不平衡、不协调、不可持续"的问题日益突出。中国城乡、地区以及不同阶层之间的居民收入差距迅速扩大,"三农"、贫富差距、失业保障、人口流动及老龄化等诸多重大的社会发展问题都在这一时期集中显现,对整个国民经济和社会发展都提出了越来越大的挑战,而由此所催生和导致的诸多社会矛盾及群体冲突性事件也在这一时期增多。总体判断,中国经济社会发展已进入了一个"社会矛盾的凸显期"。

　　进入 21 世纪以后,党和政府从经济社会发展的战略全局出发,提出全

---

① 《改革开放铸辉煌 经济发展谱新篇——1978 年以来我国经济社会发展的巨大变化》,http://www. stats. gov. cn/tjgz/tjdt/201311/t20131106_456188. html。

② 庞元正:《当代中国科学发展观》,中共中央党校出版社 2004 年版。

③ 庞元正:《当代中国科学发展观》,中共中央党校出版社 2004 年版。

④ 武力、王丹莉:《从跨越"贫困陷阱"到跨越"中等收入陷阱"——略论国情对中国经济发展道路的影响》,《中共党史研究》2013 年第 11 期。

面建设小康社会的奋斗征程,着力解决中国经济社会发展中"不平衡、不协调、不可持续"的矛盾和问题,明确提出了科学发展观和构建社会主义和谐社会的发展战略目标。《中共中央关于完善社会主义市场经济体制若干问题的决定》中正式提出了坚持以人为本,树立全面、协调、可持续的发展观,明确要求要按照统筹城乡发展、统筹区域发展、统筹经济社会发展、统筹人与自然和谐发展、统筹国内发展和对外开放的"五个统筹"思想来发展国民经济。2004年党的十六届四中全会从加强党的执政能力建设的高度明确提出了"构建社会主义和谐社会"的战略目标。此后,胡锦涛在中共中央举办的省部级主要领导干部提高构建社会主义和谐社会能力专题研讨班上的讲话中,提出按照"民主法制、公平正义、诚信友爱、充满活力、安定有序、人与自然和谐相处"的总要求构建社会主义和谐社会,并进一步把和谐社会建设提高到中国特色社会主义事业总体布局的四大建设之中。2006年,党的十六届六中全会作出了《中共中央关于构建社会主义和谐社会若干重大问题的决定》,对全面构建社会主义和谐社会进行了战略部署,明确要求要把构建社会主义和谐社会摆在更加突出的位置,把中国建设成为富强、民主、文明、和谐的社会主义现代化国家。2007年,中共十七大对科学发展观进行了全面阐述,强调深入贯彻落实科学发展观,要求全党积极构建社会主义和谐社会,指出科学发展观和社会和谐是内在统一的,没有科学发展就没有和谐社会,没有社会和谐也难以实现科学发展,构建社会主义和谐社会是贯穿中国特色社会主义事业全过程的长期历史任务。

上述党和政府所提出的科学发展的新理念和构建社会主义和谐社会的战略目标取向都意味着中国长期以来所实行的"非均衡"经济发展战略向"全面、均衡"发展战略的重大转变。① 与此发展理念和社会发展战略目标相适应,21世纪以来党和政府也不断采取一系列重大政策措施,而其政策举措的着力点也越来越转向以民生为重点的社会建设方面。党的十七大报告中明确提出加快推进以改善民生为重点的社会建设,强调必须在经济发展的基础上,更加注重社会建设,着力保障和改善民生,推进社会体制改革,扩大公共服务,完善社会管理,促进社会公平正义,努力使全体人民学有所教、劳有所得、病有所医、老有所养、住有所居,推动建设和谐社会。这是党和政府对着力保障和改善民生具体目标的明确表述。中共十六大

---

① 武力、肖翔:《不均衡与均衡:中国经济发展的历史与逻辑——兼对十六大以来党关于经济发展思路和政策的考察》,《中共党史研究》2012年第7期。

以来,党和政府不断制定和实施了一系列加强社会民生建设的政策措施,在事关人民群众切身利益的就业、住房、教育、医疗、养老等社会建设的诸方面加大政策扶持力度,中央和地方各级政府也不断增加这些方面的公共产品服务财政投入,努力把保障和改善民生作为党和政府工作的根本出发点和落脚点。《中华人民共和国国民经济和社会发展第十一个五年规划纲要》对落实科学发展观、构建社会主义和谐社会和强化民生为重点的社会建设提出了更加明确而具体的规划要求,内容涉及公共教育、就业服务、社会保障、医疗卫生、环境保护、公共安全等方面,强调要不断加大民生投入,逐步推进公共服务均等化,努力使全体人民共享改革发展成果。这都充分表明 21 世纪以来党和政府已经越来越把加强以民生为重点的社会建设作为推动中国经济社会又好又快发展的着力点。

二、加强民生建设中的医疗改革诉求

进入 21 世纪后,随着党和政府经济社会发展总体战略取向的重要转变,强化民生建设已经成为全面建设小康社会、落实科学发展观、构建社会主义和谐社会的着力方向。在党和政府不断强化社会民生建设的政策引导下,医疗卫生发展也自然受到党和政府的高度重视。

特别是,进入 21 世纪以后,中国医疗事业发展中所存在的一些矛盾问题突显,中国的医疗卫生体制也成为众矢之的,其中受到社会大众广泛关注和批评的是"看病贵"和"看病难"问题。"看病贵"意味着医疗卫生费用的超常快速增长,而"看病难"则意味着医疗卫生服务的可及性存在问题。[1] 20 世纪 90 年代以后,在快速市场化体制改革的促动下,中国医疗卫生服务的人均门诊和住院费用都迅速上涨,其上涨幅度大大超过了城乡居民人均可支配性收入的增长幅度,农民人均纯收入和城镇居民可支配性收入年均增长 6.26%~6.95%,而同期次均住院费用增长 10.40%~14.63%,次均住院费用超过全年人均收入,群众反映的"看病贵"问题由此可见一斑。[2]这种不断攀升的医疗费用使中国城乡广大低收入群众谈病色变,沉重的医疗费使他们难以得到及时有效的医疗服务,而城乡居民因病致贫的情况也比较严重。更有甚者,有的困难群众面对高额的自付医疗费用而干脆有病不医,任其发展。据卫生部第三次全国卫生服务调查结果显示,2003 年

---

① 顾昕:《走向有管理的市场化:中国医疗体制改革的战略性选择》,《经济社会体制比较》2005 年第 6 期。

② 刘运国:《二十一世纪初中国的主要健康问题浅析》,《中国卫生经济》2007 年第 3 期。

中国城乡有 48.9% 的居民有病不去就诊,29.6% 的城乡居民应住院而没有住院(见表 5-1、图 5-1)。这样,进入 21 世纪以来,中国城乡基层群众"看病难、看病贵"越来越成为广大人民群众反映强烈的社会热点问题之一,2004 年国家六部委联合进行的社会抽样调查显示:"看病难、看病贵"问题仅次于收入差距问题,被列为城乡居民所关注的社会民生问题的第二位;2005 年新华网调查数据显示,解决"看病难、看病贵"问题被列为城乡居民关注的重点的社会民生问题的第一位。[①] 应当说,21 世纪之初突显的"看病难、看病贵"问题尽管有着非常复杂的社会经济发展背景,但这一社会病象背后却足以反映出了中国 20 世纪 90 年代整个医疗事业体制改革发展中的问题和不足。正如有学者所指出的,整个医疗体制的运行,无论是从效率还是从公平的角度来看,都出现了严重的问题。[②] "看病难、看病贵"以及大量医患关系紧张、医患冲突事件频发都可以说是这种严重问题的一种表征。

表 5-1　家庭健康询问调查——调查两周患者未就诊比例

调查时间	城乡合计	城市合计	农村合计	大城市	中城市	小城市	一类农村	二类农村	三类农村	四类农村
两周未就诊比例/(%)										
2003 年	48.9	57.0	45.8	57.7	63.8	48.9	49.8	43.0	46.7	43.0
1998 年	38.5	49.9	33.2	52.0	52.6	44.7	32.5	32.2	34.6	32.4
1993 年	36.4	42.4	33.7	45.1	46.2	34.1	33.3	33.7	32.5	36.8
年龄标准化两周未就诊比例/(%)										
2003 年	47.9	54.9	45.5	57.2	61.1	47.7	48.2	42.8	46.6	43.7
1998 年	39.2	49.3	34.4	52.3	52.7	43.9	33.5	33.7	35.6	33.3
1993 年	37.6	41.1	36.0	42.3	44.4	35.0	35.1	36.9	34.8	38.0

(资料来源:卫生部统计信息中心《2003 年第三次国家卫生服务调查分析报告》,2004 年 7 月 16 日。)

　　在公共医疗卫生的防控方面,2003 年春,一场突如其来的"非典"疫情(SARS)在中国南方发生,并迅速演变成一次全球性的公共卫生危机,它很

---

　　① 饶克勤、刘新明:《国际医疗卫生体制改革与中国》,中国协和医科大学出版社 2007 年版。
　　② 顾昕:《走向有管理的市场化:中国医疗体制改革的战略性选择》,《经济社会体制比较》2005 年第 6 期。

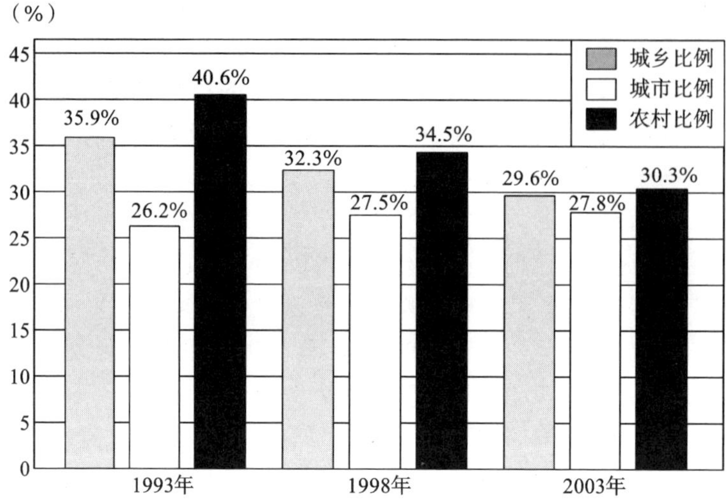

图 5-1　第三次国家卫生服务调查地区居民应住院而未住院的比例

（数据来源：卫生部统计信息中心《2003 年第三次国家卫生服务调查分析报告》，2004 年 7 月 16 日。）

快波及全球诸多国家和地区。“非典”疫情的发生不仅严重威胁到中国人民群众的身体健康与生命安全，而且对中国经济发展和社会稳定造成了较大的冲击，同时因早期防控不力也给中国的国际形象带来了较大的负面影响。2003 年 5 月，世界卫生组织在其发布的一份文件中就指出：在“非典”疫情发生的早期，中国并没有公开上报病例，正因如此，这种严重的疾病才在全球传播，对所有国家来说，最重要的教训在于，在当今这个由电子技术相连的全球化的世界上，那种因为害怕对社会和经济造成影响而隐瞒传染病发生的行为，只是带来高昂代价的短期权宜之计，最终将会失信于整个国际社会。

“非典”疫情的发生充分暴露了中国公共医疗卫生体系的脆弱性，突显了中国在突发公共卫生事件的应急管理中所存在的机构及制度建设不足、公共防控资源匮乏、防控体制机制不健全等一系列应对能力不足的问题。可以说，2003 年的“非典”疫情极大地触动了党和政府的敏感神经，也引起了全社会对中国公共卫生体系的高度关注和反思。“非典”疫情以后，党和政府迅即把建设和完善中国公共卫生事件应急管理体系作为当务之急，从而加速了中国公共卫生应急体系建设的进程。同时，“非典”疫情也引起了党和政府的高层领导人对中国整个医疗卫生体系所存在的严重问题的关注和反思，从而在不断强化社会民生建设的战略政策取向下加快了对中国医疗卫生体系进行重大改革的步伐。

　　总之,进入 21 世纪以后,随着中国社会民生建设中日益突显的医疗卫生问题,党和政府以科学发展观、构建社会主义和谐社会为经济社会发展的战略取向,在不断强化社会民生建设中把维护人民基本的健康权益,深化医疗卫生改革放在了更加突出的位置。党的十六大把提高全民族的健康素质列入全面建设小康社会的目标之一,明确提出建立适应新形势要求的卫生服务体系和医疗保障体系,着力改善农村医疗卫生状况,提高城乡居民的医疗保健水平。党的十六届三中全会则提出要加强医疗卫生服务,强化政府在医疗卫生中的责任,坚持医疗卫生体制改革的公益性方向,建设覆盖城乡居民的基本卫生保健制度,努力为人民群众提供基本的医疗卫生服务。2006 年 10 月,胡锦涛在出席中央政治局第 35 次集体学习时发表了重要讲话,他在讲话中从经济社会发展战略全局的高度论及了新时期深化医疗卫生体制改革的重要性和紧迫性,强调医疗事业发展事关社会的和谐稳定,实现人人享有基本的医疗卫生服务是全面建设小康社会的重要目标,也是党和政府义不容辞的责任。党的十七大报告把深化医疗卫生体制改革作为实现人民“病有所医”的重点问题提上议事日程,明确要求:要坚持公共医疗卫生的公益性质,坚持预防为主、以农村为重点、中西医并重,实行政事分开、管办分开、医药分开、营利性和非营利性分开,强化政府责任和投入,完善国民健康政策,鼓励社会参与,建设覆盖城乡居民的公共卫生服务体系、医疗服务体系、医疗保障体系、药品供应保障体系,为群众提供安全、有效、方便、价廉的基本医疗卫生服务。党和政府的“十一五”规划中对医疗事业发展规划提出了具体要求。

　　以上都充分表明,21 世纪以来党和政府已经把深化医疗卫生改革作为民生事业改革与发展中的重中之重来加以推进,从而使中国的医疗卫生改革迎来了一个大转折和大调整的重要时期。

第二节　构筑完善的城乡医保体系

　　进入 21 世纪以后,党和政府在强化社会民生建设中把进一步全面深化医药卫生体制改革、着力破解人民群众的“看病难、看病贵”作为化解社会矛盾、维护社会和谐稳定的突破口。其中,构筑完善的城乡居民医疗保障体系是党和政府发展医疗事业的一个着力点。

一、扩展城镇职工基本医保覆盖面

　　1998 年,中国城镇职工基本医疗保险制度在全国正式实行后,中国城镇职工医疗制度改革进入了全面发展阶段,此后几年这一制度覆盖面不断扩大,城镇参保职工人数每年都在显著增加,从制度实施的绩效来看取得了良好的社会效应。但是,总体来看,到 2002 年中国城镇职工医疗保险制度总的覆盖率仍然很低,离党和政府所提出的"广覆盖"的政策目标还相距甚远。特别是,伴随着中国经济体制改革的进一步深化和产业结构的调整,城镇出现了大量的下岗工人,加之农民进城务工数量的进一步增加,在城镇中以非全日制、临时性和弹性工作等灵活形式就业的人员(统称灵活就业人员)数量急剧增加,解决好这些人的就业安置和基本医疗保障问题事关社会和谐稳定的大局。

2003 年 4 月,劳动和社会保障部办公厅下发通知,强调要从实践"三个代表"和全面建设小康社会的战略高度充分认识做好扩大城镇职工基本医疗保险范围工作的重要性。通知要求各级地方政府要按照国务院及有关部门的政策文件精神,加大对中央政策的执行力度,因地制宜加快建设和完善城镇职工基本医疗保险制度。通知对各地扩大城镇职工基本医疗保险范围提出了明确指标:全国各大中城市的城镇职工医疗保险参保率要努力达到 60% 以上,省会和直辖市的职工参保率要达到 70% 以上,已经实现职工医保统筹的地区要达到 50% 以上的参保人数。对此,通知要求各级地方政府及社会保障管理部门要加强职工参保的服务工作,强化有关部门的监督管理,严格按照中央政府部门的政策要求层层明确责任、狠抓具体落实工作。通知下发后,全国各省、自治区、直辖市的地方政府及相关部门都进一步加大了城镇职工基本医疗保险扩大范围的政策工作力度,各地方政府也相应出台了地方性的政策文件,由此全国城镇职工基本医疗制度覆盖范围显著扩大。一些在国有企业重组改制、关闭破产过程中下岗职工或退休城镇职工都获得了基本的医疗保障,有力地保障了他们生活水平的提高。为进一步扩大城镇职工基本医疗制度覆盖面,把更多的非国有企业职工和灵活就业群体也尽快纳入医保覆盖范围之中,解决日益迫切的城镇灵活就业人员的医疗保障问题,2003 年 5 月劳动和社会保障部又下发了《关于城镇灵活就业人员参加基本医疗保险的指导意见》,要求各级劳动保障部门要高度重视灵活就业人员的医疗保障问题,积极将灵活就业人员纳入基本医疗保险制度范围,要求各地结合经济发展水平和医疗保险治理能力,在区分灵活就业人员的人群类别、充分调查分析其基本医疗需求的基础上,针对不同类别的人群,制定相应政策和治理办法。此后,山东、江西、广东、湖北等省以及南京、重庆、太原、保定、张家口、汕头、沈阳等城市都先后出台了关于城镇灵活就业人员参加基本医疗保险的具体办法和政策措施,大量无任何基本医保的灵活就业人员都很快被纳入城镇医疗保险范围之中。

进入 21 世纪以后,随着国有企业改革进程的不断加快以及城镇非公有制经济组织的快速发展,各种非公有制组织单位数量迅速增多,而这些企业、组织往往成为吸纳城镇下岗职工及大量新增就业人口的主渠道。推进非公有制经济组织从业人员参加医疗保险,是进一步深化国有企业改革、完善社会主义市场经济体制的迫切要求,是改善经济环境、促进就业和再就业的重要措施,也是增强中国城镇医疗保险保障能力、确保医疗保险制度稳健运行和可持续发展的客观需要。2004 年 5 月,劳动和社会保障部专门下发了《关于推进混合所有制企业和非公有制经济组织从业人员参加医疗保险的意见》,要求各地社会医疗保障部门采取切实措施,加大推进混合所有制企业和非公有制经济组织从业人员参加医疗保险的工作力度,促进基本医疗保险事业全面协调可持续发展。为此,意见还特别强调:要以做好在职职工医疗保险关系接续和解决退休人员医疗保险资金为重点,巩固和扩大国有企业转制为混合所有制企业后的参保面。同时,要以私营、民营等非公有制企业为重点,提高中小企业职工的参保率。

此外,随着中国工业化、城镇化步伐的进一步加快以及党和政府对农民进城务工政策的进一步放宽,2004 年农民工的数量达到 1.18 亿人,而其中很大一部分在大中城市就业居住,农民工成为城市人口中的一个重要构成部分。[①] 但是,由于受长期的城乡二元体制及相应的户籍分割体系的影响,农民工在城市社会中难以享有同城镇户籍居民同样的社会福利待遇。进入 21 世纪以来,党和政府开始制定一系列保障农民工权益和改善农民工城市生活状况的政策措施,其中把农民工纳入城镇职工医疗保险覆盖范围内是一大重要政策举措。2004 年 5 月,劳动和社会保障部出台的《关于推进混合所有制企业和非公有制经济组织从业人员参加医疗保险的意见》中就明确要求各地劳保部门把与用人单位形成劳动关系的农村进城务工人员纳入医疗保险范围。2006 年,国务院专门颁发了《关于解决农民工问题的若干意见》,为贯彻落实国务院这一政策要求,劳动和社会保障部及时制定下发了《关于贯彻落实〈国务院关于解决农民工问题的若干意见〉的实施意见》,要求要按照"低费率、保大病"的原则,将农民工纳入医疗保险范

[①]　李培林、李强、马戎:《社会学与中国社会》,社会科学文献出版社 2008 年版。

围,抓紧解决农民工大病医疗保障问题。具体做法是:与城镇用人单位签订规范劳动合同的农民工,随所在单位参加基本医疗保险;以灵活方式就业的,可按照当地灵活就业人员参保办法参加医疗保险;农民工比较集中的地区,可以采取单独建立大病医疗保险统筹基金的办法,重点解决农民工进城务工期间的住院医疗保障问题。为此,2006 年 5 月,劳动和社会保障部办公厅又专门下发通知,要求各省(区、市)要根据部里制定的 2006 年农民工参加医疗保险专项指标,制定专门的工作方案,明确工作重点和工作措施,指定专人负责,将扩面指标分解到各统筹地区,将扩面任务完成情况列入目标治理考核内容,加大工作力度,加快推进农民工参加医疗保险的工作进度,确保完成专项扩面任务。在国家这些政策的要求下,2006 年以后全国各省地不断加大政策执行力度,使越来越多的农民工加入到了城镇职工基本医疗保险之中。

总之,进入 21 世纪以来在党和政府的不断努力下,中国城镇职工基本医疗保险制度进一步得到补充完善,随着党和政府一系列相关新的政策措施的实施,中国城镇职工医疗保险制度的覆盖面显著拓展,不仅覆盖了与用人单位签订劳动合同的职工人员,还将城镇符合参保条件的非正规就业群体(特别是农民工群体)也迅速地纳入城镇职工基本医疗保险的范围之内。同时,对从事非全日制、临时性和弹性工作的,只有部分交费能力的城镇灵活就业人员在政策设置上采取了具体灵活多样和有人性化的对策措施,收到比较明显的社会效果。由此,21 世纪以来中国城镇职工基本医疗保险覆盖率快速提高,城镇职工参保总人数每年都在显著增加。据统计 2002 年,中国城镇职工基本医疗保险参保总人数为 9401.2 万人,到 2012 年年末已达到 26485.5 万人,比 2002 年增加了 17084.3 万人,增长了64.5%;从在职职工和退休人员的参保情况看,2012 年分别为 19861.3 万人和 6624.2 万人,比 2002 年分别增长了 65.1%和 62.6%(见表 5-2)。

表 5-2　2002—2012 年中国城镇职工基本医疗保险人数及增长情况

年份	年末参保总数/万人	其中:参保职工人数/万人	其中:参保退休人员/万人
2002	9401.2	6925.8	2475.4
2003	10901.7	7974.9	2926.8
2004	12403.6	9044.4	3359.2
2005	13782.9	10021.7	3761.2

续表

年份	年末参保总数/万人	其中:参保职工人数/万人	其中:参保退休人员/万人
2006	15731.8	11580.3	4151.5
2007	18020	13420	4600
2008	19995.6	14987.7	5007.9
2009	21937.4	16410.5	5526.9
2010	23734.7	17791.2	5943.5
2011	25227.1	18948.5	6278.6
2012	26485.5	19861.3	6624.2

(资料来源:《中国统计年鉴(2013)》,中华人民共和国国家统计局网站。)

二、实行新型农村合作医疗制度

改革开放以后,随着中国农村社会经济基础结构的变革与发展,一度鼎盛的传统农村合作医疗制度在 20 世纪 80 年代中期开始出现大面积解体。从 90 年代开始,党和政府曾一直试图恢复和重建农村合作医疗制度,但是总体而言,实际的结果都没有获得成功。[①] 据 2003 年卫生部进行的"第三次国家卫生服务调查"结果显示:在所调查的农村地区,被调查者中,仅 9.5% 的农民参加了农村合作医疗,仅 3.1% 的农民参加了各种社会医疗保险,还有 8.3% 的农民购买了商业医疗保险。除此以外,有 79.1% 的农民没有任何形式的医疗保险,这些农民一旦看病就医只能完全自费。而在 21 世纪前后,广大农民看病就医的费用大幅攀升,大大超出了农民实际收入的增长幅度,依据第三次国家卫生服务调查结果显示,1998—2003 年农民年人均收入仅增长了 2.4%,而同期农民年医疗费用支出却增长了 11.8%,是农民年人均收入增长的 4.9 倍多,广大农民日益陷入了"看病难、看病贵"的窘境,不少农民"因病致贫、因病返贫"的现象和问题在 21 世纪前后更加突显。进入 21 世纪后,在党和政府着力推进科学发展和构建社会主义和谐社会的总体战略引导下,党和政府在解决"三农"问题上采取了重大的举措:一是进行农村税费改革,最终取消了农业税;二是进行社会

[①]　曹普:《新中国农村合作医疗史》,福建人民出版社 2014 年版。

主义新农村建设,开始实施一系列新的惠农政策,国家也逐年加大对农村教育、卫生、社会保障等方面的公共财政投入力度。在此大的政策背景下,我国农村医疗事业也出现了欣欣向荣的局面。为切实有效地解决农村居民"看病难、看病贵"问题,党和政府推进农村医疗事业发展的一个重要制度性举措就是建立新型农村合作医疗制度。

从 2001 年起,党和政府即明确把发展农村合作医疗作为推进农村医疗事业改革发展的一项重要任务,开始着手探索新型农村合作医疗制度。2001 年 5 月,国务院办公厅转发了由国务院体改委、国家计委、财政部、农业部、卫生部联合提出的《关于农村卫生改革与发展的指导意见》,意见要求地方各级人民政府要加强对农村合作医疗的组织领导,按照自愿量力、因地制宜、民办公助的原则,继续完善与发展农村合作医疗制度。合作医疗的筹资以个人投入为主,集体扶持,政府适当支持,坚持财务公开和民主管理,在有条件的地方提倡以县(市)为单位实行大病统筹,帮助农民抵御个人和家庭难以承担的大病风险。这些要求为进一步推动农村合作医疗制度的创新发展指明了基本方向。为进一步加快推进农村医疗事业发展,明确 21 世纪中国农村医疗事业发展的总体指导思想、主要目标、基本任务以及政策举措,2002 年 10 月中共中央、国务院颁布了《关于进一步加强农村卫生工作的决定》,要求到 2010 年,在全国农村基本建立起适应社会主义市场经济体制要求和农村经济社会发展水平的农村卫生服务体系和农村合作医疗制度。同时,首次明确提出要逐步建立以大病统筹为主的新型农村合作医疗制度。为此,从 2003 年起中央政府决定给予中西部地区参加新农合的农民人均每年 10 元补助,地方财政每年给予参合农民不低于人均 10 元的补助,由参合农民交费和中央与地方政府的财政补助共同组成新农合筹资基金。同时,文件中还明确要求政府卫生投入要重点向农村倾斜,各级人民政府要逐年增加卫生投入,增长幅度不低于同期财政经常性支出的增长幅度;从 2003 年起到 2010 年,中央及省、市(地)、县级人民政府每年增加的卫生事业经费主要用于发展农村卫生事业,包括卫生监督、疾病控制、妇幼保健和健康教育等公共卫生经费、农村卫生服务网络建设资金等;要研究制定具体补助办法,规范政府对农村卫生事业补助的范围和方式。

为了具体贯彻落实中共中央、国务院提出的逐步建立以大病统筹为主的新型农村合作医疗制度的基本要求,2003 年 1 月国务院办公厅下发了《关于建立新型农村合作医疗制度的意见》。意见对新农合作了明确的界定,即它是由政府引导农民自愿参加的主要以大病统筹为主的医疗互助共济制度。意见规定新型农村合作医疗制度要坚持如下基本原则:第一,非强制性的自愿原则,是否参加新农合由农民自己做主,地方政府及部门不能采取行政强迫的方式要求农民参加新农合;第二,量入为出和适度保障的原则,新农合的保障水平要与筹资基金的规模一致,主要以大病统筹保障为主;第三,先试点再逐步推广的原则,虽然中国农村已有传统合作医疗发展的历史经验,但新型农村合作医疗毕竟还与传统合作医疗制度不同,新的制度需要先行试点,在取得试点实践经验的基础上再加以推广。此外,意见还对建立新型农村合作医疗制度中的组织管理、筹资标准、资金管理、医疗服务管理及如何组织实施等都作了具体明确的要求和规定,从而成为指导建立新型农村合作医疗制度的纲领性文件。从以上政策内容的规定可以看出,新型农村合作医疗制度虽是在延续传统合作医疗的制度逻辑基础上提出的,但又与传统合作医疗的制度内涵有着较大的不同,它的"新"主要体现在举办层次较高、中央及各级政府财政资助、抗风险能力较强和设立专门组织机构管理等方面。① 二者的具体区别如表 5-3 所示。

表 5-3 传统农村合作医疗制度与新型农村合作医疗制度之异同点比较

项目	传统农村合作医疗制度	新型农村合作医疗制度
目的	重点解决农民小病小伤	重点解决农民的因病致贫、因病返贫问题
目标		到 2010 年,新型农村医疗制度要基本覆盖全体农村居民
管理体制	对县及县以上管理组织的设置没有明确要求。 乡级管理者与服务提供者多位一体	省、地级人民政府成立相关部门组成的新型农村合作医疗协调小组。 县级人民政府成立有关部门和农民代表参加的新型农村合作医疗管理委员会,下设经办机构(一般设于卫生行政部门内),其人员和工作经费列入同级政府财政预算

---

① 王书城:《中国卫生事业发展》,中医古籍出版社 2006 年版。

项目		传统农村合作医疗制度	新型农村合作医疗制度
筹资	性质		新型农村合作医疗基金是民办公助社会性资金
	原则	以个人投入为主,集体扶持,政府适当支持	个人交费、集体扶持和政府财政资助相结合
	数额	以农民个人筹资为主,集体经济组织扶持,政府财政很少支付	农民个人交纳数额年人均不低于10元 地方各级政府财政资助总额年人均不少于10元 中央财政资助(对中西部地区)年人均10元
	政策界限	政府各部门政策不协调,部分地方将农民参加合作医疗所交费用视为增加农民负担	农民为参加新型农村合作医疗、抵御疾病风险而履行交费义务不能视为增加农民负担
管理制度		以收定支,收支平衡,略有节余,专款专用	按照以收定支、收支平衡和公开、公平、公正原则进行管理,在银行专户存储,封闭运行
举办层次		多为村办村管、村办乡管或乡办乡管	以县(市)为单位进行统筹
补偿模式		没有硬性规定	主要补助大额医疗费用或住院医疗费用 有条件的地方,可以实行大额医疗费用补助与小额医疗费用补助相结合的办法 对年内没有享受补偿者,安排一次常规性体检
监督体制		要加强合作医疗的科学管理和民主监督,使农民真正受益	强调农民的参与权、知情权和监督权 县级成立由有关部门和农民代表参加的监督委员会 县级新型农村合作医疗委员会定期向监督委员会和同级人大报告工作,审计部门定期对基金收支和管理进行审计

(资料来源:王书城:《中国卫生事业发展》,中医古籍出版社 2006 年版。)

按照党中央、国务院的统一部署,从 2003 年全国各省地开始进行新型农村合作医疗制度的试点工作。国务院分别选取浙江、湖北、云南和吉林四省作为"新农合"的重点试点省份,并建立了新型农村合作医疗部际联席会议制度,对全国新型农村合作医疗试点工作进行了广泛深入的调研,听取了浙江、湖北、云南、吉林四省的情况汇报,召开了专家座谈会。据统计,截至 2003 年年底,全国已有 30 个省、自治区、直辖市和新疆建设兵团确定了 304 个新型农村合作医疗试点县(市),覆盖了 9300 余万农业人口。在所进行试点的县(市)中,实际参加合作医疗的农民 6450 余万人,参合率约为 69%,其中,中西部地区确定了 236 个试点县(市),覆盖了 6400 万农业人口,实际参加农村合作医疗的人数有 4600 余万人,参合率为 71%左右。[①] 为了进一步推进新型农村合作医疗试点工作,2003 年,国务院在湖北宜昌召开了第一次全国新型农村合作医疗试点工作会议,会议在总结各地试点经验的基础上对继续开展"新农合"试点工作提出了进一步要求。会后,国务院办公厅转发了《关于进一步做好新型农村合作医疗试点工作的指导意见》,要求各地区、各有关部门一定要从维护广大农民根本利益出发,因地制宜,分类指导,精心组织,精心运作,务求扎实推进试点工作,为新型农村合作医疗健康发展奠定良好基础。针对一些地方在试点工作中出现的工作粗放、盲目定指标以及强迫农民参合等问题,指导意见强调开展新型农村合作医疗试点,一定要坚持农民自愿参加的原则,严禁硬性规定农民参加合作医疗的指标、向乡村干部搞任务包干摊派、强迫乡(镇)卫生院和乡村医生代缴以及强迫农民贷款缴纳经费等简单粗暴、强迫命令的错误做法。之后,卫生部、财政部派出检查小组对一些地方在试点工作中出现的问题进行了抽查、纠正,保证了各地试点工作的健康有序进行。2004 年,国务院召开第二次全国新型农村合作医疗工作会议,会议要求各级地方政府要进一步按照中央政策的要求,因地制宜,在合理调整试点工作方案的基础上,完善试点的配套政策措施,积极稳妥地扩大试点,为全面建立新型合作医疗制度创造坚实的条件。

此后,从 2005 年开始,党和政府不断出台一系列新型农村合作医疗的补充性指导文件和召开多次相关会议,中央财政不断加大对"新农合"的财政支持力度,各地方政府也依据中央政府的政策精神出台相关的具体政策规定和加大财政投入,政府对参合农民的人均补助标准逐年提高。这样,在中央和地方政府的共同努力下,中国新型农村合作医疗制度开始快速推

① 王书城:《中国卫生事业发展》,中医古籍出版社 2006 年版。

进,到 2007 年,中国新型农村合作医疗制度建设由试点阶段开始转入全面推进阶段。[①] 据统计,2007 年年底中国新型农村合作医疗制度已覆盖全国 2451 个县(市、区),覆盖率达到 86.2%,参加农民达到 7.26 亿人,补偿人次 4.53 亿人次;到 2012 年年底,全国建立新型农村合作医疗制度的有 2566 个县(市、区),覆盖了全国所有含农业人口的县(市、区),参合农民达到 8.05 亿人,参合率高达 98.3%,人均筹资从 2007 年的 58.9 元增加到 308.5 元,从 2005 年到 2012 年,全国累计有 63.38 亿人次享受到新型农村合作医疗的补偿,共补偿资金达 7455.35 亿元(见表 5-4),农村新型合作医疗制度已充分显示了其制度创新的优越性,也得到了广大农村地区居民的广泛认可。

表 5-4　2005—2012 年中国新型农村合作发展情况

年份	新农合县区数/个	参加人数/亿人	参合率/(%)	人均筹资/元	基金支出/亿元	补偿人次/亿人次
2005	678	1.79	75.66	42.10	61.75	1.22
2006	1451	4.10	80.66	52.10	155.8	2.72
2007	2451	7.26	86.2	58.90	346.6	4.53
2008	2729	8.15	91.53	96.30	662.3	5.85
2009	2716	8.33	94.2	113.4	922.9	7.59
2010	2678	8.36	96	156.6	1188	10.87
2011	2637	8.32	97.5	246.2	1710	13.15
2012	2566	8.05	98.3	308.5	2408	17.45

(资料来源:《中国统计年鉴(2013)》,中华人民共和国国家统计局网站,http://www.stats.gov.cn/tjsj/ndsj/。)

三、建立城乡居民医疗救助制度

医疗救助制度是指政府通过提供财务、政策和技术上的支持以及社会通过各种慈善行为,向贫困人口中的疾病患者提供专项帮助和经济支持,使他们获得必要的卫生服务,以提高其基本生存能力,改善其健康状况的一种医疗保障制度。[②] 改革开放以后,由于传统农村合作医疗严重萎缩以

---

① 曹普:《新中国农村合作医疗史》,福建人民出版社 2014 年版。
② 《中国卫生改革开放 30 年》编辑委员会:《中国卫生改革开放 30 年》,人民卫生出版社 2008 年版。

及城镇公费医疗和劳保医疗制度迅速向城镇职工医疗保险制度转变,导致大量城乡群众失去了基本的医疗保障,结果有相当部分的城镇贫困人员、农村"五保户"、农村特困家庭等城乡困难群众陷入贫困与疾病相互并生的怪圈,城乡贫困家庭的"看病难、看病贵"问题十分突出。进入 21 世纪,虽然党和政府不断扩大城镇职工医疗保障制度的覆盖面,新型农村合作医疗和城镇居民基本医疗保险制度也迅速建立起来,但这些制度并不能确保城乡特困群众享有基本医疗卫生服务。一方面,无论是城镇居民医疗保险还是新型农村合作医疗,都需要城乡居民先行参保才能享受医疗报销待遇,这样就不可避免地使城乡特困家庭因无力缴纳参保费用而被排除在福利制度之外。另一方面,即使城乡特困家庭能够缴费参保,但由于报销范围及最高费用限额规定,当发生重大疾病时个人自付的医疗费用还是相当高,这对于城乡那些困难群众无疑还是难以承受的巨大经济负担。因此,为了妥善解决城乡特别困难群众的医疗保障问题,进入 21 世纪以后,党和政府把建立城乡医疗救助制度作为构筑完善的基本医疗保障体系的一个重要组成部分。

建立城乡医疗救助制度率先在农村启动。2002 年,中共中央、国务院提出了《关于进一步加强农村卫生工作的决定》,在此政策文件中,党和政府明确提出对农村贫困家庭实行医疗求助,决定建立农村医疗救助制度。为贯彻落实中央政府的这一决定,2003 年,民政部、卫生部、财政部联合下发了《关于实施农村医疗救助的意见》,分别对建立农村医疗救助制度的目标和原则、医疗救助的对象、救助的办法、救助申请审批程序、医疗救助管理服务、基金的筹集和管理以及组织实施等方面均提出了比较具体的规定,其中,农村医疗的救助对象为农村"五保户"、农村贫困户家庭成员以及地方政府规定的其他符合条件的农村贫困农民。具体救助方法是:在开展新型农村合作医疗的地区,资助医疗求助对象缴纳部分或全部合作医疗参筹资金,使其能够参加合作医疗。对因患大病个人负担难以承受而影响家庭生活的医疗救助对象按具体规定给予适当救助,而对国家规定的特种传染病救治费用按有关规定救助。意见明确要求各省、自治区、直辖市在全面推行农村医疗救助制度的同时,可选择 2~3 个县(市)作为示范点,通过示范指导推进农村医疗救助工作的开展,力争到 2005 年,在全国基本建立起规范、完善的农村医疗救助制度。为了加强对农村医疗救助基金的管理,配合 2003 年意见政策的实施,2004 年 1 月,民政部、财政部还制定下发了《农村医疗救助基金管理试行办法》,要求地方基层政府建立专项农村医疗求助基金，实行专款专用。为了加快推进农村医疗救助制度建立的步伐，2005 年，民政部、卫生部和财政部又联合下发了《关于加快推进农村医疗救助工作的通知》，针对各地在推进工作中出现的情况、问题，要求各地方政府加大财政扶持，加大工作力度，力争 2005 年完成在全国建立起规范、完善的农村医疗救助制度。在中央政府部门的大力推动下，各地方政府制定了本地方的具体实施办法，强化政策实施的措施力度。这样，农村医疗救助制度从 2003 年年底开始建立，到 2006 年年底，仅用 3 年时间就覆盖了所有涉农的县（市、区），2007 年全国共救助农村医疗救助对象603.3 万人次，资助参加合作医疗 2305.5 万人次。[①]

　　农村医疗救助制度的实施为党和政府在城镇实行医疗救助制度提供了先期经验，进入 21 世纪后，中国城镇贫困人口的基本医疗保障问题也更加突显，城镇贫困人口有病不医的情况时有发生，对城镇贫困群众施以医疗救助也非常迫切。2005 年 7 月，国务院办公厅转发了同年 4 月由民政部、卫生部、劳动和社会保障部、财政部联合提出的《关于建立城市医疗救助制度试点工作的意见》，提出从 2005 年开始，用 2 年时间在各省、自治区、直辖市部分县（市、区）进行试点，之后再用 2～3 年时间在全国建立起管理制度化、操作规范化的城市医疗救助制度。该意见要求各地要认真选择试点地区，建立城镇医疗救助基金，合理确定医疗救助对象，科学制定救助标准，严格规范申请审批程序。对于开展试点的县（市、区）要抓紧做好调研和论证工作，研究制定城市医疗救助实施办法。按政策规定，城镇医疗救助的对象主要包括：城市居民最低生活保障对象中未参加城镇职工基本医疗保险人员、已参加城镇职工基本医疗保险但个人负担仍然较重的人员和其他特殊困难群众，具体标准由地方政府民政部门会同卫生、劳动保障、财政等部门制定并报同级人民政府批准。此后，城镇医疗救助制度试点工作在各地陆续展开，中央和地方财政也不断加大专项基金扶持力度，各地方领导也高度重视，普遍成立了由政府主要领导挂帅，地方民政、社保、卫生、财政等部门协同工作，并且和农村医疗救助制度有机协调起来，建立了城乡医疗救助工作领导小组。在中央政府部门的大力推动下，城镇医疗救助制度在经过各地快速试点的基础上不久即在全国范围内普遍推开，到 2008 年 6 月，全国 99％的县（市、区）都基本建立起了城镇医疗救助制度，全国 19 个省（自治区、直辖市）已经实现辖区内所有县、市、区全部建

[①]　宋其超：《医改取向及相关政策》，中国社会出版社 2009 年版。

制,由此城乡医疗救助体系也基本建立。^① 以后,随着城乡医疗救助体制的建立发展完善以及各级财政投入的不断增加,医疗救助的社会效果也日益显现:2008 年中国城镇和农村困难群众接受医疗救助分别为 443.6 万人次和 759.5 万人次,被资助参加城镇和农村医疗保险的分别为 642.6 万人次和 3432.4 万人次;2012 年中国城镇和农村困难群众接受医疗救助分别为689.9 万人次和 1483.8 万人次,被资助参加城镇和农村医疗保险的分别为1387.1 万人次和 4490.4 万人次(见图 5-2)。

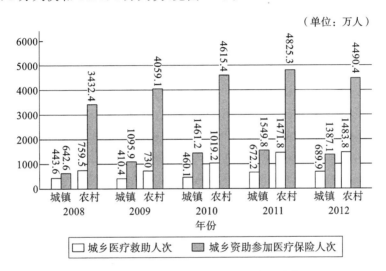

图 5-2　2008—2012 年我国城乡医疗救助情况

(数据来源:《中国统计年鉴(2013)》,中华人民共和国国家统计局网站。)

四、实行城镇居民基本医保制度

在国外的社会医疗保障体系中,通常雇员一旦参保,其没有工作的直系亲属(配偶和孩子)一般可以自动受保,而与其他国家相比,长久以来中国城镇职工医保的最大制度性缺陷在于仅限于就业者以及离退休人员个人参保,没有考虑到其家人的医疗保障需要。^② 在中国计划经济时期,城镇居民的医疗保障通常依附在城镇职工的公费医疗和劳保医疗的适度范围的福利照顾下。1998 年以后,随着中国全面实行新的城镇职工基本医疗制度,传统公费医疗与劳保医疗制度逐渐退出历史舞台,原来还受惠于传统

---

① 《中国卫生改革开放 30 年》编辑委员会:《中国卫生改革开放 30 年》,人民卫生出版社 2008年版。

② 顾昕:《走向全民医保:中国新医改的战略与战术》,中国劳动社会保障出版社 2008 年版。

公费医疗和劳保医疗的大量城镇非就业居民被排斥在城镇职工基本医疗保险的范围之外，也就很快失掉了医疗保障的福利待遇，很多并不工作的城镇居民（特别是未成年人）完全没有参加任何医疗保险，看病就医完全靠自费。而在医疗费用不断攀升的形势下，他们一旦患上大病就会陷入经济困境，甚至有的有病不治，任其发展。在这种情况下，解决城镇居民的医疗保障问题日益迫切，特别是在城镇职工医疗保险和农村新型合作医疗制度纷纷建立起来以后，解决城镇居民医疗保险的问题也就更为凸显。

从 2004 年下半年起，党和政府的相关部门就开始思考和探讨建立城镇居民医疗保障制度，并在 2005 年进行了为期一年多的制度方案研究设计工作。同时，从 2006 年起，中国城镇居民医疗保险的尝试性实践探索也开始在一些地方出现。2006 年 6 月，地处河南省中部的舞钢市进行了城镇居民医疗保险的实践尝试，参加城镇居民医疗保险的对象范围主要包括失地农民、无业人员、下岗职工、学生、幼儿等。在医保资金的筹措上，市政府人均财政每年补助 40 元，参保者每年人均交纳 10 元，共同建立医疗保险基金。医疗保险基金再按一定的比例划入具体的门诊、住院及风险储备金之中。其中，住院医疗费用报销规定最低起付线和封顶线，住院医疗费用最高限额为人均累计不超过 1 万元。① 对于这一改革探索，《人民日报》给予了详细报道，很快引起了社会各界的普遍关注。2006 年 10 月，四川省成都市分别在其所辖的金牛区、双流县、金堂县尝试城镇居民医疗保险的试点，其做法与新型农村合作医疗的制度模式类似，初步的试点工作也取得了较为满意的社会效果。2007 年 1 月，成都市政府决定在全市范围推广，正式颁布了《成都市城镇居民基本医疗保险暂行办法》，成为全国第一个实行城镇居民基本医疗保险的省会城市。此外，2006 年年底，地处安徽省大别山区的金寨县采用农村合作医疗的模式尝试实施城镇居民合作医疗，帮助城镇非就业居民解决"看病难、看病贵"的问题，参加对象为在本县入户的未参加城镇职工医疗保险的所有非农业人口。基本做法是：县城镇参保居民每年交纳 30 元，县财政人均补助 20 元，共同组成城镇居民医疗保障金。根据规定，参加合作医疗的城镇居民一旦患病住院，其间发生的药品费、手术费、材料费、住院费、化验费、检查费等，均可享受 20%～60% 的报销补偿，居民住院费用起付线为 300 元，每人每年最高补偿额不超过 1.8

---

① 杨力勇、董文安：《舞钢："全民医保"初露端倪》，《人民日报》2006 年 8 月 24 日。

万元。[①] 这一做法很快受到全县广大城镇居民的欢迎和支持。上述各地方带有自发性的开拓、探索为中央政府决定在全国实施统一的城镇居民医疗保险制度提供了重要实践经验。

2006年10月,中共十六届六中全会通过的《中共中央关于构建社会主义和谐社会若干重大问题的决定》中首次明确提出"建立以大病统筹为主的城镇居民医疗保险"。根据这一决定,2007年4月4日,时任国务院总理温家宝主持召开了国务院党务会议,专门研究部署启动城镇居民基本医疗保险制度试点工作问题。会议决定,从2007年下半年起将在有条件的省份选择一到两个城市进行以大病统筹为主的城镇居民基本医疗保险制度的试点。会后,经过国务院各有关部门的实际调查研究和充分听取一些地方省市及相关部门的意见,2007年7月10日,国务院正式向社会发布了《关于开展城镇居民基本医疗保险试点的指导意见》。根据指导意见,城镇居民基本医疗保险的参保对象和覆盖范围主要包括城镇职工基本医疗保险没有覆盖的中小学生、少年儿童以及非从业城镇居民。城镇居民医疗保险的筹资主要由城镇居民个人交纳和城镇政府财政补助共同构成。按照试点政策规定,政府对城镇参保居民财政补助每年不低于40元,对于中西部地区中央财政从2007年起按人均20元起给予补助。此外,对于城镇属于低保对象或重度残疾者、低收入家庭60周岁以上老年人等特殊困难的城镇居民,政策中还专门作了具体的政策扶助补助规定。从以上政策的内容规定和基本制度架构来看,中国城镇居民基本医疗保险制度与新型农村合作医疗制度具有很大的相似性,医保资金的筹措都由居民个人自愿参保,没有任何强制性,政府财政要给予适当的财政支持,主要目的在于解决城乡居民的大病统筹和"看病难、看病贵"问题。二者主要的不同之处在于,中国城镇居民基本医疗保险隶属于国家各级劳动和社会保障部门管理,医疗保障水平和政府财政补贴水平均高于新型农村合作医疗。

从2007年下半年开始,中国城镇居民基本医疗保险试点工作正式在国务院选定的郑州、长春、哈尔滨、无锡、上饶等79个试点大中城市展开。后来,又增补镇江、邯郸、平顶山以及吉林全省,试点城市总计达到88个。为进一步加强政策引导,其间还召开了全国城镇居民基本医疗保险试点工作会议,温家宝总理到会并作了重要讲话,要求各地要从落实科学发展观

193

---

① 《中国卫生改革开放30年》编辑委员会:《中国卫生改革开放30年》,人民卫生出版社2008年版。

和建设和谐社会的战略高度重视试点工作。据《人民日报》报道，到 2007 年年底，中国城镇居民参保人数已达 4068 万人，其中 88 个试点城市居民参保人数为 2583 万人，当年已有 62 万城镇居民享受医疗报销待遇。试点开展以来，从中央财政到地方财政都予以一定的财政资金支持。从试点城市情况来看，各试点城市政府财政对成年人和未成年人补助标准占筹资标准的平均比例分别为 36％ 和 56％，对低保家庭成年人和未成年人补助的平均比例分别为 83％ 和 85％。① 基于各地试点经验，2008 年国务院把"加快建设覆盖城乡居民的医疗保障制度"列为本年度主要工作要点，着力扩大城镇居民医疗保险试点范围，2008 年 2 月，时任国务院副总理吴仪主持召开了全国城镇居民基本医疗保险扩大试点工作电视电话会议，决定试点城市扩大到 229 个。此后，人力资源和社会保障部连同财政部又下发了《关于做好 2008 年城镇居民基本医疗保险试点工作的通知》，要求到 2008 年年底扩大试点城市的居民参保率，力争达到 50％ 左右。对于已开展试点的城市，要在保持政策连续性的基础上，结合试点工作中反映出来的问题进一步完善政策、加强管理，努力提高居民参保率。该通知还提出 2008 年政府对试点城市的财政补助标准提高到人均不低于 80 元的标准，中央财政人均补助的标准也相应提高到 40 元，中东部地区参照新农合标准相应提高。在中央政府及相关部门的大力推动下，从 2008 年起中国城镇居民医疗制度加快推进，特别是 2009 年国家启动新的医疗卫生体制改革以后，强化城乡居民医疗保障制度建设成为新医改中的重要内容之一。在此背景下，2009 年中国城镇居民基本医疗保险在全国范围内实施，中央政府和地方政府都相应地提高了财政补助金额，各地方也在不断总结实践经验、立足实际情况的基础上进一步细化完善了相关管理和制度规定，使其制度的公平性和运行效率显著提高。此后，中国城镇居民参加医疗保险的人数逐年快速增加，到 2012 年全国城镇居民医疗保险参加人数已达 27122 万人，是 2007 年的 6.3 倍（见表 5-5）。此外，统计数据显示，从 2007 年到 2012 年中国城镇人口中参加两大城镇基本医疗保险的人口比例都在显著增加，由 2007 年的 36.8％ 上升到 2012 年的 75.3％，仅 5 年间就增加了 38.5 个百分点，取得了显著的进步（见表 5-5）。

---

① 《政策解读：城镇居民医保将覆盖全国过半城市》，http://www.ce.cn/xwzx/gnsz/szyw/200802/28/t20080228_14666035.shtml。

表 5-5　2007—2012 年中国城镇人口参加基本医疗保险情况

年份	城镇总人口数/万人	居民医疗保险人数/万人	职工医疗保险人数/万人	医疗保险总数/万人	医疗保险人数占城镇总人口比/(%)
2007	60633	4291	18020	22311	36.8
2008	62403	11826	19996	31822	51.0
2009	64512	18210	21937	40147	62.2
2010	66978	19528	23735	43263	64.6
2011	69079	22116	25227	47343	68.5
2012	71182	27122	26467	53589	75.3

（资料来源：根据《中国统计年鉴(2013)》《2010 中国卫生统计年鉴》和《2013 中国卫生统计年鉴》整理。）

第三节　完善公共卫生服务体系建设

2003 年春，中国发生了波及全球多个国家的"非典"疫情。这一突如其来的疫情严重地威胁了人民群众的身体健康和生命安全，也极大地影响和冲击了中国的经济发展、社会稳定和国际声誉。"非典"疫情的发生也充分暴露了中国公共卫生防控和应对突发公共卫生事件能力的脆弱性。在抗击"非典"疫情的过程中，党和政府充分认识到建设和完善中国公共卫生防控体系已成为当务之急，从而着力加强公共卫生防控体系建设。

一、公共卫生防控能力的脆弱

在中国计划经济时期，党和政府始终秉持"预防为主"的医疗卫生工作基本方针，建构了比较完善的公共卫生疾病防控体系，并以强有力的政治动员能力有效地防控了各类地方病、流行病的爆发，赢得了世界卫生组织的高度赞誉。但是，改革开放以后，随着市场化改革的发展，我国公共卫生防控体系建设却没有得到足够的重视。虽然在 20 世纪 80—90 年代党和政府也不断促进公共卫生防控体系建设，取得了一些成绩，但是也必须看到的是，这一时期中国公共卫生体系越来越遭受到了较大冲击。由于整个医疗卫生体制越来越倾向于市场化的营利性改革以及各级财政对此投入的明显锐减，整个国家公共卫生防控体系能力明显下降，由此也带来了一系列问题和后果。突出表现在，进入 90 年代后，一些过去在计划经济时代基本被基本消灭的地方性传染病在一些农村地区再度出现,且有泛滥之势。例如,1998 年中国报告霍乱病例 1.2 万多例,波及 27 个省、自治区、直辖市;2002 年全国有 427 个县(市、区)存在血吸虫病疫情,受到疫情威胁的人口高达 6500 万人,有患者 81 万例。与此同时,随着中国人口流动规模越来越大,一些新的传染病及流行病也在明显增加,例如艾滋病,据官方估计,从 1985 年发现首例艾滋病感染者到 2001 年中国累计发现艾滋病感染者已达 85 万例,其中病人累计达 20 万人以上。[①]

2003 年春,一场突然来袭的"非典"疫情在中国出现并进而迅速扩散、蔓延,很快演变为一场波及全球诸多国家的突发公共卫生事件。2003 年 1 月,广东省河源市和中山市发生两起不明原因疑似肺炎病例(2003 年 3 月 15 日,世界卫生组织正式将该病命名为 SARS,在中国称为"非典"),广东省卫生厅随即指派相关临床医学和流行病学专家进行临床及流行病学调查。但是,由于最初对此流行病的临床诊断病因不明以及对其传染性的估计和预防措施不足,也并没引起相关防疫部门及地方政府的高度重视,由此感染者的人数开始增多并从广东省快速向中国其他省市地传播。2003 年 1—2 月间,广西、湖南、四川三省(自治区)分别有少数输入性病例报告,2 月下旬山西省出现一例输入性病例并很快在当地流行传播。2003 年 3 月初,北京市发现来自山西省、香港特别行政区的输入性病例。在全国患者人数不断增加的情况下,很多不具备收治条件的医院开始收治"非典"患者,但由于防护措施不到位,导致医院交叉感染严重。[②] 2003 年 3—6 月间,"非典"疫情迅速扩散,并且波及全球其他国家和地区,在极短的时间内导致中国及全球其他国家感染者人数急剧增多。"非典"疫情的发生和扩散不仅严重地威胁了人们的生命健康,也给当年中国经济社会发展带来了较大冲击,其中对旅游业、交通运输业、零售业以及服务业所造成的损失极大,据统计中国内地 GDP 的直接损失为 61 亿美元,而中国香港地区所受到的冲击相对其经济规模而言最为严重,SARS 对其 GDP 所造成的损失占到当年香港 GDP 总量的 2.9%。[③] 而因"非典"疫情的发生和扩散给人们日常生活所造成的不便、担心、焦虑、恐慌等诸多社会心理压力也是难以估量的。

[①] 葛延风、贡森,等:《中国医改:问题·根源·出路》,中国发展出版社 2007 年版。
[②] 《中国卫生改革开放 30 年》编辑委员会:《中国卫生改革开放 30 年》,人民卫生出版社 2008 年版。
[③] 王书城:《中国卫生事业发展》,中医古籍出版社 2006 年版。

　　当今世界,由各种社会、自然因素所导致的公共卫生问题和突发公共卫生事件对国家安全和经济社会发展所造成的冲击已越来越引起各国政府的高度重视,应对突发公共卫生事件的治理能力也往往成为评判一国国家治理能力的重要方面。美国著名学者安德鲁·普里斯·史密斯就把卫生治理能力视为国家能力要素之一,他认为衡量国家能力的一个重要标准就是看一个国家是否具有应对传染病发生的能力。"非典"疫情的发生对党和政府应对突发公共卫生事件的能力是一次巨大的挑战。不可否认,从2003年我们国家防控"非典"疫情的整体过程来看,党和政府准确判断"非典"疫情扩散蔓延的严峻形势,果断采取了一系列重大应对措施,成立全国"非典"防控指挥部,对各地严控"非典"疫情传播提出了明确的要求和指示,最后取得了抗击"非典"的重大胜利,充分体现了中国社会主义国家政权高效的政治动员和组织能力。但是,2003年"非典"疫情的发生和迅速传播也突显了中国总体应对突发公共卫生事件的能力不足,充分暴露了中国公共卫生防控体系的脆弱性。突出体现在"非典"防控工作中从政策决策者、公共卫生专家到整个社会公众的危机管理意识淡漠;在公共卫生防控体系中,国家缺乏应对突发公共卫生事件的机制和体制,包括组织保障体系、危机预警能力、公共财力支持、技术支持系统、医疗救助体系、危机应对网络和法律行为框架等。① 王绍光教授认为,2003年的"非典"疫情暴露了中国公共卫生的深层次问题,就是在国家经济飞速发展的同时,中国的公共卫生的状况却日益恶化了,其深层次的原因在于对经济增长和对市场的双重迷信,由此导致在中国公共卫生领域同时出现了政府和市场的双重失灵,他指出,"非典"的危机警示我们若再不进行反思,更大的灾难随时可能发生。② 还有研究指出,对于快速发展的中国而言,"非典"疫情危机是过去20年健康与发展之间矛盾累积的一次集中爆发。经济的发展对人民健康形成诸多的挑战,由于政府和卫生部门未能很好地应对,会带有必然性地形成健康危机,并且影响发展。③

二、加强公共卫生防控体系能力建设

　　2003年中国"非典"疫情的发生给党和政府敲响了警钟,党和政府开始反思包括公共医疗卫生在内的整个医疗事业发展中存在的矛盾和问题,进

① 宋其超:《医改取向及相关政策》,中国社会出版社2009年版。
② 王绍光:《人民的健康也是硬道理》,《读书》2003年第7期。
③ 王书城:《中国卫生事业发展》,中医古籍出版社2006年版。

197

而推动了中国医疗事业改革发展的大转变。2003年7月,胡锦涛在全国防治"非典"工作大会上的讲话中系统地总结了抗击"非典"所取得的基本经验,同时也深刻地指出了"非典"疫情所暴露出的中国公共医疗卫生防控体系的问题和脆弱性,突出表现为公共卫生事业发展滞后、公共卫生体系存在缺陷、应对突出公共卫生事件的能力不强,等等;对此,党和政府必须高度重视这些问题,以防治"非典"为重要契机切实采取有力措施加以解决。而"非典"疫情的发生也使全国上下都深刻认识到公共卫生安全是重要的国家安全问题之一,因此在国家公共卫生防控体系又如此脆弱的情势下,建设和完善中国公共卫生防控体系已成为当务之急。在此情况下,党和政府重点把强化突发公共卫生事件防控体系建设摆在了医疗事业发展中更加突出的位置,强化了政府的责任和管理力度,从维护社会稳定和保障人民群众身体健康及生命安全的战略高度,采取了一系列重大举措,全面加强和大力推进以卫生应急体制管理为重点的公共医疗卫生防控体系建设。

2003年,在全国人民共同抗击"非典"疫情的过程中,为协调各方力量应对"非典"疫情的蔓延,国务院很快制定和颁布了《突发公共卫生事件应急条例》,该条例以行政法规的形式明确了中国应对突发公共卫生事件所应当遵循的基本方针和主要原则,明确规定了各级政府、有关部门、医疗卫生机构、社会公众在应对突发公共卫生事件中的权利、责任和义务。条例明确规定了地方各级政府在突发公共卫生事件发生后的应对职责及其相互间的组织协调和机构管理等。按照条例中的政策要求,国家要构建一个完善的公共卫生突发事件预防体系网络,县市级地方人民政府必须建立起运行有效的突发公共卫生事件预警体系,其所属的医疗卫生行政管理机构负责开展突发公共卫生事件的日常监测。对于早期发现的公共卫生突发情况必须及时上报并向社会公众及时公布相关疫情信息,而不得隐瞒、缓报、谎报或者授意他人隐瞒、缓报、谎报疫情,避免社会大众恐慌。此外,条例还就应对突发公共卫生事件的启动、各级政府部门及医疗卫生机构的配合及资源协调与配置,以及对病人的隔离与治疗等诸多方面都提出了明确的要求。抗击"非典"疫情结束后,2004年1月,国家正式启动以传染病个案报告为基础的传染病与突发公共卫生事件信息报告管理系统。各级、各类医疗卫生部门可通过网络直接向卫生部报告传染病疫情等各类突发公共卫生事件,从而提高了全国疫情报告制度的及时性和准确性,实现了对全国突发公共卫生事件的迅速跟踪和反应。此后,卫生部制定下发了《突发公共卫生事件与传染病疫情监测信息报告管理办法》,进一步规范了全国疫情和突发公共卫生事件的信息通报和公开制度。按照国务院的统一部署,2004年3月,卫生部增设了全国卫生应急办公室(全国突发公共卫生事件应急指挥中心)专门负责全国突发公共卫生事件应急准备与应急处理指挥工作,此后全国各省、自治区、直辖市卫生厅局都纷纷成立了卫生应急办公室,中国疾病预防控制中心和部分省级的疾病预防控制中心也成立了专门的应急处置部门。2005年1月,国务院第79次常务会议通过了《国家突发公共事件总体应急预案》。《国家突发公共事件总体应急预案》提出了应对各类突发公共事件的若干工作原则,是全国应急预案体系的总纲,明确了各类突发公共事件分级分类和预案框架体系,规定了国务院应对特别重大突发公共事件的组织体系、工作机制等内容,是指导预防和处置各类突发公共事件的规范性文件。此后,国务院办公厅又制定下发了《国家突发公共事件医疗卫生救援应急预案》,具体规定了突发公共卫生事件的分级和医疗卫生救援的组织体系及保障体系等。2007年,全国人大常委会通过了《中华人民共和国突发事件应对法》,以立法的形式为预防和减少各类突发事件的发生,保护人民生命健康及财产安全等作了法律规定。此外,卫生部还针对一些突出的公共卫生问题先后下发了一系列专门性政策文件。各地根据中央政府及卫生部的要求也纷纷出台了地方应对突发公共卫生事件的政策措施,并强化了地方公共卫生预防控制中心的职责职能,优化了医疗卫生资源在公共卫生预防方面的配置。在多方政策的指导下,一个由政府领导、统一指挥、属地管理、分级负责、分类处理、部门协调的突发公共卫生事件应急指挥体系和应急管理体系很快便建立起来。其间,中央和地方各级财政也明显加大对公共疾病预防控制工作的投入力度。在基础建设方面,国家财政支持和地方各级配套筹资106亿元的国债用于建设疾病控制中心的项目,总建设项目2448个,公共医疗救治体系建设项目总计投入163.72亿元,主要用于加强传染病院和紧急救援中心基础设施建设;从2003年到2007年,中央对地方疾病预防控制工作的转移支付资金主要用于艾滋病、结核病、血吸虫病、“非典”和流感等重点传染病及地方病的防治、免疫规划和农村改水、改厕、精神卫生及癫痫防治,国家用于农村医疗卫生服务体系的建设投资216亿元,主要用于建设和改造乡镇卫生院、县医院、县妇幼保健机构、县中医院及部分村卫生室业务用房,配置基本医疗设备。[①] 2009年,新医改全面启动后,进一步强化城乡公共医疗卫

---

① 《中国卫生改革开放30年》编辑委员会:《中国卫生改革开放30年》,人民卫生出版社2008年版。

生防控体系建设成为新医改的重要内容之一,中国公共医疗卫生防控体系建设得到了进一步巩固和发展。

第四节　新医改之路

2009 年是中华人民共和国成立 60 年,也是新中国医疗事业发展史上一个具有里程碑意义的重要年份。在科学发展观和建设社会主义和谐社会的战略理念引领下,党和政府为破解日益突出的人民群众"看病难、看病贵"问题,新医改方案历经 3 年之久的酝酿、争论,最终于 2009 年正式公布,中国新一轮全面深化医疗卫生体制改革由此开始。

一、新医改的酝酿与启动

2003 年的"非典"疫情对中国的教训是沉重的,它使党和政府站在更为宏观的层面来反思中国经济社会发展的战略导向。"非典"疫情之后,党和政府很快便提出了科学发展观的发展新理念和建设社会主义和谐社会的战略目标,着力加强以民生为重点的社会建设,开启了中国经济社会发展的新局面。正是在这样一种宏观经济社会发展的战略导向下,"非典"疫情以后,党和政府采取了一系列重大措施并不断加大政府对医疗卫生的投入力度,以此来不断强化公共医疗卫生预防体系和城乡居民医疗保障体系建设。但是,改革开放以来因中国医疗卫生领域长期畸形市场化的改革所累积的体制机制性矛盾以及医疗事业发展水平与经济社会协调发展需求和人民健康需求不相适应的矛盾等还依然非常突出,集中表现在:城乡和区域医疗事业发展差距较大,公共医疗卫生和农村及城镇基层医疗卫生薄弱;城乡医疗保障制度不健全,覆盖面还不够宽,保障水平较低;药品生产流通秩序不规范,药价虚高;医疗卫生服务机构管理体制和运行机制不完善,公立医院的公益性日益淡化;医疗卫生的投入机制不健全,多元办医的社会格局尚未形成,政府投入不足,社会个体疾病负担还依然较重;尚未建立符合中国国情的基本医疗卫生制度,人民群众反映强烈的"看病难、看病贵"问题依然没有得到有效解决。因此,进一步深化医疗卫生改革,从根本上解决人民群众"看病难、看病贵"问题就成为党和政府落实科学发展观、建立社会主义和谐社会的一项重大而迫切的任务。

新一轮医改的思想争论和政策酝酿源于"非典"疫情以后在决策层、学术界以及社会舆论对深化中国医疗卫生体制改革的集中关注和讨论。

2005 年 7 月 28 日,《中国青年报》刊发了由国务院发展研究中心社会发展研究部与世界卫生组织驻中国代表处合作开展的关于中国医疗卫生改革的一项研究报告,报告通过对改革开放以后中国历年医改的总结和反思,认为改革开放以来,中国的医疗卫生体制发生了很大的变化,在某些方面也取得了重要进展,但改革发展中所暴露的问题更为严重。从总体上讲,改革是不成功的。医疗卫生体制变革所带来的消极后果,主要表现为医疗服务的公平性下降和卫生投入的宏观效率低下,而问题的根源在于商业化、市场化的走向违背了医疗事业发展的基本规律,一些改革思路和做法,仍与医疗事业基本规律和发展要求存在矛盾,难以取得突破性进展。① 研究报告一经《中国青年报》登载,全国其他报刊随即对之进行了转载,此后社会舆论媒体不断出现了大量有关医改问题的报道和讨论,政策研究部门和学术界也围绕着如何深化中国医疗事业体制改革的诸多矛盾和问题展开了激烈的争论,其中,一个争论的焦点是医改的主导方向是走政府主导还是走市场主导的问题。国务院发展研究中心课题组认为,医疗卫生的商业化、市场化道路不符合医疗事业发展的基本规律和要求是一个早已被理论和各国实践充分证明了的问题,中国改革开放以来是重新走了一遍已经被认定为错误的道路,这种倾向必须纠正。② 李玲教授基于卫生经济学的理论观点,认为医疗卫生领域的很多特殊性——公共品、外部性、不确定性、信息不对称以及垄断——导致市场失灵,市场不能有效地配置医疗卫生资源。基于比较英、美两国不同的医疗卫生主导模式以及当代中国医疗卫生市场化改革所导致的种种弊端,李玲教授主张中国未来的医疗体制改革应采用政府主导型的模式。学者王绍光通过对改革前后中国城镇医疗发生不平等变化的对比剖析,认为不论市场的力量如何强大,也无法解决医疗资源分配中的不公平问题,以及患者、保险人与医院之间的信息不对称问题,而依赖自由市场来筹措资金和提供医疗服务将不可避免地导致穷人和弱势群体对医疗服务使用的减少,这不仅不公平,同样也是没有效率的。与此相对立,有持自由市场观点的学者则认为中国医疗卫生体制改革所面临的诸多问题是由多方面原因造成的,因此不能否定市场化改革的大方向,他们主张以市场为主导,认为医疗改革的最佳模式应是由政府负责筹措基金,而医疗服务的提供则应尽量由管理有序的市场竞争来完成。还

---

① 葛延风、贡森,等:《中国医改:问题·根源·出路》,中国发展出版社 2007 年版。
② 葛延风、贡森,等:《中国医改:问题·根源·出路》,中国发展出版社 2007 年版。

有的学者甚至对改革开放以来"中国医疗卫生体制到底是不是已经完成了市场化"提出了质疑,言外之意是中国的医疗卫生改革不但没有市场化而是市场化严重不足。[①] 这些学者关于医改的争论进一步在社会上引发了关于医改的大讨论,相关利益部门也参与其中表达对医改的不同意见,这些都为党和政府制定新一轮医改政策提供了思想舆论的导向,也为新医改营造了必要的社会氛围。

随着社会舆论对医改讨论的广泛展开,党和政府也很快把启动新医改提上了议事日程。2006 年 3 月在全国"两会"上关于医疗改革的话题成为代表委员们讨论的一个焦点,使医疗改革的议题进入国家权力机构的议事之中。国务院总理温家宝在政府工作报告中对医疗卫生问题给予了高度重视,强调要突出抓好三方面的医疗卫生工作,着力解决人民群众的"看病难、看病贵"问题,医疗卫生问题已被列为政府的工作重点之一加以安排。此后,党和政府的新一轮医改工作即开始着手准备实施。2006 年 6 月,国务院决定成立由国家发展和改革委员会、卫生部牵头,联合财政部、人力资源和社会保障部等国家 16 个部门共同参加的深化医药卫生体制改革部际协调工作小组,专门领导和负责研究深化医药卫生改革的总体思路、实施方案和政策措施,这标志着新一轮医改政策的酝酿准备工作全面启动。医改协调工作小组在此后的两年多的时间里深入各地进行了大量的实际调研,广泛听取各方意见,对医改中涉及的改革基本方向和总体框架、国家基本药物制度、公立医院管理体制和机制等改革中的重点、难点问题进行了专题研究和讨论。同时,为保证新医改政策框架设计的合理性和科学性、充分发挥和吸纳国内外专门研究机构的聪明才智,医改领导小组还专门委托国务院发展研究中心、北京大学、复旦大学、世界卫生组织、世界银行和麦卡锡中外 6 家研究机构进行独立平行的医改方案设计,随后中国人民大学和北京师范大学也参与新医改方案的设计。医改协调工作小组针对各研究机构提出的医改方案专门召开多次协商讨论"见面会",充分听取各研究专家的意见和建议。当然,在新医改政策设计酝酿过程中,始终存在两种截然不同的声音(坚持市场化主导方向还是坚持政府主导方向)。2006年 10 月,胡锦涛在中央政治局集体学习时发表了重要讲话,讲话最终为新时期全面深化医疗卫生体制改革确定了基本的方向,即中国的医改必须要

---

① 周其仁:《这算"哪门子"市场化?》——医改系列评论(2),《经济观察报》2007 年 1 月 22日。

走中国特色的医疗卫生改革发展道路,医改的基本方向要秉持公益性,政府要在医疗事业发展中发挥主导性作用,根本的目标是"为群众提供安全、有效、方便、价廉的公共卫生和基本医疗服务"。这一讲话实际上最终为新一轮医疗卫生体制改革确定了基调。

到 2007 年 9 月,医改协调工作小组在通过充分酝酿并融合各研究机构所提出的医改方案的基础上正式提出了《关于深化医药卫生体制改革的总体方案(征求意见稿)》。2008 年 2 月,国务院召开常务会议听取了医改协调工作小组关于医改总体方案的汇报,根据国务院领导的指示,医改协调工作小组经过进一步的修改,最终形成了《关于深化医药卫生体制改革的意见(征求意见稿)》。2008 年 10 月 14 日—11 月 14 日,新医改征求意见稿通过各类新闻媒介和互联网等手段正式向社会大众公开征求意见,结果共收到来自社会大众的各类建议和意见近 36000 件,随后医改协调工作小组对各方反馈意见进行了认真梳理,本着尽可能吸收的原则对《关于深化医药卫生体制改革的意见(征求意见稿)》进行了多达 50 多处的修改,有些改动还比较大。为了加强对深化医疗卫生体制改革领导工作,2008 年 12 月,国务院决定把新医改协调工作小组进一步升级为国务院深化医药卫生体制改革领导小组,并由时任国务院常务副总理李克强担任医改领导小组组长,由两位国务院副秘书长以及 5 位部级领导担任副组长,16 个部门派代表参加。2009 年 4 月 6 日,新华社正式对外全文发布了《中共中央国务院关于深化医药体制改革的意见》,随即又授权对外发布了《医药卫生体制改革近期重点实施方案(2009—2011 年)》,这标志着党和政府酝酿多年的新一轮深化医药卫生体制改革正式启动,这是中国社会经济发展中的重大事件之一。

二、新医改的基本内容及特点

《中共中央国务院关于深化医药卫生体制改革的意见》(简称新医改方案)为 21 世纪党和政府深化中国医药卫生体制改革提出了全方位的战略构想,为建立具有中国特色的医药卫生制度体系指明了前进的方向。新医改方案共有六大部分的内容,现简要分述如下:

第一部分,明确新医改的重要性、紧迫性和艰巨性。新医改方案指出,医药卫生事业事关人民群众的幸福安康,是极其重要的民生问题,深化中国医药卫生体制改革是贯彻科学发展观、促进经济社会全面可持续发展、维护社会公平正义以及不断提升广大人民群众生活质量的迫切需要,也是全面建设小康社会和构建社会主义和谐社会的一项重大任务。而新中国成立以来，特别是改革开放以来，虽然中国医疗事业取得了显著成就，极大地维护和促进了人民群众的生命健康，但是长期以来中国医疗事业发展水平与人民群众日益增长的健康需求以及经济社会协调发展要求不相适应的矛盾比较突出，人民群众对"看病难、看病贵"问题反应比较强烈，深化医药卫生体制改革是广大人民群众的迫切愿望。当然，深化中国医药卫生体制改革也充满着很大的艰巨性，一方面医改本身就是一个全球性难题，另一方面作为一个发展中国家，中国人口众多、人均收入水平低、总体发展不平衡等长期处于社会主义初级阶段的基本国情决定了深化医疗卫生体制是一项涉及面广、难度大的社会系统工程。

第二部分，确立新医改的基本指导思想、基本原则和总体目标。在指导思想上，新医改方案明确应着眼于实现人人享有基本医疗卫生服务的目标，着力解决人民群众最关心、最直接、最现实的利益问题，突出强调医改要坚持公共医疗卫生的公益性质，要坚持预防为主、以农村为重点、中西医并重的方针，实行政事分开、管办分开、医药分开、营利性和非营利性分开，强化政府责任和投入，建设覆盖城乡居民的基本医疗卫生制度。在基本原则上，新医改方案明确应坚持以人为本、立足国情、公平与效率统一、政府主导与市场相结合、统筹兼顾的五大基本原则。新医改方案提出了比较明确的改革发展总体目标，即要通过全面深化医疗卫生体制改革最终建立起一个能够覆盖全体城乡居民的基本医疗卫生制度，确保城乡居民能够享有"安全、有效、方便、价廉"的基本医疗卫生服务。为实现这一总体目标，新医改方案又具体提出了两大阶段性目标：第一个阶段性目标是从 2009 年到 2011 年要基本建立起一个覆盖全体城乡群众的基本医疗保障体系，以基本的医疗卫生保障制度提高城乡居民医疗服务的可及性，减轻城乡居民看病就医的医疗负担，有效缓解人民群众反映强烈的"看病难、看病贵"问题；第二个阶段性目标是到 2020 年在中国基本建立一个全面覆盖城乡居民的基本医疗卫生制度，以完善的基本医疗制度供给来实现全体城乡群众"人人享有基本医疗卫生服务"的最终改革目标。

第三部分，完善四大医药卫生体系，建立覆盖城乡居民的基本医疗卫生制度。与改革开放以来党和政府之前的医改相比，新医改方案更加强调医保、医疗、医药改革间的协同性，并在医改的体系设置上第一次明确提出建立健全覆盖城乡居民的公共卫生服务体系、医疗服务体系、医疗保障体系和药品供应保障体系这四大体系，从而形成一个科学规范的"四位一体"

的基本医药卫生制度体系。具体而言，在公共卫生服务体系建设方面，新医改方案提出要建立健全具有专业性的公共卫生服务体系，重点是要加强中国基层公共卫生服务体系建设，强化中国应对公共卫生防控和应急处置能力，保障城乡群众无差别地享有国家提供的基本公共医疗卫生产品服务；在医疗服务体系建设方面，新医改方案明确要按非营利性医疗卫生服务机构为主体、公立医疗机构为主导和营利性医疗卫生服务机构为重要补充的办医原则发展多元化的办医格局，努力建立一个各类医疗卫生服务配置合理、分工明确、运转有序的覆盖全体城乡人民群众的医疗卫生服务体系；在医疗卫生保障体系建设方面，方案强调要加快建立和完善以城镇职工基本医疗保险、城镇居民基本医疗保险、新型农村合作医疗为基本医疗保障主体，其他多种医疗保险形式为补充的多层次医疗保障体系。按照保基本、广覆盖的基本原则要求由重点保障城乡居民大病的基础上逐渐涵盖各种门诊费用，不断提高城乡群众基本医疗服务保障水平，努力探索建立城乡一体化的基本医疗保障管理格局；在建立健全药品供应保障体系方面，新医改方案提出要建立国家基本药物制度，规范国家基本药物招标采购程序，做到城乡基层医疗卫生服务机构全部配备和使用国家基本药物。

第四部分，构建医药卫生体系有效运转的机制。新医改方案明确提出保障医药卫生体系有效运转的八大机制。其中，建立协调统一的医药卫生管理体制，主要是加强区域卫生发展规划，着力推进以强化公立医院公益性为主要导向的公立医院管理体制改革；建立高效规范的医药卫生机构运行机制，重点是强化基层医疗卫生机构、公立医院和医疗保险经办机构的运行机制建设，深化其内部管理激励机制改革，加强绩效考核和监督，提高各类医疗服务机构的工作效率和服务质量；建立政府主导的多元卫生投入机制。在基于政府、社会、个人三方投入责任的基础上，明确各级政府在举办医疗事业中的财政投入职责，建立完善的政府对城乡基层公共卫生机构、公立医院和城乡基本医疗保障的财政投入机制，逐步提高政府卫生投入占卫生总费用的比重，并创造有利于鼓励和引导社会资本发展医疗事业的体制机制。在发挥医保的制约机制方面，提出要积极探索医保、医疗、医药间的协商谈判机制，充分发挥医保机构的制约作用；在对医药卫生的监管方面，新医改方案强调要建立和完善医疗卫生、医疗保障、药品和社会多方参与的医疗卫生监督机制，在医保监督方面提出积极探索实行按人头付费、按病种付费以及总额预付等方式来控制医药费用的不合理增长。

第五部分，近期实施的五项重点改革举措。新医改方案中确定了五项应当着力进行的重点改革举措。一是完善城乡基本医疗保障制度体系建设。明确要求在 3 年内城乡三大基本医保的参保(合)率均要达到 90％ 以上,各地城乡困难家庭能够及时获得医疗救助,并逐步提高医保的筹资和保障水平。二是初步建立国家基本药物制度。对于所有政府举办的基层医疗卫生机构,要求从 2009 年起全部配备和使用国家规定的基本药物,完善基本药物的医保报销政策。三是健全基层医疗卫生服务体系。重点是加强以县医院为龙头的农村三级医疗卫生服务网和城市社区卫生服务机构建设,培养全科医生,增强基层医疗卫生服务能力,在此基础上建立基层分级诊疗和双向转诊的居民就医诊疗模式。四是推进城乡基本公共卫生服务均等化。新医改方案明确:从 2009 年起国家要在疾病预防控制、妇幼保健、健康教育等方面制定统一的基本公共卫生服务项目,使城乡居民都能普遍地享受国家统一的基本公共卫生服务。提出要建立完善的公共卫生服务经费保障机制,明确规定 2009 年人均公共卫生服务经费不少于 15 元,到 2011 年人均不少于 20 元。五是逐步进行公立医院改革试点,逐步使公立医院真正回归公益性。其基本的改革指导方向是探索公立医院实现政事分开、管办分开的有效形式,完善公立医疗卫生机构的法人治理机构,采取有力措施着力解决"以药养医"的问题。

第六部分,推进医疗卫生体制改革的组织保障。方案要求各级党委和政府要加强组织领导,按照五项重点改革要求细化政策措施协调推进各项改革,一些重大改革要先行试点、分步推进,同时要加强舆论宣传、正确引导,为深化医改工作创造良好的社会氛围。

纵观以上新医改方案的基本内容,它与党和政府以前所推行的医改卫生体制改革相比具有以下几个新特点。

第一,突出医疗事业发展公益性的改革导向。医疗事业的公益性是指基本医疗卫生服务具有可负担性和可及性,可负担性意味着城乡居民不会因为家庭困难而难以获得基本的医疗卫生服务;可及性意味着城乡居民基本上能就近获得基本医疗卫生服务。[①] 进入 20 世纪 90 年代,在市场化力量的作用下,中国医疗事业发展的公益性日益淡化,"看病难、看病贵"演变为重大的社会问题,医疗事业改革发展重回公益性的路径显得尤为迫切。新医改提出了到 2020 年实现人人享有基本医疗卫生服务的总目标,而实现这一目标就必须在总体改革的路径和制度政策的设置上强调医疗卫生

---

① 顾昕:《新医改的公益性路径》,云南教育出版社 2013 年版。

改革的公益性方向,政府在提供基本医疗卫生服务方面应该发挥主导性作用,同时,也只有突出医疗事业改革发展的公益性方向,才能从根本上切实缓解"看病难、看病贵"问题,从而实现全体人民病有所医。从整个新医改方案的内容而言,可以说回归公益性是新医改政策的最大亮点。

第二,医疗卫生体制改革总体框架设置的系统性和协调性。改革开放以来,中国医疗卫生体制改革在经济体制改革的大背景下不断推进,但是总的来看在新医改政策形成之前始终没有形成一个比较系统、协调的体系结构框架。虽然 2000 年前后党和政府在推进城镇职工医疗保障制度改革中逐渐认识到了医疗保障、医疗卫生服务和药品流通三大体制间统筹协调推进的必要性并提出了"三改"并举的设想,但是对其相应的政策设置并没有及时跟进,在真正的实践中也没有能够得到贯彻。而在新医改的政策设置中以四大体系为基本框架,形成"四位一体"的相互协调发展的改革模式。同时,新医改方案还系统地提出了与四大医疗卫生体系相配套并保障其有效运转的八大运行体制机制,从而形成了学者所言的"四梁八柱"的结构制度框架体系,充分彰显了新医改制度设置的科学性、系统性和协调性。

207

第三,突出政府主导与市场的有机结合。根据卫生经济学的观点,由于医疗卫生服务领域中的特殊性,在医疗卫生服务市场存在着严重的市场失灵,而有效弥补市场失灵的对策就是充分发挥政府的主导性作用。新医改方案充分汲取中国之前医疗事业发展中的经验教训,最终选择了"政府主导型"医改模式。新医改方案对政府在医疗事业发展的责任方面进行了非常明确的划分,强调政府在基本医疗卫生服务和公共医疗卫生服务供给等方面的重要职责以及应担负的监督责任和财政投入责任。同时,新医改方案在强调政府主导作用的同时也特别注重发挥市场机制的作用,通过"政事分开"和"管办分开"的原则以及医疗保障的多元性,表明医改在强调政府主导以弥补市场失灵的同时,也力求充分发挥市场机制的效率,希望在政府和市场、公平和效率间寻求一种良性互补。

第四,政策推行的重点是"保基本、强基层、建机制"。新医改方案立足于中国社会主义初级阶段的基本国情,围绕着实现"人人享有基本医疗卫生服务"的总体目标和切实解决基层群众"看病难、看病贵"的问题,在整体的政策推进路径上突显"保基本、强基层、建机制"的改革思路。新医改方案明确提出要把基本医疗制度作为公共产品向全民提供,加快城乡基本医疗保障体系和基层社区医疗卫生服务体系建设,明确要求新增医疗卫生资源重点投向农村和社区卫生等薄弱环节,各级政府新增加的财政医疗卫生支出主要用于农村和城乡公共卫生预防以及城乡居民的基本医疗卫生保障。此外,新医改方案还对完善城乡基层公共卫生、医疗服务机构以及基本医疗保障等方面的投入机制建设提出了明确而具体的要求。

三、新医改政策的实施与初步绩效

在中国这样一个人口众多、经济发展水平还比较落后的发展中大国实施新医改政策是一项十分艰巨而复杂的改革重任,必须有所选择、有所重点地加以推进。依据新医改方案分阶段实施的基本要求,党和政府从 2009 年到 2011 年主要是实施和推进上述医改方案中的五项重点内容改革。为此,在《中共中央国务院关于深化医药卫生体制改革的意见》颁布后,国务院随即下发通知,进一步提出了五项重点改革内容的具体政策和措施,要求各地加强组织领导,地方财政要给予财力保障,各地要在先行试点改革的基础上逐步推开。同时,为了切实推动各地医改工作的快速展开,2009年 7 月国务院办公厅向各省、自治区、直辖市人民政府又下发通知,要求各地区、各有关部门要加强领导,精心组织,进一步分解工作任务,细化工作安排,切实抓好落实。工作安排针对每一项重点改革的内容都进一步提出了明确的考核目标,由国务院深化医药卫生领导小组负责组织对落实情况进行全面检查。此后,国务院办公厅每年都下发关于深化医疗卫生体制改革的主要工作安排,督促各地方政府及相关部门着力推进以五项改革内容为重点的医药卫生体制改革。与此同时,党和政府也围绕着五项重点内容改革不断出台相应的配套医改政策。此外,在中央政府的大力推动下,各不同层级的地方政府也立足本行政区域的地方实际,按照中央政府的医改政策精神要求陆续制定了相应的政策和医改实施办法,以实际行动落实本地区的新医改工作。这样,经过三年的政策改革实践,到 2012 年,新医改五项重点内容改革虽然推进程度不一,但都有重大的改革进展,新医改也取得了令人瞩目的阶段性成效。随着 21 世纪以来,国家在整个医疗卫生费用中的投入比开始显著上升,居民个人支出比重有了较大的下降(见图5-3),人民群众反映强烈的"看病难、看病贵"问题得到有效缓解,新医改政策实施三年取得了显著的成绩。

第一,基本实现了城乡居民基本医疗保障的全覆盖,城乡居民医疗保障水平明显提高。基本医疗保障制度一头连着"需方",另一头连着"供方",与医疗服务体系、公共卫生体系、药品保障供应体系密切相关,是医改的关键环节,也是切实解决中国城乡广大人民群众"看病难、看病贵"问题

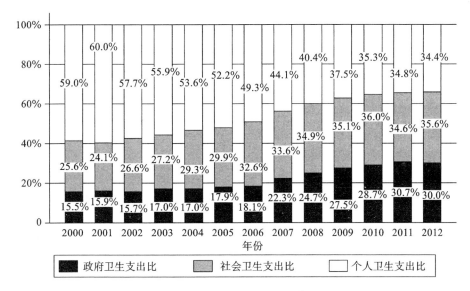

图 5-3　2000—2012 年我国卫生总费用构成比

（数据来源：《2013 年中国卫生和计划生育统计年鉴》，中国协和医科大学出版社 2013 年版。）

的根本途径。[①]《中共中央国务院关于深化医药卫生体制改革的意见》明确指出：城镇职工基本医疗保险、城镇居民基本医疗保险、新型农村合作医疗和城乡医疗救助共同组成基本医疗保障体系，分别覆盖城镇就业人口、城镇非就业人口、农村人口和城乡困难群众。在新医改政策实施的三年间，党和政府采取了一系列措施，不断加大政府财政投入力度，中国城乡基本医疗保障体系建设取得重大成就，全民医保的格局逐步形成，极大地提升了城乡广大人民群众医疗保障水平。

应当指出，在新医改之前党和政府实际上已经开始着力建构城乡三大医保体系及实施城乡居民大病医疗救助制度，在推进医保体系覆盖面不断扩大的过程中中国城乡各种参保人群的覆盖率每年都在显著提高。新医改进一步加快了医疗保障体系建设的步伐，新医改方案再次明确提出建立覆盖城乡居民的基本医疗保障体系并作为近期着力抓好的五项重点改革的内容之一。为具体落实新医改确定的工作内容，国务院有关部门先后下发了一大批相关政策实施的配套文件。通过出台具体的政策措施，党和政府着力扩大城乡居民医疗保障制度覆盖面，不断提高城乡居民基本医疗保障的筹资水平和医疗报销比例，同时，通过不断细化制度管理规定，大幅提

---

① 刘军民：《中国医改相关政策研究》，经济科学出版社 2012 年版。

升城乡居民医保经办水平,方便了基层医保群众看病就医的需求。总的来说,中国城乡居民医疗保障制度改革和建设是五项重点改革中取得成效最为突出的,主要表现在城乡居民基本医疗覆盖率迅速提高,基本实现了如学者所言的"全民医保"。

据统计,到 2012 年年底,中国城乡居民参加三大基本医保的总人数已超过 13.41 亿人,全民总体基本医疗参保覆盖率高达 99.03%,其中,城镇职工参保人数为 26485.6 万人,城镇居民参保人数为 27155.7 万人,新型农村合作医疗参保人数为 8.05 亿人,新农合参保率为 98.3%。① 中国已基本构建起世界上规模最大的基本医疗保障网。同时,新医改以后,中国城乡居民基本医保筹资水平和医疗报销比例也都不断提高。仅在政府财政投入方面,新医改推行的 3 年中各级政府用于新型农村合作医疗和城镇居民的财政投入为 4328 亿元,其中中央财政转移支付投入 1732 亿元。城镇居民医保和新农合政府补助标准从 2008 年的年人均 80 元提高到 2011 年的 200 元,新农合全国人均筹资标准提高到 246 元,到 2012 年各级财政补助标准达到每人每年 240 元,加上居民个人参保部分,新农合和城镇居民医保的总体筹资标准达到 300 元左右。② 在医疗费用报销方面,到 2011 年新农合和城镇居民医保政策范围内住院费用报销比例就达到 70% 左右,住院费用的最高报销比例明显提高。此外,许多地方在基于大病报销的基础上开展了门诊统筹报销,由此城乡居民医疗自付比例显著降低。在城乡医疗救助上,从最初的低保家庭、"五保户"逐步覆盖到低收入重病患者、重度残疾人和低收入家庭的老年人。从 2012 年起,党和政府决定在全国开展城乡居民大病保险工作,从而使我国城乡居民大病医疗救助能力显著增强。另外,新医改以来,各地医保机构管理水平不断提高,管理能力也明显增强,三大医保统筹地区内基本实现了医疗报销费用的即时结算,许多省份实现了省内异地结算管理,极大地方便了群众看病就医。特别是,到 2012 年年底,全国已有 6 个省份、30 个地市实现了职工医保、居民医保和新农合统一管理,为探索城乡一体化的医保管理体制改革进行了大胆尝试。

当然,我们也应看到,中国的基本医保制度体系建设还尚处在起步发展阶段,中国城乡医保制度和体系中还存在诸如城乡分割、条块管理、经办

---

① 数据统计来源:《中国统计年鉴(2013)》,http://www.stats.gov.cn/tjsj/ndsj/。
② 刘军民:《中国医改相关政策研究》,经济科学出版社 2012 年版。

分离以及管理与运行机制滞后等矛盾和问题,还需要不断地巩固和完善。

　　第二,初步建立了国家基本药物制度。建立国家基本药物制度是新医改方案中提出的一项重大制度性创新。1977年世界卫生组织提出了"基本药物"这一概念,通常是指那些满足人群卫生保健优先需要的药品,在一个正常运转的医疗卫生体系中,基本药物在任何时候都应有足够数量的可获得性,其剂型是适当的,其质量是有保障的,其价格是个人和社区能够承受的。改革开放以来,伴随着中国医疗卫生体制"放权让利"的改革,不断虚高的药品加成价格成为诸多医疗卫生服务机构增加经济收益的重要来源。有研究者指出,走向全民医保是中国医疗事业实现公益性的第一步。但是,新医改若想取得成功就必须采取有力的制度措施来对居高不下的医药费进行治理,否则即便全民医保发展得再好,医保筹集上来的基金也会被虚高的药费所侵蚀,导致全民医保难以保持可持续发展。① 新医改方案积极借鉴了世卫组织"基本药物"的理念并试图通过一种制度化的安排来规范医疗卫生服务机构的用药行为,保障人民群众基本用药需求、降低群众用药负担。根据新医改方案的基本要求,为加快建立国家基本药物制度,2009年8月卫生部等多部门共同制定下发了《关于建立国家基本药物制度的实施意见》和《国家基本药物目录管理办法(暂行)》。实施意见具体就国家基本药物制度建立的组织管理、国家基本药物目录的制定、药品采购和使用及价格规定、医保中的药品报销以及监督管理等多个方面都提出了比较具体的规定和要求,明确国家基本药物实行公开招标采购、统一配送,政府举办的基层医疗卫生机构配备使用的基本药物实行零差率销售,到2011年初步建立国家基本药物制度。而管理办法则明确了国家基本药物目录的范围、遴选、调整和管理等。与此同时,卫生部还向社会公布了《国家基本药物目录(基层医疗卫生机构配备使用部分)》(2009年版),这标志着国家基本药物制度正式实施。此后,国家基本药物制度在全国各地分步实施、稳步推进,国家相关部门又针对国家基本药物质量监督管理、基本药物零售指导价格、新农合基本药物报销目录、基本药物的生产流通管理,以及规范政府办基层医疗卫生机构基本药物采购管理等分别制定了专门性的政策文件,各地方政府也相应制定了地方性的实施政策。在中央和地方政府的共同努力下,国家基本药物制度很快在各地付诸实施,2009年只在30%的政府办的基层医疗卫生机构启动实施,而到了2010年就扩大到

211

　　① 顾昕:《新医改的公益性路径》,云南教育出版社2013年版。

60%,2011 年我国城乡基层医疗卫生机构已全面实行了基本药物制度,所有被国家纳入基本药物目录的药品实行零差价收费。公办基层医疗卫生机构已全部实行基本药物零差率的销售。这极大地降低了基层群众看病就医的费用负担,据研究,在基本药物制度政策执行到位的地区,基本药物价格一般下降 30%~40%,表明基本药物制度发挥的控制医药费用上涨、减轻群众负担的作用逐渐显现。① 同时,在政府财政给予公立基层医疗机构适当差额补助的前提下,这一制度也通过一种"倒逼"的激励约束机制迫使地方基层医疗卫生服务机构深化内部管理体制改革,从而逐渐摆脱对"以药养医"的过度依赖。

第三,城乡基层医疗卫生服务体系进一步健全。城乡基层医疗卫生服务体系建设始终是中国医疗事业发展的重点和难点所在,特别是广大农村地区可以说始终存在缺医少药的情况。在整个计划经济时期,党和政府特别重视城乡基层医疗服务体建设,在农村巩固和夯实县、乡、村三级医疗服务体系,并以有效、低廉的组织成本建立了广覆盖的合作医疗制度,这些都有力地保障了农村居民对医疗卫生资源的可得性和可及性;在城市,党和政府依托企业单位制和街道社区管理体系,建立了以城市街道社区诊所和医院、单位企业医院和医疗诊所等城市基层医疗卫生服务体系,并借助城镇公费医疗和劳保医疗保障制度有力地满足了广大城市居民的基本医疗健康需求。但是,改革开放以后,在经济市场化力量的作用下,城乡基层的一些优质医疗卫生资源越来越被吸纳到城市大型医疗卫生服务组织机构之中,导致为城乡群众提供最基本初级医疗卫生保健的基层医疗卫生服务组织体系不断衰弱。虽然 20 世纪八九十年代党和政府不断出台强化基层医疗卫生服务体系(特别是农村医疗卫生服务体系)的政策措施,但总体而言收效并不明显。由于城乡基层医疗卫生服务资源缺乏和医疗服务能力较弱,基层群众有病就往城镇大医院跑以至于大医院人满为患,而基层医院则备受冷落、无人问津。党和政府推行的新医改决心逐渐改变这一状况,新医改的一个重点就是"强基层",明确提出要加快农村三级医疗卫生服务网络和城市社区卫生服务机构建设,力争用三年的时间建成比较完善的基层医疗卫生服务体系。为实现此预想目标,新医改以来,国务院有关部门不断出台一系列强化城乡基层医疗卫生服务体系建设的政策措施。例如,2009 年 7 月,卫生部办公厅印发了《中央补助地方公共卫生专项资金

---

① 李玲、陈秋霖、江宇:《中国医改:社会发展的转折》,《开放时代》2012 年第 9 期。

二级以上医疗卫生机构对口支援乡镇卫生院项目管理办法》,采取城市医院对口援助的方式加强对乡镇卫生院的人员培训、技术指导、设备支援,进而提高乡镇卫生院基本医疗和公共卫生服务能力;2009 年 12 月,卫生部等多部门又联合下发了《关于加强卫生人才队伍建设的意见》,其中对加强农村和城市社区基层卫生人才队伍建设提出了诸多政策措施,明确按照基层医疗卫生服务机构编制和岗位设置配备足够的卫生专业技术人员,加大对城乡基层卫生服务机构卫生人员培训和卫生人才培养的力度;2010 年 12 月,国务院办公厅又制定下发了《关于建立健全基层医疗卫生机构补偿机制的意见》,就建立健全稳定长效的多渠道补偿机制、大力推进基层医疗卫生机构综合改革、多渠道加大对乡村医生的补助力度等提出了明确的政策规定和要求,城乡基层医疗卫生服务机构的财力基础进一步得到保障。据统计,在新医改政策实施的三年时间里,国家为中西部乡镇卫生院招收定向免费医学生 1 万多名,培训乡镇卫生院、城市社区卫生服务机构和村卫生室等基层医疗卫生人员总计 636.9 万人次。[①] 2011 年 7 月,国务院还印发了《关于建立全科医生制度的指导意见》,把为城乡基层培养全科医生作为重点,逐步实现城乡基层卫生服务机构都有适量的全科医生。此外,在新医改政策实施过程中,政府财政不断加大对城乡医疗卫生服务组织的支持力度,中央财政投入了 430 亿元用于农村医疗卫生基础设施建设;在城市社区医疗服务机构共投入了 41.5 亿元,共支持了 2382 所社区卫生服务中心建设。[②] 总之,在中央政策的引领和各级政府不断加大财政扶持力度的情况下,新医改以来中国城乡基层医疗卫生服务体系得到了夯实和发展,城乡基层医疗卫生服务体系的“软硬件”建设都有明显加强,城乡基层医疗卫生资源规模显著扩大。据统计,到 2012 年年底,全国共有城市基层卫生服务中心(站)33562 个,农村乡镇卫生院 37097 个,农村卫生室653419 个,基层医疗卫生人员 3437172 人。[③] 可以说,覆盖城乡的基层医疗卫生服务网络已基本建成。

　　第四,城乡基本公共卫生服务均等化水平明显提高。2003 年的“非典”疫情危机充分显露了中国公共卫生服务体系的脆弱性。此后,党和政府开

---

　　① 《全国深化医药卫生体制改革三年总结报告》(电子版),http://www.doc88.com/p-367148244963.html。

　　② 《全国深化医药卫生体制改革三年总结报告》(电子版),http://www.doc88.com/p-367148244963.html。

　　③ 国家卫生和计划生育委员会:《2013 中国卫生和计划生育统计年鉴》,中国协和医科大学出版社 2013 年版。

始重视强化公共卫生服务体系建设,不断加大相应的政策措施和财政投入力度。在新医改中,党和政府继续强调要加强中国公共卫生服务体系建设,强调政府在公共卫生服务建设中的主体责任以维护公共医疗卫生的公益性,并明确把"促进基本公共卫生服务均等化"作为五项医改的重点加以推进。依据新医改方案中提出的基本要求,2009 年 7 月,卫生部等部门共同制定下发了《关于促进基本公共卫生服务逐步均等化的意见》和《国家基本公共卫生服务项目》,对促进基本公共卫生服务逐步均等化的主要任务、保障措施以及组织领导作出了若干指导意见,明确国家和各地区要针对各种严重威胁妇女、儿童、老人等人群的传染病、慢性病、地方病等加强预防和救治,立足于应对和处置重大突发公共卫生事件的需要制定实施公共卫生服务项目。此后,国务院相关部门又陆续制定了一系列配套政策,同时,各地方政府也依据中央政府部门的政策精神和要求,协调推进各地基本公共卫生服务均等化工作。这样,在中央和地方政府的共同努力下,中国城乡居民基本公共卫生服务均等化水平不断推进,成绩显著。突出表现在:政府全面担负公共卫生投入职责,实现了基本公共卫生服务的经费标准城乡统一且逐年提高。2009 年全国人均基本公共服务经费标准为 15 元,到 2011 年提高到人均 25 元,中央财政还投入了 395 亿元用以支持各地基本公共卫生服务体系建设;一些重大公共卫生服务项目已惠及亿万群众,据统计,新医改三年多,国家推行的各类重大公共卫生服务项目累计覆盖近 2 亿人,其中,有 6832 万名 15 岁以下人群免费补种了乙肝疫苗,分别为 109 多万贫困白内障患者和 2726 多万的农村孕产妇提供了免费医疗帮助,为 1401 万户农村居民建设了"无害化"卫生厕所。① 此外,在中央政府和地方政府不断加大财政投入的力度下,中国公共医疗卫生服务体系总体服务能力也显著增强。

第五,公立医院试点改革开始有序推进。公立医院的改革是新医改中的难中之难。在中国的医疗卫生服务环境中,公立医院无论在其组织规模、数量还是其提供的医疗服务上都始终占主导地位。而广大人民群众反映强烈的"看病难、看病贵"问题以及由此所催生和不断激化的医患关系矛盾及医患冲突事件也多发生在公立医疗卫生机构中。由此,公立医院改革成为中国新一轮全面深化医疗卫生体制改革中的焦点。新医改方案明确

① 国务院医改办:《全国深化医药卫生体制改革三年总结报告》(电子版),http://www.doc88.com/p-367148244963.html。

提出以回归公益性为基本导向的公立医院改革试点,努力探索现代公立医院法人治理机构改革,引导公立医院回归公益性。依据公立医院改革的基本导向,2010 年卫生部等五部门共同制定下发了《关于公立医院改革试点的指导意见》,明确公立医院改革试点的指导思想是要坚持公益性,把维护人民健康权益放在第一位,实行政事分开、管办分开、医药分开、营利性和非营利性分开,推进体制机制创新,提高公立医院的运行效率,努力让群众看好病。同时,公立医院改革试点要坚持的首要基本原则是坚持公平与效率统一、政府主导与发挥市场机制相结合。根据这些指导思想和基本原则,意见对试点改革的总体目标、主要任务、实施步骤以及试点改革的主要内容都作了非常明确的指导和要求。此后,国务院在全国选定了 17 个公立医院改革试点城市和 37 个省级试点地区,共有 2000 多个公立医院进行改革试点。在改革试点中,各地依据试点改革要求并结合地方实际情况进行了大胆探索。具体是:在医院治理机构方面,一些试点城市尝试探索多种形式的医院法人治理结构,重点是探索医院与政府间的管办分离关系,完善医院院长的选任制度,强化对医院管理的激励约束机制。一些试点改革城市还在按服务项目收费的基础上进行了诸如按病种付费、按人头付费以及总额预付等多种付费方式的尝试;在医院内部管理方面,试点改革医院大胆改革创新医疗人员管理机构,积极引入能够充分发挥医务人员积极性和创造性的人员激励竞争机制。此外,一些试点改革医院还以患者为中心积极创造便民惠民的制度环境,并采取有效措施营造和谐的医患关系氛围。① 基于城市公立医院试点改革经验的基础上,2012 年 6 月国务院办公厅制定下发了《关于县级公立医院综合改革试点的意见》,就全面推进县级公立医院试点改革提出了一系列具体的政策意见,全面启动了县级公立医院综合改革试点工作。到 2012 年年底,全国已有 18 个省、自治区、直辖市的 600 多个县参与了试点改革工作。② 随着试点改革范围的拓展,试点改革也不断取得显著成效,各地方县级政府举办公立医院的主体责任进一步得到落实,试点改革不但有效地增强了以县医院为龙头的县域医疗卫生服务体系能力,也在很大程度上有效地降低了当地基层群众看病就医的医疗费用,改革也给当地人民群众带来了不小的实惠。当然,公立医院改革是

---

① 《全国深化医药卫生体制改革三年总结报告》,http://www.doc88.com/p-367148244963.html。

② 《中国的医疗卫生事业》,http://www.scio.gov.cn/zxbd/nd/2012/document/1262122/1262122.htm。

新医改中最难啃的"硬骨头",其改革的复杂性和艰巨性是不言而喻的。2012 年以后,党和政府继续扩大和深化公立医院改革试点工作,着力完善公立医院补偿机制改革、落实政府补偿主体责任,使得长期以来"以药养医"的公立医院补偿模式正在发生深刻的改变,但总体而言,进一步深化公立医院改革使其真正回归公益性的方向却依然任重而道远。

第六章

新时代医疗事业新发展

2012 年 11 月,党的十八大胜利召开标志着中国已经进入全面建成小康社会的决定性阶段,由此也开启了中国特色社会主义建设的伟大新时代。2017 年 10 月,党的十九大明确中国特色社会主义已进入新时代,并进一步勾画了中国社会主义建设更加美好的宏伟蓝图,为新时代中国特色社会主义建设指明了前进的方向。党的十八大以来,以习近平总书记为核心的党中央科学把握当今世界和当代中国的发展大势,纵览全局、开拓创新,顺应人民对美好生活的向往,统筹推进"五位一体"的总体布局和协调推进"四个全面"的战略布局,为全面建成小康社会和实现"两个一百年"奋斗目标不懈奋斗。在新时代的发展背景下,党和政府从服务经济社会发展、维护全民健康和实现国家长治久安的根本利益出发,继续全面深化中国医药卫生体制改革,在持续推进新医改政策不断取得新进展的同时提出实施了"健康中国"的新战略,使中国医疗事业呈现蓬勃发展的新局面。

第一节　完善城乡居民医保体系

一、完善城乡居民医疗救助制度

进入 21 世纪后,随着中国城乡基本医疗保障制度的逐步建立,城乡人民群众看病就医有了基本保障。同时,针对城乡特定困难群体分别建立起了农村医疗救助制度和城市医疗救助制度,通过政府财政拨款和社会捐助等多种渠道筹集建立救助基金,主要为患大病的农村"五保户"、贫困农民家庭、城市居民最低生活保障对象等特殊困难群众给予医疗救助。新医改政策实施后,中国城乡居民医疗救助制度逐步拓展,全国享有医疗救助的城乡群众人数不断增加,有效地减少了城乡困难群众因病致贫、因病返贫的发生。但是,中国城乡医保救助制度在实践中还不尽完善,还仍然有不少城乡困难群众在享有基本医疗救助中遭遇制度性困难。

党的十八大以后,党和政府着眼于完善中国多层次的医疗保障体系,采取政策措施进一步巩固发展城乡医疗求助制度,切实保障城乡患大病的困难群众享有医疗救助的权利。2013年12月,财政部、民政部联合制定下发了《城乡医疗救助基金管理办法》,具体规定了城乡医疗救助基金的管理原则、筹集、使用、支出以及管理等的具体办法,规定城乡医疗救助基金的救助对象是城乡低保对象、农村五保供养对象,以及其他符合医疗救助条件的经济困难群众,明确基金要首先用于确保救助对象全部参加基本医疗保险,其次对救助对象在基本医疗保险补偿后仍难以负担的符合规定的医疗费用给予一定补助,以保障被救助的困难群众能获得基本医疗服务。同时,对那些因各种原因未能参加基本医疗保险的救助群众,各地也可以直接给予医疗费用的救助。这一管理办法的出台为科学合理地筹集和使用城乡医疗救助基金提供了基本规范和指导。

为最大限度减轻城乡困难群众大病医疗负担,建立起城乡公平合理的一体化医疗救助管理体系,2015年国务院决定建立统一的城乡医疗救助制度,明确要求各地要在2015年年底前将城市医疗救助制度和农村医疗救助制度整合为城乡医疗救助制度,将地方社会保障基金财政专户中分设的城市医疗救助基金专账和农村医疗救助基金专账合并成统一的城乡医疗救助基金账户,从而在城乡医疗救助的政策目标、资金筹集、对象范围、救助标准、救助程序等方面实现城乡统筹管理,确保城乡困难群众获取医疗救助的权利公平、机会公平、规则公平、待遇公平。在大病救助方面,意见就如何科学制定实施方案、合理确定救助标准、明确就医用药范围、加强与相关医疗保障制度的衔接等政策环节提出了相应政策。同时,国务院明确要求各地要从2016年起全面开展重特大疾病医疗救助工作,为此中央财政在2016年共安排城乡大病医疗救助补助资金160亿元,用以支持各地实施重特大疾病医疗救助工作。①

按照上述中央政府部门的政策要求,全国各级地方政府都相应制定出台相关政策实施方案,通过加大地方财政救助力度和强化组织管理,保证

---

① 国务院办公厅:《深化医药卫生体制改革2016年重点工作任务》,国办发〔2016〕26号。

了城乡群众重特大疾病医疗救助工作的全面开展。作为中国医疗保障体系的重要内容，医疗救助主要是发挥在基本医疗保险以外的兜底作用。党的十八大以来，为了有效遏制城乡困难群众因病致贫、因病返贫这一突出问题，党和政府在立足发挥城乡基本医疗保障的作用外，特别采取了一系列有力的政策措施巩固完善城乡医疗救助制度，细化具体的政策措施，有效缓解了城乡困难群众大病重负的问题，切实保障了中国城乡困难群体享有基本的医疗健康权利，保证他们及时得到医疗救助。据初步统计，2016年全国累计实施医疗救助8720多万人次，其中住院救助和门诊救助总计近3100万人次，全国共支出救助资金近300亿元；2017年初，全国已经有93％的地区开展了医疗救助的"一站式"即时结算服务，极大地方便了城乡被救助群体的看病就医。①

二、完善城乡居民大病医疗保险制度

城乡居民大病医疗保险是针对城乡居民因患大病发生的高额医疗费用给予报销的制度，其保险的对象主要是城镇居民医保和新农合参保（合）的群众，制度的建立主要是为解决群众大病重负问题，避免城乡群众因病致贫、因病返贫而陷入困境。自2012年8月卫生部等多部委联合制定下发《关于开展城乡居民大病保险工作的指导意见》后，中国城乡居民大病医疗保险制度迅速在全国一些地方开始试点实施。据统计，到2013年8月全国城乡居民大病保险制度已在全国23个省份的94个统筹地区开始试点，共有7个省份在全省推开，覆盖城乡居民2.1亿人，全国已累计财政补偿金额6.3亿元。② 另外，到2013年年底，全国已有23个省地还先后出台了城乡居民大病医疗保险具体实施方案，国家卫生部确定了120个城市作为进一步扩大改革试点城市。③

2013年11月，中共十八届三中全会在北京召开，全会通过了《中共中央关于全面深化改革若干重大问题的决定》，其中明确提出要加快健全重特大疾病医疗救助制度。为贯彻落实党的十八届三中全会作出的这一改革要求，2014年1月国务院医改办专门下发了《关于加快推进城乡居民大

---

① 《2016年全国累计实施医疗救助8720多万人次》，http://news.cri.cn/20170221/3bc6154f-e635-c1c2-8a7d-efa9891dcf43.html。

② 《党的十八大以来医药卫生体制改革述评》，http://www.gov.cn/jrzg/2013-11/06/content_2522832.htm。

③ 《大病保险试点6月底前覆盖全国》，http://finance.people.cn/insurance/n/2014/0209/c59941-24303548.html。

病保险工作的通知》。通知明确要求 2014 年全面推开城乡居民大病保险试点工作,务求这一民心工程落地生根。为此,通知要求各地方政府要切实加强对推进大病保险工作的组织领导,建立健全由医改办牵头,发展改革、财政、人力资源社会保障、民政、卫生计生、保监等部门协同参与的工作推进机制,各地方医改办要加大医保资金统筹协调力度,明确工作进度,细化配套措施。通知下发后,各地城乡大病医疗保险试点工作步伐加快。据统计,到 2014 年第三季度,全国所有省份都已制定本区域内城乡居民大病保险实施方案,其中北京等 10 省(市)已全面推开,覆盖城乡居民达 6.5 亿人。① 2015 年 7 月,国务院总理李克强召开国务院常务会议,正式决定在全国范围内全面实施城乡居民大病医疗保险制度,要求 2015 年年底大病保险覆盖所有城乡居民基本医保参保人,并且提出到 2017 年要进一步建立起比较成熟完善的城乡居民大病医疗保险制度。根据国务院作出的决定,2015 年 7 月 28 日国务院办公厅又正式下发了《关于全面实施城乡居民大病保险的意见》,就全面实施城乡大病医疗保险的基本原则和目标、完善大病保险筹资机制、提高大病保险保障水平、加强医疗保障各项制度的衔接、规范大病保险服务和严格监督管理等方面的政策内容提出了具体要求。此后,中国城乡大病医疗保险制度开始在全国范围内铺开。伴随着这一制度的广泛实施及政策措施的不断完善,它在中国医保体系中的"防大病、兜底线"的能力进一步增强,受益群众不断扩大。

据统计,截止到 2015 年年底,中国城乡居民大病保险已覆盖所有城乡居民基本医疗保险参保人;2016 年中国大病保险覆盖城乡居民已超过 10 亿人,推动各省大病保险政策规定的支付比例达到 50% 以上,受益人员的实际报销比例提高 10~15 个百分点。② 可以说,随着上述中国城乡医疗救助制度和城乡居民大病保险制度两项重大制度在全国范围内的实施和完善,党和政府有效解决了中国城乡大病患者看不起病或因病致贫问题,充分保障了广大城乡群众的健康权利。为了进一步加强两项制度在对象范围、支付政策、经办服务、监督管理等方面的衔接,充分发挥两项医保制度的协同效能,2017 年 1 月,民政部等部委联合下发了《关于进一步加强医疗救助与城乡居民大病保险有效衔接的通知》,就加强保障对象衔接、加强支付政策衔接、加强经办服务衔接、加强监督管理衔接等方面的政策提出了

---

① 姜天一:《大病保险 从试点到全覆盖》,《中国卫生》2015 年第 12 期。

② 《中国健康事业的发展与人权进步》,http://news.xinhuanet.com/2017-09/29/c_1121747583.htm。

明确要求,此政策的出台为做好居民大病保险与医疗救助的衔接,形成制度合力指明了政策努力的方向,使两大政策制度的实践效能更加高效。

三、整合城乡居民基本医疗保障制度

长期以来,由于受中国传统计划经济下所形成的"城乡二元"体制格局的影响,党和政府的诸多制度政策都带有显著的城乡差异性特征。进入 21世纪前后,虽然中国先后逐步建立起了城镇职工基本医疗保险制度、新型农村合作医疗制度和城镇居民基本医疗保险制度,但三大基本医保制度是各自分割运行的。在经济社会不断发展的背景下,这种多元分割与"碎片化"的制度运行状况,既不利于实现社会成员的社会流动,促进社会融合发展,也有悖于社会保险的大数法则,很不利于通过"社会共济"方式来分散医疗风险,保持医疗保险基金财务的稳健和可持续性,从而直接损害着制度运行的效率。特别是在城乡基本医保方面,国家实行双头管理,由于社会保障部门只管城镇居民与城镇职工基本医保,新型农村合作医疗则由卫生部门经办,这种管理分割往往造成各行其是,既严重浪费了管理资源,又导致了城乡医保待遇的不公、重复参保和遗漏现象的并存,造成制度扭曲和总体医保绩效的衰减,同时也严重固化了中国既有的城乡二元化社会结构。

针对中国城乡基本医疗保障制度体系多元分割、整体统筹能力不强的现实状况,进入 21 世纪后党和政府开始探索整合中国基本医疗保险制度。但是,从三大基本医保制度的现实情况看,由于受多方面因素的影响,中国在短期内还很难把三项基本医疗保障制度整合在一起,比较现实的选择是将现有的三大医保制度先整合为两大制度,待改革条件成熟再发展为全国统一的基本医保制度。对此,党和政府立足三大基本医保发展现实情况,并依据党的十六大、十七大作出的统筹城乡发展的方略和促进城乡一体化的战略要求,率先探索实现新型农村合作医疗与城镇居民基本医疗保险两大制度的统一整合。事实上,从 2007 年开始中国一些地方政府在发展新农合和城镇居民基本医疗保险的过程中就尝试把二者进行整合统一管理。到 2012 年,天津、重庆、青海、宁夏、广东以及新疆建设兵团等 6 个省级地区(或单位)、41 个地市、162 个县(市、区),先后以多种不同形式实行城乡居民医保的统一或整合,其中有 90.2% 的地市实现制度整合并将经办职能

归并到人社部门,有 92.7% 的地市将有关行政管理职能归并到人社部门。[①] 这些地方性改革尝试为党和政府制定整合城乡基本医保制度政策提供了基本经验。2009 年,《中共中央国务院关于深化医药卫生体制改革的意见》中首次明确:随着经济社会发展,逐步提高筹资水平和统筹层次,缩小保障水平差距,最终实现制度框架的基本的统一。2012 年,国务院在制定的《卫生事业发展"十二五"规划》中提出:坚持城乡统筹,逐步提高统筹层次,缩小城乡、地区间保障水平差距,落实医疗保险关系转移接续办法,有条件的地区探索建立城乡统筹的居民基本医保制度。此后,党的十八大作出了加快推进中国城乡一体化的重大战略,党的十八大报告中统筹推进城乡社会保障体系建设部分首次明确提出:整合城乡居民基本养老保险和基本医疗保险制度,逐步做实养老保险个人账户,实现基础养老金全国统筹,建立兼顾各类人员的社会保障待遇确定机制和正常调整机制。2013 年,党的十八届三中全会作出的《中共中央关于全面深化改革若干重大问题的决定》中再次明确要整合城乡居民基本医疗保险制度。

在上述决策的引领下,党和政府着手加快城乡基本医保整合步伐,国务院责令相关部委着手研究制定整合城乡基本医保政策方案。但是,由于制度整合触及社保和卫生两大部门的根本利益,使得城乡居民医保的管理归属权之争难以达成共识,导致城乡居民医保整合方案迟迟没有出台。然而,在地方实践层面,一些地方的实际探索却为整合城乡医保制度提供了两种基本选择模式:第一种是所谓"大保障模式",即人社部门接管新农合,统筹管理城镇职工医保、城镇居民医保和新农合,甚至把城镇居民医保和新农合融合为一个制度。在这一模式下,卫生部门主要从事行业监管。这一模式被人社部门推崇,采取这一模式的地方包括广东东莞和福建厦门等地区。第二种则是所谓"大卫生模式",即由卫生部门整合城镇居民医保和新农合,最终一手托两家,既管理医院又管理医保,医保基金成为医院管理的抓手。这一模式则为卫生部门所推崇,比如浙江嘉兴等地区就采用这种模式。但总体而言,大多数地方政府根据我国《社会保险法》的有关规定都倾向于将城乡居民医保整合并划归人社部门统一管理,即选择第一种管理模式。此外,还有的地方采取了不同于上述两种模式的做法,其中比较典型的是福建三明市,该市在 2014 年组建了直接隶属于市政府的医保管理中心,划归市财政管理。所有这些不同的地方性做法可以说都为中央政府

---

① 金维刚:《城乡居民医保整合及其发展趋势》,《中国医疗保险》2016 年第 3 期。

最终出台整合中国城乡基本医保制度方案提供了重要参考。

2015年4月,国务院在本年度深化医改工作安排中决定把正式出台整合城乡基本医保方案作为一项重要医改任务。2016年1月,国务院正式发布了《国务院关于整合城乡居民基本医疗保险制度的意见》。意见提出的总的要求是要按照全覆盖、保基本、多层次、可持续的方针,遵循先易后难、循序渐进的原则,着力从完善政策入手推进城镇居民医保制度和新农合制度的整合,逐步在全国范围内建立起统一的城乡居民医保制度。基于这一总的要求,意见提出了六个方面的具体"统一"政策:一是要"统一覆盖范围",即覆盖除城镇职工基本医疗保险应参保人员以外的其他所有城乡居民;二是要"统一筹资政策",要求各地根据基金收支平衡的原则,合理确定城乡统一的筹资标准,对于城乡差异较大的地区可先采取差别化的政策,利用2～3年的时间再逐步统一标准;三是要"统一保障待遇",就是要充分体现城乡居民均等的保障待遇,为城乡参保人员提供公平的基本医疗保障制度;四是要"统一医保目录",即统一城乡居民药品目录和医疗服务项目目录,明确药品和医疗服务支付范围;五是要"统一定点管理",要制定城乡居民统一的医保服务机构管理办法,强化定点医疗服务机构服务协议管理,建立健全进入和退出机制;六是要"统一基金管理",要求城乡居民医保要执行国家统一的基金财务制度,城乡居民基本医保要纳入统一的财政专户,实行收支两条线管理。各地方政府要立足于这六个方面的政策"统一",整合经办管理资源,提升服务效能,加快推进城乡医保制度的整合统一,保障城乡居民获得更加公平、公正、实惠的基本医疗健康服务。在城乡医保整合后究竟归属社保部门还是卫生部门管理上,该意见并未作出明确规定,而是让地方政府根据当地情况自行决定。此外,政策文件要求各地方政府在2016年6月底前作出地方性的总体规划和工作部署,具体明确城乡医保整合的工作时间表、路线图,要求各地在本年底前出台具体的政策实施方案。根据国务院的统一部署,全国各省市都相应制定出台了地方性的实施方案,全国城乡基本医保制度整合步伐加快。截至2016年8月底,全国至少已有19个省(自治区、直辖市)先后出台文件,部署城乡医保并轨。其中,天津、上海、浙江、山东、广东、重庆、宁夏、青海和新疆建设兵团在国务院文件发布之前就已实现并轨,河北、湖北、内蒙古、江西、新疆、湖南、北京、广西、陕西、福建上半年先后出台文件,部署城乡医保整合。除此之外,另有13省份也正在酝酿实施。据公开信息显示,山东、广东、宁夏城乡医保并轨后,城乡居民统一使用基本医保药品目录,农民可报销药品种类分别从 1100 种、1083 种、918 种扩大到 2400 种、2450 种、2100 种，医用药的范围增加一倍多。[①] 在党和政府的大力推动下，中国各地城乡医保制度整合工作正在深入推进，这为中国基本医疗保障制度最终走向"一元化"迈出了重要的步伐。

四、完善医保支付制度改革

进入 21 世纪以来，随着中国基本医疗保障制度覆盖面的不断拓展和基本医保水平的逐步提高，中国城乡人民群众"看病难、看病贵"的问题有了很大的缓解，也在很大程度上释放了城乡人民群众对基本医疗服务的需求。但随之而来的是支撑起中国这个庞大基本医疗保障体系的医保基金也面临着越来越沉重的支付压力。新医改推行后，中国总体医疗费用持续上涨的势头并没有改变，有研究者统计，从 1978 年到 2013 年的 35 年间，中国医疗卫生总费用年均增长率超过 17.6%，远远高于国民经济和居民收入增长速度。如果按照这一速度发展下去，中国医疗卫生总费用将在 2020 年达到 10 万亿元，而一旦这一情形出现，中国的政府、企业还有个人都将背上不可承受的负担。[②] 另有数据统计显示：新医改以来，中国个人卫生支出占卫生总费用的比重由 2008 年的 40.4% 下降到 2012 年的 34.4%，但与此同时，个人医疗卫生的实际支出金额也从 2008 年的 5875.86 亿元上升到 2012 年的 9654.55 亿元，较 2008 年上涨了 64.31%。[③] 因此，总的来说如果不能对医疗费用持续快速增长势头加以有效控制，中国整个医保体系就会不堪重负，也更难以实现可持续发展。

如何保持中国医保体系健康可持续性的发展，使全民医保支付基金维持在一个良性运转和社会可承受性的限度内，其中，医保支付制度起着十分关键性的作用。因为支付制度一头连着医疗服务的需求方，一头连着医疗服务的供给方，可谓医保制度体系中有效控制医药费用的"牛鼻子"。长期以来，中国医疗服务都是实行按医疗服务项目收费，而在基本医保支付制度方面也主要实行的是"后付制"模式，对城乡医保群众按照具体的医疗服务项目费用给予一定比例的报销。但是，在社会主义市场经济的环境

---

① 《19 省份城乡医保整合落地》，http://dz.jjckb.cn/www/pages/webpage2009/html/2016-08/22/content_22641.htm。

② 刘军强、刘凯、曾益：《医疗费用持续增长机制——基于历史数据和田野资料的分析》，《中国社会科学》2015 年第 8 期。

③ 《新医改七年反思：为何看病依然贵?》，http://www.g-medon.com/Item.aspx?id=44762。

下,这种单一的按医疗服务项目付费方式有诸多弊端,其中一个致命性的弊端就是造成制度激励机制的扭曲。在经济利益的驱动下,医疗服务供给方利用信息不对称的优势会尽量多地增加医疗服务项目,导致过度医疗,从而人为地推高医疗费用的上涨,而在由第三方的医保机构支付大部分医药费用时这种情况更为严重。正如有研究者所揭示的:由于由保险基金付费,对病人来说,倾向于多看病、用好药和贵药;医院也倾向于多给病人做检查、多开药、开大处方,医患双方都有激励联手把费用往上推。① 事实上,在国际上这种单一的按服务项目付费的医保支付方式因其弊端重重已被多国所放弃,其改革的趋势则主要由"后付制"向"预付制"模式转变,相应的医保支付制度也由单一支付制度向多元混合支付制度转变,以此来约束遏制医保费用的过快上升。目前,西方发达资本主义国家在医保支付上都采用了不同特点的多元支付制度模式。例如,美国的按病种预付费(DRGs-PPS)、英国的门诊按人头付费和住院按病种付费(HRGs)、德国的门诊总额预算和住院按病种付费(DRGs)等等。这些发达国家的多元化医保支付制度模式都为党和政府深化中国医保支付制度改革提供了重要经验。新医改实施后,随着中国全民医保体系的建立完善,改革医保支付制度使其合理有效地控制中国不断高速增长的医疗费用,成为党和政府进一步深化医保制度体系改革的一项十分重要内容。

2012 年,人力资源社会保障部、财政部、卫生部这三部委联合制定下发了《关于开展基本医疗保险付费总额控制的意见》,就基本医疗保险付费实行总额控制的具体任务目标、基本原则、基本内容和组织实施等作了政策规定,要求各地方要结合门诊统筹积极探索按人头付费,结合住院、门诊大病的保障探索按病种付费,力争用两年左右的时间,在所有统筹地区范围内开展总额控制工作,控制医疗费用过快增长。2012 年,全国各省地均不同程度地开展了总额控制下的医保付费制度改革工作,探索按病种付费、按人头付费等不同医保支付方式的实践路径。党的十八大以后,党和政府"以点带面"继续推进医保支付制度改革。2013 年,党和政府在本年度深化医药卫生体制改革主要工作安排中把深化医保支付制度改革作为重点工作安排;2014 年在年度深化医药卫生体制改革中要求各地方政府总结地方开展医保支付制度改革的经验,完善医保付费总额控制,加快推进支付方式改革,建立健全医保对医疗服务行为的激励约束机制,积极推动建立医

225

① 刘军民:《中国医改相关政策研究》,经济科学出版社 2012 年版。

保经办机构与医疗机构、药品供应商的谈判机制和购买服务的付费机制。此后,党和政府在每年度的深化医疗卫生改革工作安排中都把推进医保支付制度作为工作重点任务之一。而以推进医保支付方式改革为突破口,以此来"倒逼"公立医疗服务改革也是党和政府深化公立医院改革的基本策略。2015 年 4 月,国务院办公厅颁布了《关于全面推开县级公立医院综合改革的实施意见》,就深化医保支付方式改革提出了进一步的要求,明确到2015 年年底前医保支付方式改革要覆盖县域内所有公立医院,覆盖 30%以上的县级公立医院出院病例数。提出到 2017 年全面实行以按病种付费为主,按人头付费、按床日付费等复合型付费方式,为此要求各地区要总结试点地方典型改革经验,向全国推广。同年 5 月,国务院办公厅又颁布了《关于城市公立医院综合改革试点的指导意见》,提出建立以按病种付费为主,按人头付费、按服务单元付费等复合型付费方式,逐步减少按医疗服务项目付费,鼓励有条件的公立医疗机构可推行按疾病诊断相关组(DRGs)付费方式。此后,在党和政府一系列政策的大力推动下,中国医保支付制度改革加快推进。到 2016 年 4 月,中国已初步形成了与基本医疗保险制度相适应的激励、约束并重的支付制度。全国 85% 的统筹地区开展了总额付费控制,超过 70% 的统筹地区开展了按病种付费,有 35% 的统筹地区开展按服务单元付费,有 24% 的统筹地区开展了按人头付费的探索。①

随着中国城乡参保群众社会流动的增加,为更好地保障参保人员权益、规范医疗服务行为、控制医疗费用不合理增长,充分发挥医保在医改中的基础性作用,2017 年 6 月国务院办公厅制定下发了《关于进一步深化基本医疗保险支付方式改革的指导意见》,明确了当前中国深化医保支付制度改革的指导思想、基本原则和主要目标,提出从 2017 年起全面推行以按病种付费为主的多元复合式医保支付方式,到 2020 年医保支付方式改革覆盖所有医疗机构及医疗服务,在全国范围内普遍实施适应不同疾病、不同服务特点的多元复合式医保支付方式,到时中国按服务项目付费的医保支付比例将大幅下降。意见同时还就实行多元复合式医保支付方式、重点实行按病种付费、开展按疾病诊断相关分组付费试点、完善按人头付费和按床日付费等支付方式、强化医保对医疗行为的监管等五大改革内容作了具体的政策规定和要求,同时对相关配套的改革措施和组织实施也提出了

---

① 《人社部回应医保支付改革进展:相关制度初步形成》,http://www.chinanews.com/gn/2016/04-28/7851957.shtml。

具体对策。可以说,这一意见是党和政府当下和今后一个时期进一步深化基本医疗保险支付方式改革的一份纲领性政策文件,为中国全面建立科学规范的多元复合型医保支付制度指明了基本的政策方向,其政策的不断实施也极大地促进了中国医保支付制度改革的深入发展。据官方统计,截至2017年9月,中国已有70%以上地区积极探索实行了按病种付费、按人头付费、按疾病诊断相关分组(DRGs)付费等支付方式。

　　此外,随着中国城乡劳动力流动步伐的加快,如何解决城乡流动人口的医保支付问题,确保城乡流动人口的基本医疗保障也越来越引起党和政府的高度重视。新医改实施后,人社部、财政部就制定下发了《关于基本医疗保险异地就医结算服务工作的意见》,就解决异地就医人员医保结算服务提出了初步的政策意见,各地方也开始积极探索推进异地就医结算的具体办法。但是,总的来看,全国范围内医保异地结算的推进工作还相对滞后。党的十八大以后,党和政府逐步加大了医保异地结算的政策工作力度。2014年11月,人社部制定下发了《关于进一步做好基本医疗保险异地就医医疗费用结算工作的指导意见》,决定到2015年首先实现省内异地基本医疗保险住院费用直接结算,到2016年再逐步实现跨省异地安置退休人员住院医疗费用的直接结算。意见要求各省要按照国家统一规范,建立完善省级异地就医结算平台,支持省内统筹地区之间就医人员信息、医疗服务数据以及费用结算数据等信息的交换,并通过平台开展省内异地就医直接结算工作。同时要针对不同医保群体,加强跨省异地就医的顶层设计,统筹考虑各类跨省异地就医人员需求,逐步推进跨省异地就医直接结算。意见下发后,各省地积极落实政策要求,加快推进医保异地结算工作。到2015年,海南省已经与17个省、自治区、直辖市以及新疆生产建设兵团的104个统筹区建立了跨省(自治区、直辖市)异地就医报销合作。在海南之后,京津冀、东北等多个地区的省份也开始探索建立区域间的医保跨省结算政策平台,并取得不错效果。2016年12月,人社部、财政部制定下发了《关于做好基本医疗保险跨省异地就医住院医疗费用直接结算工作的通知》,要求:到2016年年底基本实现全国异地就医结算联网,全面启动跨省异地安置退休人员住院医疗费用直接结算工作;从2017年开始逐步解决跨省异地安置退休人员住院医疗费用直接结算,力争到2017年年底扩大到符合转诊规定人员的异地就医住院医疗费用直接结算。通知下发后,从2017年开始基本医疗保险全国联网和异地就医直接结算工作进展顺利,各地医保部门都很快实现了与国家异地结算系统的连接。据统计,截至2017

年7月,全国已有31个省区市和新疆生产建设兵团接入国家异地就医结算系统,实现了98%以上的地市接入国家平台,开通了几千家跨省异地就医住院医疗费用直接结算定点医疗机构。[①] 此后,随着这一政策制度的不断完善,各地医保异地就医结算方式更加灵活,更加人性化,极大地解决流动人口在异地看病就医的难题。

第二节　完善医疗服务制度体系

一、深入推进公立医院改革

在中国的医疗服务组织体系中,公立医院无论其数量还是其组织规模都占有绝对的优势,是广大人民群众看病就医的主要场所。改革开放后,中国公立医院改革不断推进,公立医院的发展活力不断显现。但是,在经济市场化改革的大背景下,公立医疗卫生机构却越来越走向了某种商业化或称市场化的道路,由此导致其应有的社会公益性日益淡化。新医改政策提出后,党和政府把推进公立医院试点改革作为医改实施方案的重点内容之一,力图通过逐步深化公立医疗的体制改革使其回归社会公益性,以有效破解人民群众反映强烈的"看病难、看病贵"问题。然而,新医改中的医疗服务改革是块"硬骨头",而其中的公立医院改革则又是公认的难中之难,其长期性、复杂性和艰巨性不容低估,也因此被视为医药卫生体制改革的深水区。[②] 根据新医改政策方案的设计,公立医院改革涉及管理体制、运行机制、监管机制以及补偿机制等方面的改革内容,是一项复杂的系统改革工程。因此,在改革的路径上必须整体推进,综合施策,协同推进,其改革的核心导向是政事分开、管办分开、医药分开、营利性和非营利性分开,着力深化公立医院管理体制改革,完善公立医院法人治理结构,完善补偿机制,深化人事管理和收入分配绩效制度改革等。党的十八大以后,党和政府在公立医院既有改革试点成绩的基础上,着力从这些方面深入推进公立医院改革。

2013年,政府工作报告提出要加快公立医院改革,随后党和政府在2013年深化医药卫生体制改革主要工作安排中把积极推进公立医院改革

---

① 《人社部:9月底全国实现跨省异地就医直接结算》,http://politics.people.com.cn/n1/2017/0728/c1001-29435541.html。

② 刘军民:《中国医改相关政策研究》,经济科学出版社2012年版。

作为本年度医改工作的重点任务之一，要求积极拓展深化城市公立医院改革试点，按照政事分开、管办分开、医药分开、营利性和非营利性分开的原则要求，重点以取消"以药补医"机制为关键环节，着力深化公立医院体制机制综合改革。此后，党和政府在历年深化医药卫生体制改革工作安排中都把加大公立医院改革力度作为深化医改工作的重点任务。在已选定的16个城市试点改革的基础上，2014年5月国家卫生计生委、财政部和国务院深化医改领导小组办公室又选定了第二批公立医院改革国家联系试点城市，确定天津、宁波、珠海、太原、长春等全国17个城市作为第二批公立医院改革国家联系试点城市，力图通过进一步扩大国家联系试点改革取得实践政策经验。在整个公立医院体系中，县级公立医院是中国农村三级医疗卫生服务网络的龙头和城乡医疗卫生服务体系的重要纽带，其在医疗服务供给体系的重要地位决定了率先推进县级公立医院改革是有效缓解中国广大农村居民"看病难、看病贵"问题的关键环节。为此党和政府在探索深化公立医院改革中率先着力加快推进县级公立医院改革步伐。在基于县级公立医院试点改革不断取得的成绩和改革经验的基础上，2015年党和政府决定全面推开中国县级公立医院综合改革。2015年4月，国务院办公厅正式下发了《关于全面推开县级公立医院综合改革的实施意见》，明确提出：到2015年在全国所有县（市）的县级公立医院破除"以药养医"，重点在县级公立医院的管理体制、运行机制、服务价格调整、人事薪酬和医保支付等方面加大改革力度，以此全面推开县级公立医院综合改革；到2017年基本建立现代医院管理制度，使县级医疗卫生服务体系进一步完善，县级公立医院应对大病、难症的能力和水平显著提升，从而基本实现"大病不出县"的目标。意见从优化县级医疗资源配置、改革县级公立医院管理体制、建立县级公立医院运行新机制、完善药品供应保障制度、改革医保支付制度、建立符合特点的人事薪酬制度、提升县级公立医院服务能力等多个方面提出了具体的政策举措。此外，意见中还以附件的形式就全面推开县级公立医院改革的重点任务分工及时间进度安排作了明确的要求。为贯彻落实好这一政策，指导各地方政府及医改部门科学、高效和有序推进县级公立医院综合改革，尽快在相关政策的重点领域和关键环节取得改革突破，国务院医改办还编制了《县级公立医院综合改革工作手册》和《县级公立医院综合改革案例汇编》，旨在从政策解读和实践经验方面为各地方全面推开县级公立医院改革提供政策参考和借鉴。

在全面推开县级公立医院改革的同时，党和政府也着手加快推进城市公立医院改革试点工作步伐。2015 年 5 月,国务院办公厅向各省、自治区、直辖市人民政府以及国务院各部委等机构下发了《关于城市公立医院综合改革试点的指导意见》,这标志着城市公立医院改革试点工作进入一个新阶段。这一指导意见明确要破除公立医院逐利机制,落实政府办医责任,充分发挥政府和市场各自作用,建立起维护医疗公益性和可持续性的新机制。指导意见提出 2015 年要进一步扩大城市公立医院综合改革试点,在此基础上到 2017 年全面推开城市公立医院综合改革试点,初步建立起现代医院管理制度,医疗服务体系服务能力明显提升,人民群众就医负担显著减轻。指导意见从改革公立医院管理体制、建立公立医院运行新机制、强化医保支付和监控作用、建立符合医疗行业特点的人事薪酬制度等方面就加快推进城市公立医院综合改革试点提出了具体的政策要求。其中,在改革公立医院管理体制方面,提出要建立协调、统一、高效的办医体制,实行政事分开,合理界定政府职责及相关部门的管理权限,落实公立医院人事管理、内部分配运营管理等的自主权,实行院长任期目标责任考核和问责制,逐步取消公立医院的行政级别。强化公立医院精细化管理,建立以公益性为导向的考核评价机制;在建立公立医院运行新机制上,提出所有试点城市都要推进医药分开,探索多种方式改革以破除"以药养医"机制,加大政府补偿投入,将公立医院补偿由服务收费、药品加成收入和政府补助三个渠道改为服务收费和政府补助两个渠道。

随着党和政府全面推开县级公立医院改革以及加大城市公立医院综合改革试点工作的展开,公立医院改革的步伐进一步加快,公立医院的公益性功能定位更加明确,医药分开的补偿机制加快建立,新的公立医院的管理和激励机制也正逐步完善。但总的来说,公立医院改革毕竟是医改中的最大难点,还需要不断实践探索和相应的政策推进及完善。针对公立医院医疗费用增幅持续走高的态势,2015 年,国家卫计委、发改委、财政部等部门联合下发了《关于控制公立医院医疗费用不合理增长的若干意见》,提出要将控制公立医院医疗费用不合理增长作为深化医改的重要目标和任务,要求各地到 2016 年 6 月底结合实际合理确定并量化区域医疗费用增长幅度,定期公示主要监测指标,初步建立公立医院医疗费用监测体系,使医疗费用不合理增长的势头得到初步遏制,城市公立医院医疗费用总量增幅和门诊及住院病人人均医疗费用增幅都有所下降。到 2017 年年底逐步建立健全公立医院医疗费用控制监测和考核机制。为此,意见还提出了控制公立医院医疗费用不合理增长的若干具体政策举措和详细监测指标。

为积极引导公立医院回归公益性,强化公立医院医疗卫生服务能力和质量,加强对公立医院的绩效考核,2015年12月,国家卫计委等部委联合制定下发了《关于加强公立医疗卫生机构绩效评价的指导意见》,对公立医院绩效考核的基本目标和原则、评价主体、绩效评价指标体系、绩效评价标准以及具体的绩效评价程序等都作出了明确的规定,并以附表的形式具体罗列了公立医院绩效考核的指标体系。为了建立适应行业特点的公立医院薪酬制度,健全公立医院内部分配的激励约束机制,逐步实现公立医院收入分配的科学化和规范化,调动广大医务人员工作积极性和创造性,2017年1月,国家卫计委、人社部、财政部等部委联合下发了《关于开展公立医院薪酬制度改革试点工作的指导意见》,就优化公立医院薪酬结构、合理确定公立医院薪酬水平、推进公立医院主要负责人薪酬改革、落实公立医院分配自主权、健全以公益性为导向的考核评价机制等改革内容提出了具体的政策意见,要求用为期1年的时间在上海、江苏、浙江、安徽、福建、湖南、重庆、四川、陕西、青海、宁夏等11个综合医改试点省份各选择3个市(州、区),其他省份(除西藏外)各选择1个公立医院综合改革试点城市,首先进行公立医院薪酬制度试点改革,而未列入试点范围的其他公立医院可先行改革探索。可以说,此政策的出台为公立医院薪酬制度改革确定了基本的方向。

基于县级公立医院和城市公立医院深化改革的成就和经验,党和政府决定全面推行公立医院综合改革。2017年4月,中央政府多部门联合下发了《关于全面推开公立医院综合改革工作的通知》,决定全面铺开公立医院综合改革。通知要求各地方政府要根据党和政府的政策文件和战略部署把全面推开公立医院综合改革放在更加突出的位置来抓,确保公立医院综合改革取得新进展、再上新台阶。明确要求各地要在2017年7月底前制定出台城市公立医院综合改革实施方案,到2017年9月底前做到全面实施公立医院综合改革,所有公立医院都要取消药品加成。同时,要进一步做好拓展深化县级公立医院综合改革工作。此后,国务院医改办根据通知精神决定扩大公立医院综合改革示范范围,将北京市等15个城市确定为公立医院综合改革首批国家级示范城市,将天津市北辰区等26个县(区、市、旗)确定为第二批国家级示范县(区、市、旗),各地方政府也根据中央部门的通知要求制定出台相应的政策措施,全面推开公立医院综合改革。据国家卫计委的统计,截至2017年9月底,所有公立医院已全部开展综合改革,所有公立医院逐步建立起了维护公益性、调动积极性的运行新机制。

231

特别是在深化公立医院改革中党和政府始终把取消"药品加成"作为破除"以药养医"机制的切入点和突破口,到 2015 年县级公立医院全部取消了"药品加成",2016 年全国大约 200 个公立医院综合改革试点城市也全部取消了"药品加成",而 2017 年党和政府在全面推开公立医院改革中最终决定全面取消"药品加成"制度①,这些改革绩效无疑极大地缓解了城乡人民群众"看病难、看病贵"的问题。

二、加快分级诊疗制度建设

分级诊疗制度就是基于医疗需求者所患疾病的轻重缓急和治疗的难易程度而由不同层级的医疗服务机构提供恰当诊疗服务从而有效分流患者和提高医疗服务资源利用效率的医疗服务递送制度。分级诊疗制度以人们的疾病发病率与人群"金字塔形"的医疗需求结构为基础,将人们所患的常见病、多发病或者一般急病作为"金字塔形"底层的基本医疗需求,这些疾病都可由基层医疗服务机构中的全科医生帮助解决,而处在"金字塔形"顶部的则是疑难杂症或者重症患者的医疗服务需求,这些疾病的发病率低但治疗手段较为复杂,需要到高层级的医院和专科医生那里接受诊疗。②

世界卫生组织很早就提出了分级诊疗的制度模式并试图在各国的医疗服务递送体系加以推广和应用。欧美主要发达资本主义国家均实行不同程度的分级诊疗制度。譬如,英国是较早实行分级诊疗制度的西方国家之一,英国 90% 的门急诊由基层社区的全科医生进行首诊,其中 90% 以上的病例没有进行转诊,均由全科医师完成治疗,98% 的门诊处方药也由全科医生开出。而在美国、澳大利亚、加拿大、日本以及中国的香港和台湾地区,这个比重也均超过 80%。新中国成立后,在计划经济体制下党和政府依托城乡医保体制和城市单位制、农村集体组织以及城乡三级医疗保健网络很快建立起了行政化的分级转诊制度。基于这一转诊医疗制度安排,病人要先到基层保健站或街道卫生院(单位保健站)就诊,倘若基层医生无法治疗,再由基层医生开具转诊证明到上一级医院看病就医。可以说,在计划经济年代,这种分级诊疗体制极大地限制了患者的就医自由,但在当时中国医疗资源总体短缺的历史条件下却有力地保证了各级医疗卫生资源

---

① 《2017 年全面取消药品加成》,http://news.ifeng.com/a/20170311/50770731_0.shtml。
② 姚泽麟:《行政、市场与职业:城市分级诊疗的三种治理模式及其实践》,《社会科学》2016 年第 6 期。

有效而充分的利用，也更保证了最高水平的医疗资源用以处理最严重的问题。

改革开放以后，随着中国经济体制改革和医疗卫生体制改革逐步走向市场化，中国传统计划经济体制条件下的分级诊疗体系受到极大冲击，分级诊疗也变得形同虚设，在市场经济环境下自由就医的患者趋向于优质医疗资源集聚的大型医院，出现了大医院门庭若市而基层医疗卫生机构却门可罗雀的严重医疗失序局面，而这种局面也是导致中国社会出现"看病难、看病贵"的一个重要原因。为了改变中国这种医疗失序的严重局面，充分发挥各级医疗卫生资源的利用效率，积极引导群众合理有序就医，进入20世纪90年代后，党和政府汲取中国计划经济时期分级诊疗的历史经验和世界其他国家与地区分级诊疗的实践经验，开始提出建立分级诊疗制度的政策改革主张。1997年，国务院提出要把社区医疗服务纳入职工医疗保险，建立双向转诊制度的改革主张。1999年，国家计委、财政部和卫生部联合制定下发了《关于开展区域卫生规划工作的指导意见》，其中明确指出中国医疗服务利用相对集中在高层次、高成本的医疗机构，城市大医院承担了大量基层医院可以较低成本诊治的常见病、多发病治疗工作，基层卫生资源闲置，得不到有效利用的问题比较突出，并要求各地在编制区域卫生规划时明确各层次卫生机构的功能和职责，逐步建立双向转诊制度，积极引导医疗卫生资源向基层流动。2000年，国务院办公厅在制定下发的《关于城镇医药卫生体制改革的指导意见》中指出：要建立健全社区卫生服务组织、综合医院和专科医院合理分工的医疗服务体系，形成规范的社区卫生服务组织和综合医院、专科医院双向转诊制度。可以看出，党和政府在这一时期已经在努力探索和构建分级诊疗制度，但是由于这一时期中国医疗卫生发展急速迈向市场化，各医疗机构服务主体基于营利性的利益冲动竞相争利，加之各地方政府越来越缩减对当地医院的财政补助而任其无序竞争等诸多原因，上述这些相关政策精神可以说难以付诸实践。

进入21世纪后，党和政府加快全面深化医疗事业改革步伐，在城乡医保体制取得重大进程的基础上决定实施新医改。新医改中的一项重要内容就是明确提出要逐步建立分级诊疗和双向转诊制度，为群众提供便捷、低成本的基本医疗卫生服务。此后，党和政府又进一步提出要逐步建立社区首诊、分级诊疗和双向转诊制度。党的十八大以后，建立分级诊疗制度越来越成为党和政府推进医改工作的一个努力方向，并被写入推进新医改的一系列政策文件之中，使其导向更加明确。2013年，中共中央通过《关于全面深化改革若干重大问题的决定》，明确把完善合理分级诊疗模式、建立社区医生和居民契约服务关系作为深化中国医药工作的重要事项。为贯彻落实这一重要改革事项，2014年5月国务院医改办把健全分级诊疗体系作为2014年医改工作的重要任务，明确要求各地要具体制定分级诊疗办法，综合运用医疗、医保、价格等手段引导患者首先在基层就医，从而推动形成基层首诊、分级诊疗、双向转诊的人民群众就医新秩序。2015年3月，国务院下发了《全国医疗卫生服务体系规划纲要（2015—2020年）》，其中提出要建立并完善分级诊疗模式，建立不同级别医院之间，医院与基层医疗卫生机构、接续性医疗机构之间的分工协作机制，健全网络化城乡基层医疗卫生服务运行机制，逐步实现基层首诊、双向转诊、上下联动、急慢分治，以形成分级诊疗秩序为目标，积极探索科学有效的医联体和远程医疗等多种方式。在地方实践层面，各地按照中央政策文件的精神和要求积极探索开展分级诊疗工作的实践路径。其中，上海市在其所辖的长宁、闵行等10个区开始启动家庭医生制度，在黄浦（原卢湾）、崇明启动瑞金-卢湾、新华-崇明两个医疗联合体试点，开展了一系列社区首诊、有序转诊、分级诊疗服务模式的探索，逐步建立起了"三二一"的分级诊疗的模式，即由一所试点三级医院，联合区域内若干所二级医院、社区卫生服务中心，为群众提供连续全程的医疗和健康管理服务。上海市的这些探索为全国探索实施分级诊疗制度提供了典范。2013年，青海省规定参保患者需住（转）院的应在统筹地区内遵循"乡镇中心卫生院和社区卫生服务中心或一级定点医疗卫生机构（首诊医疗卫生机构）—二级定点医疗卫生机构—三级定点医疗卫生机构"的分级诊疗和转诊程序进行就医治疗。此外，福建省三明市运用医保杠杆建立参保对象分级诊疗和转诊制度的探索试验。应当说，这些地方层面的实践都是可贵的探索，这些做法都为党和政府进一步推进分级诊疗制度建设提供了重要的地方性参考经验。

在总结各地实践经验的基础上，2015年9月，国务院办公厅正式制定下发了《关于推进分级诊疗制度建设的指导意见》，这是新时期党和政府加快推进分级诊疗制度建设的一个重要专门性政策文件。意见明确提出实施分级诊疗制度建设的目标任务，即到2017年，分级诊疗政策体系逐步完善，医疗卫生机构分工协作机制基本形成，优质医疗卫生资源有序有效下沉，医疗资源利用效率和整体效益进一步提高，基层医疗卫生机构诊疗量占总诊疗量比例明显提高，就医秩序更加合理规范；到2020年，分级诊疗服务能力全面提升，保障机制逐步健全，布局合理、规模适当、层级优化、职责明晰、功能完善、富有效率的医疗服务体系基本构建,基层首诊、双向转诊、急慢分治、上下联动的分级诊疗模式逐步形成,基本建立符合国情的分级诊疗制度。为实现这一目标,加快推进分级诊疗制度建设,意见就明确各级各类医疗卫生机构诊疗服务功能定位、加强基层医疗队伍建设、大力提高基层医疗卫生服务能力、全面提升县级公立医院综合能力、整合推进区域医疗卫生资源共享、加快推进医疗卫生信息化建设等诸多方面提出了具体的政策要求。为督促各地切实落实政策要求,加快实施分级诊疗制度改革试点工作,意见还提出了分级诊疗试点工作的具体考核评价标准,作为考核各地推进分级诊疗制度试点工作的主要依据。

　　上述政策文件下发后,各地分级诊疗试点工作有序展开,全国不少地方都进行了建立分级诊疗制度的试点改革。据统计,到 2015 年年底全国已有 16 个省份、173 个地市、688 个县启动了分级诊疗试点,各地根据自身的实际情况也逐渐形成了不同的做法。[1] 到 2016 年 10 月底,全国 31 个省份和新疆生产建设兵团均已印发分级诊疗相关文件并启动分级诊疗工作,全国已有 270 个地级市及地级以上的城市作为试点启动了分级诊疗的试点,相关工作稳步推进。[2] 此后,党和政府把建立分级诊疗制度作为"十三五"时期深化医改的重点任务,明确提出到 2017 年要进一步扩大分级诊疗试点工作,提出 85％以上的地市都要开展分级诊疗试点工作。据此规划要求,2017 年也可以说是党和政府加快推进分级诊疗制度建设试点工作的关键年。为构建分级诊疗组织体系,提高不同医疗主体间医疗资源的协同效率和服务能力,2017 年 4 月,国务院下发了《关于推进医疗联合体建设和发展的指导意见》,要求各地要根据本地区分级诊疗制度建设实际情况,因地制宜、分类指导,探索分区域、分层次组建多种形式的医联体,推动优质医疗资源向基层和边远贫困地区下沉,从而为分级诊疗制度的实施创造坚实的组织载体。此后,不少地方都进行医疗联合体建设试点工作,各地医疗联合体建设稳步发展。同时,为积极引导家庭医生签约服务,国务院医改办和国家卫计委还联合下发通知,要求 2017 年以省(自治区、直辖市)为单位在 85％以上的地市开展家庭医生签约服务工作,签约服务人群覆盖率达到 30％以上,老年人、孕产妇、儿童、残疾人以及高血压、糖尿病、结核病等慢性疾病和严重精神障碍患者等重点人群签约服务覆盖率达到 60％以上。

---

　　[1]　申曙光、张勃:《分级诊疗、基层首诊与基层医疗机构建设》,《学海》2016 年第 2 期。

　　[2]　《分级诊疗催生投资新机遇》,http://dz.jjckb.cn/www/pages/webpage2009/html/2016-11/18/content_25585.htm。

依据这些要求,各地以建设医疗联合体为主要依托、以家庭医生签约服务为基本服务模式的分级诊疗制度建设已取得显著进展,重点针对各类慢性病进行规范化诊疗和管理的分级诊疗制度扩大试点工作正在稳步推进,相信随着中国分级诊疗制度的不断推进和完善,其制度的实践绩效将日益显现。

三、大力推动社会办医的发展

改革开放前,在长期的计划经济体制下公立医疗机构组织规模及数量都始终占绝对支配的地位,医疗卫生的所有制结构非常单一,各种民间办医力量受到严重限制。改革开放后,伴随着中国经济体制改革的发展,党和政府开辟了多渠道、多层次、多形式举办医疗机构的新途径,在大力发展公有制医疗机构组织的同时鼓励集体、个人和社会力量创办医疗卫生组织,由此单一的公有制垄断办医格局发生了根本变化,逐渐形成了以公立医疗机构组织为主体,其他非公有制医疗机构并行发展的多元化办医格局。进入 20 世纪 90 年代以后,得益于中国市场经济的发展和政府对非公有制力量办医的政策鼓励与支持,社会民营医疗机构有了较快的发展,打破了医疗市场由公立医疗机构全面垄断的局面。

但是,总的来看,与庞大的公立医疗机构规模相比,由于中国民营医疗机构发展时间较短,与实力雄厚的公立医疗机构的竞争不在同一个起跑线上,加之既往国家医疗政策惯性不乏对民营医疗机构发展存在制度及政策性歧视,民营医疗机构的发展还不时遭遇到各种各样的困难和制度性障碍。然而,在中国社会主义市场经济体制的条件下,民营医疗机构已经是中国医疗卫生服务供给体系中不可或缺的重要组成部分,它对于优化中国医疗卫生资源配置和打破公立医疗机构垄断从而形成公平竞争的医疗服务环境,满足广大人民日益增长的多样化医疗服务需求等都发挥着非常重要的作用。随着 21 世纪以来中国医疗卫生体制改革不断深入,党和政府不断解放思想、更新观念,越来越重视民营医疗机构的重要作用,不断采取新的政策措施鼓励社会资本办医,推动民营医疗卫生机构发展。

2009 年,在新医改的纲领性政策文件《中共中央国务院关于深化医药卫生体制改革的意见》中,明确提出坚持非营利性医疗机构为主体、营利性医疗机构为补充,公立医疗机构为主导、非公立医疗机构共同发展的办医方向。据此要求,2010 年,国务院下发了《关于进一步鼓励和引导社会资本举办医疗机构的意见》,提出要完善和落实社会资本办医的优惠政策,消除阻碍非公立医疗机构发展的政策障碍,确保非公立医疗机构在准入、执业等方面与公立医疗机构享受同等待遇。为此,意见从放宽社会资本举办医疗机构的准入范围、进一步改善社会资本举办医疗机构的执业环境和促进非公立医疗机构持续健康发展三大方面提出了一系列促进社会资本办医的具体政策措施。这份文件颁布后引起了社会各界的广泛关注,在相当程度上产生了国务院办公厅通知中所期望的结果,即引导社会各界正确认识非公立医疗机构在医疗卫生服务体系中的重要地位和作用,为社会资本举办医疗机构营造良好的氛围。[①] 此文件下发后,青海、山东、河南、湖北等诸多省份都先后制定了鼓励引导社会资本举办医疗机构的实施文件,这可以说极大地营造了民营医疗机构发展的政策氛围。

然而,在地方发展的实践层面,社会资本进入医疗卫生领域还有不少难题,需要党和政府继续加大政策力度创造更有利的政策制度环境。党的十八大以后,党和政府在深化中国医疗卫生体制改革中又不断出台一些新的政策措施,着力为社会资本举办医疗卫生机构、促进民营医院大发展创造更加宽松的制度环境。为深入贯彻党的十八届三中全会精神,进一步深入推进医疗卫生体制改革,2013 年 9 月国务院制定下发了《关于促进健康服务业发展的若干意见》,其中提出要加快形成多元办医格局,各地要清理取消不合理的规定,加快落实对非公立医疗机构和公立医疗机构在市场准入、社会保险定点、重点专科建设、职称评定、学术地位、等级评审、技术准入等方面同等对待的政策。为了落实这一意见要求,切实解决加快发展社会办医面临的突出矛盾和问题,2013 年 12 月,国家卫生计生委和国家中医药管理局联合签署下发了《关于加快发展社会办医的若干意见》,意见要求各级卫生计生、中医药行政管理部门要将社会办医纳入区域卫生规划统筹考虑,明确要在区域卫生规划和医疗机构设置规划中为非公立医疗机构留出足够空间,提出要在放宽举办主体要求、放宽服务领域要求、放宽大型医用设备配置、完善配套支持政策、加快办理审批手续等方面加大发展社会办医的支持力度。同时,要在支持重点专科建设、支持引进和培养人才、允许医师多点执业、支持提升学术地位、支持开展信息化建设等方面支持非公立医疗机构提升其医疗服务能力。该文件的出台对于加快推进新时期中国社会资本办医具有重要的政策引领作用。

自 2013 年以来,我国社会资本办医有了较快发展,截至 2014 年我国

---

① 顾昕:《新医改的公益性路径》,云南教育出版社 2013 年版。

在册登记的民营医院数量 12546 个（见表 6-1），民营医院的数量已占到我国医院总量的 48.52%，应当说，我国社会资本举办的民营医疗机构数量已相当可观。但是，如果从民营医院所拥有的床位数、卫生人员以及所提供的门诊和住院服务量来看，都仅占总量的 15% 左右。这表明，虽然我国社会办医的总体数量有了较快较大的发展，但民营医疗机构的规模和实力仍然较弱，公立医疗机构仍是一家独大。民营医疗机构的发展仍面临一些体制机制障碍和政策束缚，需要党和政府进一步采取政策措施加以破除。

表 6-1　2014 年中国公立医院与民营医院发展状况比较

项　　　目	公立医院	比例/（%）	民营医院	比例/（%）	合计
医院数/个	13314	51.48	12546	48.52	25860
医院床位数/张	4125715	83.16	835446	16.84	4961161
医院人员数/万人	488.2	85.02	86	14.98	574.2
卫生技术人员/万人	408	86.06	66.1	13.94	474.1
诊疗人次数/亿人次	26.5	89.93	3.3	11.07	29.8
入院人次数/万人	13415	87.25	1960	12.75	15375

（资料来源：国家卫生和计划生育委员会《2014 年中国卫生和计划生育事业发展统计公报》，2015 年 11 月 5 日。）

　　为进一步破除阻碍社会办医发展的一些体制机制障碍和政策束缚，加快推进社会办医疗机构成规模、上水平发展，以不断满足人民群众多样化、多层次医疗卫生服务需求，2015 年 6 月，国务院又制定下发了《关于促进社会办医加快发展的若干政策措施》。措施主要内容包括以下几个方面。第一，进一步放宽准入。清理规范医疗机构审批事项，公开区域医疗资源规划，减少运营审批限制，控制公立医院规模。第二，拓宽投融资渠道。加强财政资金扶持，丰富筹资渠道，优化融资政策。第三，促进资源流动和共享。促进大型设备共建共享，推进医师多点执业，加强业务合作。第四，优化发展环境。落实医疗机构税收政策，将社会办医纳入医保定点范围，提升临床水平和学术地位，规范收费政策，完善监管机制，营造良好氛围。对此，措施要求各地要结合实际制定具体工作方案，细化政策措施促进社会办医成规模、上水平发展，加速形成公立医院与社会办医相互促进、共同发展格局。2016 年，国务院在颁布的《"十三五"卫生与健康规划》中提出大力发展社会办医,明确按照每千人口不低于 1.5 张床位为社会力量办医预留规划空间,支持社会力量以多种形式参与健康服务,允许社会力量以多种形式参与部分公立医院改制重组,鼓励公立医院与社会力量共同举办新的非营利性医疗机构等。为贯彻《"十三五"卫生与健康规划》要求,进一步激发医疗领域社会投资活力,调动社会办医积极性,加大支持社会力量提供多层次多样化医疗服务,2017 年 5 月,国务院办公厅又制定下发了《关于支持社会力量提供多层次多样化医疗服务的意见》,提出力争到 2020 年使中国社会力量办医能力明显增强,使民营医院的医疗技术、医疗服务品质、品牌美誉度等显著提高,打造一大批有较强服务竞争力的社会办医疗机构。要求各地要加大政策扶持力度,简化社会办医审批流程,着力优化民营医疗机构发展环境。可以说,此政策文件为今后一个时期党和政府发展社会办医的主要任务和政策措施进一步明确了任务、指明了方向。

　　近年来,在上述党和政府一系列重大政策推动下,中国社会力量办医得到加快发展,其机构数量、规模及医疗服务能力等都有较大的发展。如表 6-2 所示,截至 2016 年年底,中国医院总数为 29140 个,其中,民营医院 16432 个,占 56.4%,已经超过公立医院总数量。在医院人员数量上,截至 2016 年年底,中国民营医院工作人员数为 120.3 万人。在医院拥有的床位数量方面,2014—2016 年的三间中国民营医院床位数量发展较快,从 2014 年年底的 835446 张增加到 2016 年年底的 1233637 张。此外,在医疗服务供给方面,2014—2016 年在民营医院看病就医的患者人数,无论是诊疗人数还是住院人数总量都有显著的增长。总的来说,近年来在党和政府采取有力政策措施大力推进社会办医的政策环境下,中国民营医院发展出现了快速发展的良好局面,民营医院的数量和规模在不断扩张。但是,也必须看到,目前中国民营医院整体实力还不够雄厚,与公立医院相比,可以说仅是有其数量优势而无多大的整体竞争实力,还远不能撼动公立医院在医疗服务市场中仍具有的垄断地位。虽然近些年来党和政府不断出台系列重要政策鼓励社会力量办医,力促中国民营医院发展,但是公立医院超强、独大的基本格局依然没有根本性改变,还没有实现真正政策设置意义上的"多元办医"格局,这都需要党和政府继续发力,进一步破除社会资本办医的制度性障碍,为吸纳社会资本办医营造更为宽松的发展空间。

表 6-2　2014—2016 年中国公立医院与民营医院各参数变化对比

项　目	2014 年		2015 年		2016 年	
	公立	民营	公立	民营	公立	民营
机构数量/个	13314	12546	13069	14518	12708	16432
医院人数/万人	488.2	86.0	510.2	103.1	534.0	120.3
卫生技术人员/万人	408	66.1	427.7	79.4	449.1	92.4
床位数量/张	4125715	835446	4296401	1034179	4455238	1233637
诊疗数/亿人次	26.5	3.3	27.1	3.7	28.5	4.2
入院人数/万人	13415	1960	13721	2365	14750	2777

（资料来源：根据 2015 年、2016 年《中国卫生和计划生育事业发展统计公报》中的数据整理。）

第三节　实施健康中国战略

一、健康中国战略的提出

"民为邦本，本固邦宁"。进入 21 世纪后，党和政府在不断推动中国经济高速发展的同时，越来越重视社会民生建设，着力把增进广大人民群众的健康福祉列入党的重大战略决策之中。党的十六大作出全面建设小康社会的战略决策，其中明确提出要提高人民健康水平，坚持为人民健康服务的方向，完善国民健康政策，为广大人民群众提供安全、有效、方便、价廉的公共卫生和基本医疗服务。党的十七大提出了全面建设小康社会的新要求，在强调加快推进以改善民生为重点的社会建设中，明确"健康是人全面发展的基础，关系千家万户幸福"，要求建立基本医疗卫生制度，完善国民健康政策，提高全民健康水平。为落实党的十七大这一目标要求，推动中国医疗事业科学发展，2008 年卫生部启动了由公共政策、药物政策、公共卫生、科技支撑、医学模式转换，以及中医学等 6 个研究组总计 400 多名专家学者参加的"健康中国 2020"战略研究。2012 年，《"健康中国 2020"战略研究报告》发布，报告主要阐述了中国医疗事业发展所面临的机遇与挑战，明确了发展的指导思想与目标，提出了发展的战略重点和行动计划以及政策措施等。2012 年 11 月，党的十八大的召开标志着中国已经进入全面建成小康社会的决定性阶段，由此也开启了中国特色社会主义新时代。党的十八大首次正式提出全面建成小康社会的新战略目标，其中明确提出要提高人民的健康水平,指出健康是促进人的全面发展的必然要求,要坚持为人民健康服务的方向,坚持预防为主、以农村为重点、中西医并重,按照保基本、强基层、建机制要求,重点推进医疗保障、医疗服务、公共卫生、药品供应、监管体制综合改革,完善国民健康政策,为群众提供安全、有效、方便、价廉的公共卫生和基本医疗服务。健康已成为 21 世纪以来党和政府全面建设和建成小康社会的重要内涵。

　　党的十八大以来,党和政府审时度势、总揽全局,作出了统筹推进"五位一体"总体布局和协调推进"四个全面"战略布局的重大战略决策,坚持人民主体地位,顺应人民群众对美好生活的向往,从人民群众最关心、最直接、最现实的利益问题入手,把增进广大人民群众福祉、促进人的全面发展作为一切工作的出发点和落脚点,着力在经济社会发展中保障和改善民生。在新的战略布局下,党和政府适应经济社会发展的新要求,着力于"全面提高人民健康水平",努力"全方位、全周期"保障人民健康,把"健康中国"的战略构想发展上升为国家发展战略。

　　2015 年 3 月,李克强总理在政府工作报告中首次提出打造健康中国的主张。此后,党的十八届五中全会从"五位一体"总体布局和"四个全面"战略布局出发,对当前和今后一个时期更好地保障人民健康作出了制度性安排,明确提出了推进健康中国建设的战略决策。此后,在国务院医改领导小组的领导下,2016 年 3 月成立了以卫生计生委、发展改革委、财政部、人力资源和社会保障部、体育总局等部门为主,环境保护部、国家食品药品监督管理总局等 20 多个部门参加的起草工作组及专家组,着手制定健康中国战略规划。在此编制过程中,起草工作组及专家组充分发扬民主,协调各方参与,组织有关部门、智库和专家开展了专题研究、平行研究和国际比较研究,借鉴国内其他领域和国际国民健康中长期发展规划经验,广泛听取地方、企事业单位和社会团体等多方面意见,并公开向社会大众征集意见。2016 年 8 月 19 日至 20 日,全国卫生与健康大会在北京召开,大会征求了全体与会代表对健康中国战略规划纲要草案的意见。习近平总书记出席了大会并发表了重要讲话,他从中国经济社会发展的战略全局高度深刻阐述了推进健康中国建设的战略意义、指导方针、工作部署以及重点任务等,具有深远的指导意义。为全面贯彻习近平总书记的讲话精神,加快推进健康中国建设,2016 年 8 月 26 日中共中央政治局召开会议,会议审议通过了《"健康中国 2030"规划纲要》。经过反复修改,同年 10 月,中共中央、国务院正式印发了《"健康中国 2030"规划纲要》,要求各地区各部门结合实际认真贯彻落实。自此,健康中国战略成为新时代党和政府维护广大人民群众生命健康的重大国家战略而提上实践日程。

为推进健康中国建设,2016 年 12 月国务院印发了《"十三五"卫生与健康规划》,规划明确了党和政府在"十三五"时期奋力推进健康中国建设的十大重点任务:一是加强重大疾病防治,建立专业公共卫生机构、综合性医院和专科医院、基层医疗卫生机构"三位一体"的重大疾病防控机制;二是推动爱国卫生运动与健康促进,推进健康城市和健康村镇建设,提高全民健康素养,增强人民体质;三是加强妇幼卫生保健和生育服务,保障妇女、儿童和青少年健康,有效降低孕产妇死亡率和婴儿死亡率;四是发展老年健康服务,推动医疗卫生与养老服务融合发展;五是促进贫困人口等重点人群健康,维护好贫困人口、流动人口、残疾人等重点人群健康,促进健康公平;六是完善计划生育政策,改革完善计划生育服务管理,保持适度生育水平;七是提升医疗服务水平,保障医疗质量安全,基本建立符合国情的分级诊疗制度;八是推动中医药传承创新发展,健全中医药健康服务体系,推进中西医协调发展;九是强化综合监督执法与食品药品安全监管;十是加快健康产业发展,鼓励社会力量以多种形式参与健康服务,满足人民群众多样化、多层次健康需求。2017 年 10 月,党的十九大胜利召开,大会描绘了决胜全面建成小康社会、夺取新时代中国特色社会主义伟大胜利的宏伟蓝图。在党的十九大报告中明确将实施健康中国战略纳入国家发展的基本方略之中,把人民健康放在优先发展的战略地位,要求完善国民健康政策,为人民群众提供全方位全周期健康服务。这充分表明,党和政府已经将实施健康中国战略纳入国家整体发展战略体系之中统筹推进,健康中国战略已进入全面实施阶段。

二、健康中国战略的基本内容

2016 年 10 月,中共中央、国务院印发的《"健康中国 2030"规划纲要》(以下简称《纲要》)是党和政府在新时代实施健康中国战略的总纲目,其主要内容概述如下。

《纲要》在简要回顾中国医疗卫生发展基本成就的基础上,首先阐述了维护人民生命健康和推进健康中国建设的重大战略意义,明确推进健康中国建设是全面建成小康社会、基本实现社会主义现代化的重要基础,是全面提升中华民族健康素质、实现人民健康与经济社会协调发展的国家战略,是积极参与全球健康治理、履行 2030 年可持续发展议程国际承诺的重大举措。

　　第一部分　总体战略。总体战略主要阐述了推进健康中国建设的指导思想、战略主题和战略目标。在指导思想上,《纲要》强调要坚持以人民为中心的发展思想,牢固树立和贯彻落实创新、协调、绿色、开放、共享的新发展理念,把健康融入所有政策,全方位、全周期维护和保障人民健康。为此,在推进健康中国建设的进程中应主要遵循健康优先、改革创新、科学发展、公平公正的原则。《纲要》将"共建共享、全民健康"作为健康中国建设的战略主题,明确以人民健康为中心,坚持以基层为重点,以改革创新为动力,预防为主,中西医并重,人民共建共享的卫生与健康工作方针。《纲要》明确提出要把"共建共享"作为推进健康中国建设的基本路径,强调要从供给侧和需求侧两端发力,统筹社会、行业和个人三个层面,形成维护和促进健康的强大合力,推动人人参与、人人尽力、人人享有,不断提升人民群众的健康获得感,在共建共享中实现全民健康,而实现全民健康正是党和政府推进健康中国建设的根本目的。为实现全民健康的根本目的,《纲要》提出了到 2020 年、2030 年和 2050 年的战略目标,明确到 2020 年建立覆盖城乡居民的中国特色基本医疗卫生制度,人民健康服务体系完善高效,人人享有基本医疗卫生服务和基本体育健身服务,人民群众主要健康指标居于中高收入国家前列等。到 2030 年促进全民健康的制度体系更加完善,健康领域发展更加协调,基本实现健康公平,主要健康指标进入高收入国家行列。具体目标包括:人民健康水平持续提升,人均预期寿命达到 79 岁;主要健康危险因素得到有效控制;健康服务能力大幅提升;健康产业规模显著扩大;促进健康的制度体系更加完善,健康领域治理体系和治理能力基本实现现代化。在此基础上,到 2050 年建成与社会主义现代化国家相适应的健康国家。其中,健康中国建设主要指标如表 6-3 所示。

表 6-3　健康中国建设主要健康指标

指　　　标	2015 年	2020 年	2030 年
人均预期寿命	76.34 岁	77.3 岁	79.0 岁
婴儿死亡率	8.1‰	7.5‰	5.0‰
5 岁以下儿童死亡率	10.7‰	9.5‰	6.0‰
孕产妇死亡率/(1/10 万)	20.1	18.0	12.0
城乡居民达到《国民体质测定标准》合格以上的人数比例	89.6%	90.6%	92.2%

指 标	2015 年	2020 年	2030 年
居民健康素养水平	10%	20%	30%
经常参加体育锻炼人数	3.6 亿人	4.35 亿人	5.3 亿人
重大慢性病过早死亡率	19.1%	比 2015 年降低 10%	比 2015 年降低 30%
每千常住人口执业(助理)医师数	2.2 人	2.5 人	3.0 人
个人卫生支出占卫生总费用的比重	29.3%	28.0%左右	25.0%左右
地级及以上城市空气质量优良天数比率	76.7%	>80%	持续改善
地表水质量达到或好于Ⅲ类水体比例	66%	>70%	持续改善
健康服务业总规模	—	>8 万亿元	16 万亿元

(资料来源:根据中共中央、国务院《"健康中国 2030"规划纲要》中的数据整理。)

　　第二部分　普及健康生活。着眼于塑造中国个体公民健康的生活方式,引导公众参与大众健康活动,提高民众自身健康素养,《纲要》提出要大力加强全民健康教育,建立健全健康促进与教育体系,提高健康教育服务能力,将健康教育纳入国民教育体系。要在引导公众合理膳食、开展控烟限酒、减少不安全性行为和毒品危害,以及促进公民心理健康等方面实施健康生活方式的政策举措,在全社会积极塑造个体公民自主自律的健康生活行为方式。同时,《纲要》还提出要通过不断完善全民健身公共服务体系,广泛开展全民健身运动,加强体医融合和非医疗健康干预等措施着力提高全民身体素质。其中,特别要加大政策力度,做好妇女、老年、儿童、残障等重点人群的体质健康干预计划。

　　第三部分　优化健康服务。《纲要》中提出要在强化覆盖全民公共卫生服务、提供优质高效的医疗服务、充分发挥中医药独特优势、加强重点人群健康服务四大方面协同优化健康服务供给体系。其中,在公共卫生服务方面,《纲要》提出:一是要实施慢性病综合防控战略,加强国家慢性病综合防控示范区建设,到 2030 年实现全人群、全生命周期的慢性病健康管理;二是要加强对艾滋病、结核病、手足口病、登革热、麻疹、血吸虫病、鼠疫等重大传染病防控,完善传染病监测预警机制,加大各类传染病和地方病投入力度;三是完善计划生育服务管理,形成有利于人口均衡发展的政策体系;四是继续实施完善国家基本公共卫生服务项目和重大公共卫生服务项目,推进城乡居民基本公共卫生服务均等化。在医疗服务方面,《纲要》明确全面建成体系完整、分工明确、功能互补、密切协作、运行高效的整合型医疗卫生服务体系。同时,通过建立不同层级、不同类别、不同举办主体医疗卫生机构间目标明确、权责清晰的分工协作机制创新医疗卫生服务供给模式,通过建立体现中国特色的医疗质量管理与控制体系提升医疗服务水平和质量。《纲要》还确定要充分发挥中医药防病治病的独特优势,加强中医在临床、养生保健方面的体系建设,推进中医药继承创新。此外,《纲要》还提出要特别加强对社会重点人群的医疗服务关爱,提高妇幼健康水平,促进健康老龄化,维护残疾人健康。

第四部分　完善健康保障。在健全医保体系方面,《纲要》提出要健全以基本医疗保障为主体、其他多种形式补充保险和商业健康保险为补充的多层次医疗保障体系。加强基本医保、城乡居民大病保险、商业健康保险与医疗救助等的有效衔接,明确到 2030 年全民医保体系成熟定型。同时,全面推进医保支付制度改革,形成总额预算管理下的复合式付费方式,优化异地医保结算制度,到 2030 年全民医保管理服务体系完善高效。在完善药品供应保障体系方面,《纲要》提出要深化药品、医疗器械流通体制改革,完善国家药品价格谈判机制,建立遍及城乡的现代医药流通网络。同时,要进一步完善国家药物政策。要按照政府调控和市场调节相结合的原则,完善药品价格形成机制,强化价格、医保、采购等政策的衔接,制定完善医保药品支付标准政策等。

第五部分　建设健康环境。针对影响健康的诸多环境风险问题,《纲要》具体提出:一是深入开展爱国卫生运动,重点是加强城乡环境综合治理,着力建设健康城市和健康村镇,明确到 2030 年建成一批健康城市、健康村镇建设的示范市和示范村镇;二是加强影响健康的环境问题治理,主要包括深入开展大气、水、土壤等污染防治,实施工业污染源全面达标排放计划,建立健全环境与健康监测、调查和风险评估制度;三是加强食品安全监管,强化药品监督,切实保障食品药品安全;四是完善社会公共安全体系,具体措施包括强化安全生产和职业健康、加强道路交通安全、预防减少伤害、提高公共突发事件应急能力、健全口岸公共卫生体系等。

第六部分　发展健康产业。《纲要》中提出要优化多元办医格局,推进和实现非营利性民营医院与公立医院同等待遇,破除社会力量进入医疗领域的不合理限制和隐形壁垒。同时,要积极促进健康与养老、旅游、互联网、健身休闲、食品融合,催生健康新产业、新业态、新模式,打造一批知名品牌和良性循环的健康服务产业集群。在进一步优化市场环境的基础上,积极发展健身休闲运动产业,打造具有区域特色的健身休闲示范区、健身休闲产业带。此外,在促进医药产业发展方面,《纲要》提出加强医药技术创新,不断推动医药创新和转型升级,提升中国医药产业发展水平,形成一批跨国大型药品流通企业。

第七、八部分　健全支撑与保障和强化组织实施。《纲要》提出要在深化体制机制改革、加强健康人力资源建设、推动健康科技创新、建设健康信息化服务体系、加强健康法治建设、促进健康国际交流合作等六大方面采取政策措施,为健康中国建设提供强有力的支撑与保障体系。同时,为扎实有效地推进健康中国建设,《纲要》要求各地区各部门要将健康中国建设纳入重要议事日程,健全领导体制和工作机制,将健康中国建设列入当地经济社会发展规划,将主要健康指标纳入各级党委和政府考核指标体系之中。同时,营造良好社会氛围、做好实施监督,为健康中国建设的实施打下良好的组织和社会基础。

三、实施健康中国战略的意义

实现国民健康长寿,是国家富强、民族振兴的重要标志,也是全国各族人民的共同心愿。而在决胜全面建成小康社会、实现"两个一百年"奋斗目标和实现中华民族伟大复兴的历程中,实施健康中国战略无疑具有重大的社会现实意义。

第一,实施健康中国战略是当代中国应对健康挑战的必然要求。

改革开放以来,中国经济高速发展。但是,随着中国经济的高速发展,出现了一系列影响人民生命健康的风险和挑战。突出表现在以下几个方面。其一,环境污染已成为严重危害人民生命健康的风险因素。近年来,人民群众广泛关注的大气、水、土壤等环境污染问题集中暴露,因环境污染而导致的各种疾病在不断上升,已经到了比较严峻的地步,环境污染给人民健康造成了严重危害。其二,当代中国面临着越来越紧迫的慢性病防治问题。改革开放以来,随着广大人民群众生活水平的不断提高和生活方式的不断变化等,疾病谱发生了根本变化,各种急性传染病、寄生虫病的发病率和死亡率都显著下降,而与之相比,以心脑血管疾病、糖尿病、恶性肿瘤等为主的慢性非传染性疾病已成为影响中国城乡居民身体健康和生命安全的重要因素。^①　其三,中国老龄化步伐加快对健康服务提出了新的挑战。大量的卫生经济学研究显示,老年人是医疗服务需求的庞大群体,当老龄人口比重增加,全社会用于老年人的医疗服务和费用比重也会随之增加。据统计,2015 年中国 60 岁及以上人口已达到 2.22 亿人,占总人口的16.15％。预计到 2020 年,中国老年人口将达到 2.48 亿人,老龄化水平达到 17.17％,其中 80 岁以上老年人口将达到 3067 万人。到 2025 年,中国60 岁以上人口预计将达到 3 亿人,成为超老年型国家。^②　随着中国人口老龄化程度加剧,老年人对医疗护理服务的需求将不断增加,这无疑对中国健康服务提出了更高要求。

综上所述,实施健康中国战略是党和政府应对上述诸多健康风险和挑战的必然选择,在大健康的视野下“健康中国”战略内容涵盖破解上述诸问题系列举措,其战略实施无疑有着重大的现实意义。

第二,人民健康是全面建成小康社会的重要内涵和基础。

1979 年 12 月,邓小平在会见日本首相时根据中国经济发展的实际情况,首次提出了“小康”的概念以及在 20 世纪末中国达到小康社会的战略构想。此后,实现小康社会成为中国经济社会发展的重要标志写入了党的重大战略目标之中。经过全党和各族人民的共同奋斗,到 20 世纪末中国稳定地解决了十几亿中国人的温饱问题,人民的生活总体上达到了小康水平。但是这仍然是低水平、不全面、发展不平衡的小康。进入 21 世纪,党的十六大明确提出全面建设小康社会的宏伟目标,提出要在 21 世纪前 20年,集中力量全面建设惠及十几亿人口的更高水平的小康社会,使经济更加发展、民主更加健全、教育更加进步、文化更加繁荣、社会更加和谐、人民生活更加殷实。党的十七大深刻地阐释了“以人为本”的科学发展观,进一步提出了实现全面建设小康社会奋斗目标的新要求,明确加快推进以改善民生为重点的社会建设,努力使全体人民学有所教、劳有所得、病有所医、老有所养、住有所居,推动建设和谐社会。党的十八大首次正式提出全面建成小康社会的宏伟目标,是包括经济、政治、文化、社会、生态文明建设“五位一体”全面发展的小康,强调要在全面建成小康社会中多谋民生之利,多解民生之忧,解决好人民最关心、最直接、最现实的利益问题,在学有

① 刘文萃:《“健康中国”战略视域下中国农村慢性病风险防范与治理推进策略研究》,《领导科学论坛》2016 年第 17 期。
② 《2016 年中国人口老龄化现状分析及发展趋势预测》,http://www.chyxx.com/industry/201603/395552.html。

所教、劳有所得、病有所医、老有所养、住有所居上持续取得新进展,努力让人民过上更好的生活。十九大报告提出到2020年建成经济更加发展、民主更加健全、科教更加进步、文化更加繁荣、社会更加和谐、人民生活更加殷实的小康社会,把增进民生福祉作为发展的根本目的,从而不断促进人的全面发展。由此可见,党和政府全面建成小康社会的出发点和落脚点就是要让广大人民过上好日子,要抓住广大人民群众最关心、最直接、最现实的利益问题,想人民之所想、急群众之所急、解群众之所困。只有广大人民群众满意了,全面建成小康社会才算真正实现。

党的十八大以来,党和政府在全面建成小康社会的奋斗历程中顺应人民群众对美好生活的向往,把实现人民健康作为全面建成小康社会的内涵和基础。习近平总书记明确提出:人民身体健康是全面建成小康社会的重要内涵,是每一个人成长和实现幸福生活的重要基础。从这一战略判断而言,每个中国人的健康关系着一个家庭的幸福美满,而近14亿中国人的健康则决定着我们国家和民族的伟大复兴。"健康中国"战略按照全面建成小康社会的新要求,从大健康、大卫生的高度将健康融入经济社会发展各项政策之中,以健康优先打造健康中国,构建全民健康型的小康社会,其战略意义极其重要。

第三,实施"健康中国"战略对主动适应和引领中国经济发展新常态具有重大意义。

党的十八大以后,党和政府在科学分析国内外经济发展形势、准确把握中国基本国情的基础上,针对中国经济发展的阶段性特征作出了经济发展进入新常态的重大战略判断,即经济发展速度从高速增长转向中高速增长,发展方式从规模速度型粗放增长转向质量效率型集约增长,经济结构从增量扩能为主转向调整存量、做优增量并存的深度调整,发展动力从传统增长点转向新的增长点。长期以来,中国经济发展中的一个突出问题就是过度依赖低成本劳动力扩张产能,忽视对资源环境安全等关系人民健康条件的保护,带来了不少的社会问题。在经济新常态下,党和政府着力扭转"重物轻人"的发展模式,明确提出创新、协调、绿色、开放、共享的发展新理念,大力推进供给侧结构性改革,优化产业结构,积极培育发展绿色、低碳、健康、环保等新的经济增长点。这既为中国经济稳步发展创造了良好的人力资本条件,也为中国经济转型升级提供了重要引擎。经济学的研究揭示,人力资本是一个国家经济发展的基础,也是国家财富积累的重要源泉,而健康是重要的人力资本要素之一。因此,健康具有重要的外部经济效应,国民健康能够较好地促进经济增长,而疾病会给经济发展带来巨大的负面影响。经济学家舒尔茨对印度的实证研究表明,健康状况的改善与死亡率的下降以及平均寿命的延长,将会对劳动生产力产生积极的影响,健康状况的改善能够提高社会生产率。放眼国外,一些欧美发达国家在20世纪70年代就启动了国民健康提升计划作为提升综合国力的重要着力点,大大地促进了经济的快速发展。目前,美国、德国、日本的健康产业占GDP的比重都较高,是经济转型升级的主要动力。[①] 进入21世纪,随着中国居民生活水平的提高以及人口老龄化的到来,人们对于就医、健身、养老、旅游、环保等与健康相关的需求越来越旺盛。党和政府在经济发展中着力推进供给侧结构性改革,通过"三去一降一补"大力发展绿色、环保、健康、养老等新产业、新业态。在此经济发展趋势下,中国健康产业作为一项新兴产业,近些年也呈现蓬勃发展之势。相关数据显示,2013年中国保健食品行业产值达3000亿元,年递增达到15%以上。但是,目前中国的健康产业(包括保健、医药及健康产业)总体发展规模较小,仅占GDP的4%~5%。[②] 在这种情况下,主动适应和引领中国经济发展新常态就要大力发展健康产业,这可以说是推动中国经济结构转型升级的重要引擎。而实施"健康中国"战略正是党和政府适应经济发展新常态的客观要求,推动中国健康产业转型升级进而拉动中国经济发展的重大战略举措。因此,作为国民经济中一个规模相当可观的民生产业,健康产业将成为中国经济新常态下拉动国民经济持续健康发展的重大驱动力,在此意义上实施"健康中国"战略无疑对党和政府主动适应和引领中国经济发展新常态具有重大意义。

249

① 张来明:《健康产业大有潜力可挖》,《经济日报》2016年6月16日。
② 《刘国恩:投资健康对中国宏观经济增长有双重贡献》,http://finance.jrj.com.cn/2015/03/31160419041330.shtml? to=pc。

结语

　　黄仁宇在《中国大历史》一书中写道：将一个农业国家蜕变而为一个工商业国家不是一件容易的事。同样，将一个长期遭受西方列强侵略而积贫积弱的半封建半殖民地的旧中国建设成为一个独立富强的新中国更不是一件容易之事。中国共产党带领中国人民经过不屈不挠的革命斗争最终取得了新民主主义革命的伟大胜利，缔造了新中国，由此开启了实现中华民族伟大复兴的奋斗历程。伴随着新中国成立以来中国经济发展以及制度变迁的曲折历程，新中国的医疗事业从 20 世纪 50 年代的起步到不断发展，其间经历了一个曲折多变不断发展的历史演进过程。新中国成立以来，在党和政府的领导下中国医疗事业不断取得新成就，为维护人民的生命健康作出了重大的历史贡献，而总结其历史发展的基本经验教训无疑对当下中国深化医疗卫生体制改革具有重要的经验启示意义。

一、立足国情，走中国特色的医疗事业发展之路

　　办好中国的事情，要立足中国的实际，走符合中国国情的发展道路。这是新中国成立以来中国经济社会发展所取得一系列重大历史成就的基本经验，也是新中国医疗事业不断取得发展成就的基本经验。

　　新中国脱胎于半殖民地半封建的旧中国，整个国家的医疗卫生资源非常缺乏，而各类传染病、地方病又广泛蔓延，迫切需要加以应对。面对如此状况，新中国必须大力发展医疗事业以有效解决人民群众迫切的健康需求问题。新生的中华人民共和国没有照搬照抄他国的医疗事业发展模式，而是从中国的基本国情出发创造性地走具有中国特色的医疗事业发展道路。新中国成立后不久，党和政府即提出了适于中国国力、国情发展历史条件

的四大医疗卫生工作方针,这可以说是新中国在整个计划经济体制时期发展医疗事业的优势和特色所在。以四大基本医疗卫生工作方针为指导,党和政府建立起了比较完善的城乡基层医疗卫生服务体系,在实际医疗工作中也并没有采取成本高昂的西医模式,而是强调预防为主,充分发挥传统中医中药的卫生资源,共同发挥中西医相结合的作用。在中国计划经济体制时期,党和政府重点是加强初级医疗保健预防工作,为此,国家主要是通过低成本、短时间内培养出来的大量技术水平较低的基层医护人员来开展初级医疗卫生保健工作。作为一个农业大国,新中国立足于中国农村集体经济的发展,积极倡导广大农民发展农村合作医疗,并为农村培养了大量的赤脚医生,在中国农村实现了以较低的医疗成本获得较高的卫生绩效的结果。

党的十一届三中全会以后,中国的医疗事业发展迎来了改革发展的新时期。在改革开放的背景下,党和政府继续探索有中国特色的医疗事业发展道路。改革之初,中国医疗卫生面临着十年"文革"造成的混乱局面,同时城镇人民群众的"看病难、住院难、手术难"问题比较突出。在国家很难对医疗卫生加大更多投入的情况下,党和政府通过类似企业化的"放权让利"改革来解决医疗卫生领域计划体制的弊端,激活医疗卫生内在发展的潜力。具体来说,就是给医疗卫生机构在医疗服务收费、大型设备准入、经费使用等方面的适当自主管理权,将医疗卫生服务的提供在一定程度上与经济改革的市场化相一致,同时积极发展多种所有制医疗卫生机构,逐步形成多元化办医格局。但是,20 世纪 90 年代以后,随着中国市场化体制改革的加速推进,中国医疗卫生体制改革日益走向畸形的市场化,由此导致一系列突生的矛盾和问题。90 年代中国医疗卫生改革的实践充分表明,在社会主义市场经济体制的条件下中国医疗事业的发展还不能完全依赖市场化。这既是由医疗产品的特殊性所决定的,也可以说是由中国的现实国情所决定的。进入 21 世纪以后,随着中国经济发展水平的不断提升和国家战略发展导向的重大改变,党和政府立足于中国经济社会发展的客观要求,在现有国家实力的基础上着力解决人民群众面临的"看病难、看病贵"问题,积极引导医疗事业与经济社会发展相协调。新医改确立了政府主导的医疗卫生发展模式,强调医疗事业发展的公益性方向,提出要建立完善具有中国特色的"四位一体"的医疗卫生体系。针对中国大国医疗的发展特点,在新医改中把"保基本、强基层、建机制"作为改革发展的重点,从而最大限度地筑牢广大人民群众医疗健康需求的防线,新医改的这些政策设置都应当说是立足中国现实国情的要求,这也充分彰显了中国特色,与中国长期处于社会主义初级阶段的基本国情相契合。中国依然是一个发展中的大国,虽然新中国成立特别是改革开放以来,中国经济社会取得了突飞猛进的发展,经济实力和综合国力都有了显著的提升,但长期处于社会主义初级阶段的基本国情没有变。在人口多、底子薄、人均经济实力还不是十分强大的国情条件下,中国不可能推行欧美某些高福利国家的那种"高水平、广覆盖"的医疗服务制度,而只能把有限的医疗卫生资源广泛用在保障最广大多数的人民群众的基本医疗需求上,这可以说是基于中国国情的必然选择。

二、中国医疗事业发展应与宏观经济社会发展变革相适应

作为国民经济和社会发展中的一个子系统,医疗事业发展受特定历史阶段经济社会发展及制度变迁的影响,可以说,经济社会发展及其制度变迁是推动医疗事业不断发展的基本原因。新中国成立以来,中国医疗事业内嵌在整个宏观经济社会发展变动的环境之中,随经济社会发展及其制度变迁而不断发展。努力促进医疗卫生发展与经济社会发展相协调是新中国成立以来中国医疗事业之所以取得不断发展的一条基本经验。

新中国成立后,发展国民经济、尽快改变旧中国贫穷落后的面貌成为新生人民政权的首要任务。为此,党和政府在国家"一穷二白"的基础上启动优先发展重工业的国家工业化战略,经过"三大改造"建立起了高度集中的计划经济体制。在高度集中的计划经济体制条件下,国家几乎统摄一切社会经济资源,党和政府成为国民经济发展和社会福利资源配置的绝对主导者。在改革开放前的整个计划经济时期,中国经济发展可以说一直处在社会主义工业化的原始积累过程:80%以上的人口都生活在相对落后的广大农村地区,农业生产在国民生产总值中的比重平均都在30%以上,新中国以强有力的政策措施实行城乡二元化的经济社会管理,国家控制主要农产品、主要工业产品的价格,并采取"高积累,低消费"的政策将城市居民的工资水平稳定在一个较低的水平上,但另一方面国家为服务工业化建设也努力为城市职工和居民提供比较完善安全的社会福利保障。而在广大农村,党和政府主要是引导农民走社会主义的集体化道路,最终以超大型的人民公社来实现农民之间的相互保障关系。通过这些制度安排,新中国在计划经济时期奠定了中国工业化发展的基础。

在医疗事业发展方面,各级医疗卫生服务机构在计划经济时期主要由

国家计划设置和包办,通过专门的医疗卫生行政管理机构实行自上而下的行政化管理,在医疗服务机构的所有制结构关系上均按照其所属机构或组织的性质分别属于国有或集体所有,而个体私人医疗卫生服务组织受到国家计划的严格限制,总体规模很小,特别是在"大跃进"和"文革"时期个体开业医生几乎消失殆尽。在医疗卫生服务的保障和提供方面,党和政府从国民经济发展的全局出发在城乡实行差别化的医疗保障制度,城镇职工享有较高福利水平的劳保医疗和公费医疗,而在广大农村地区则是广泛推行合作医疗制度。在医疗卫生服务上,中国在计划经济时期医疗卫生服务突出其福利性,国家长期对医疗卫生实行低位价格,医疗卫生服务并非不收费,但收费很少,医疗卫生服务机构是否有盈余等与其本身的发展和医务人员的收入、福利等没有多大的关系。这使得各种医疗卫生服务机构都没有多大的赢利动机,而努力提高医疗卫生服务成为医疗卫生机构及其人员的重要目标。这样,在整个计划经济时期,党和政府在中国经济发展水平不高的情况下,成功地建立起了一个与经济发展水平相适应的医疗卫生体系,基本实现了一种低水平、广覆盖的医疗卫生发展目标。

党的十一届三中全会以后,中国经济体制发生了深刻的变革,逐步由传统计划经济体制向社会主义市场经济转型。随着经济体制改革的不断推进,中国经济社会发展环境发生了深刻的变化,农村开始实行家庭联产承包责任制,极大地解放了中国农村的社会生产力,随之城市经济体制改革开始启动,由此国有企业进行放权让利的改革,企业逐渐面向市场,经济自主权也催生了社会多种所有制经济成分的并存发展。尽管在改革转型中计划经济体制的基本制度框架还没有发生多大变化,但在国家有计划的商品经济的发展中,市场在社会经济资源配置中的作用开始显著增强,整个经济社会发展的市场化格局在快速发展。在经济改革和社会发展的推动下,中国医疗卫生领域的体制改革也随之开启,20世纪80年代医疗卫生改革主要是突破传统计划管理模式的束缚,建立适应商品经济发展要求的新的医疗卫生体制,政府在医疗卫生方面的改革策略主要是放权让利,激励医疗卫生服务机构自我盈利、自我发展,并允许多种所有制经济成分进入医疗卫生领域举办医疗事业,从而在80年代末期初步形成多种所有制关系并存的办医发展格局。进入90年代后,全面建立社会主义市场经济体制成为中国经济社会发展的重大战略举措,随着社会主义市场经济体制的建立,中国整个经济社会发展环境都发生了显著变化,在经济社会发展的诸多领域中市场发挥着资源配置的基础性作用。伴随着社会主义市场经济体制的建立,中国医疗卫生事业面临着适应市场经济发展要求的改革,在此情况下党和政府在进入 90 年代后也进一步加快了医疗卫生体制改革的步伐,改革的主要目标是建立与社会主义市场经济体制发展相适应的医疗卫生新体制。这个阶段党和政府为适应城市国有企业改革的要求,推动了城镇职工医疗保险制度的全面建立,在医疗卫生服务领域改革和引导医疗服务机构面向市场化,提高医疗卫生资源利用效率,推行医院分级管理等,同时发展区域医疗卫生规划和城市社区卫生服务建设,力图平衡医疗卫生资源的合理分配。然而,这一时期中国医疗卫生体制改革明显带有一种畸形市场化的倾向,力图建立适应社会主义市场经济体制的医疗卫生改革可以说是没有成功的,人民群众的"看病难、看病贵"问题在这一时期急速显现,并越来越演化成为一个社会大众广泛关注的社会矛盾问题。如何解决这一问题成为党和政府下一步深化医疗卫生体制改革的主要关注点。

进入 21 世纪以后,中国的经济和社会发展进入了一个新的历史发展阶段,随着国家经济发展水平的总体提升,党和政府确立了新的战略发展目标并着力解决经济社会发展中的"不平衡、不协调、不可持续"问题。党的十六大提出要在 21 世纪前 20 年集中力量全面建设惠及十几亿人口的更高水平的小康社会,使经济更加发展、民主更加健全、科教更加进步、文化更加繁荣、社会更加和谐、人民生活更加殷实。针对中国经济社会发展中的矛盾和问题,党和政府开始转变发展理念和发展战略,着力推进中国经济社会的科学发展和和谐社会的建设。进入 21 世纪以来,党和政府着力加强以民生为重点的社会建设,把全面深化医疗卫生体制改革作为应对多年积累的社会矛盾的一个突破口,由此中国的医疗事业改革发展也迎来了新的历史发展时期。党和政府在医疗事业发展方面不断采取重大政策措施来重点解决人民群众反映强烈的"看病难、看病贵"问题,以城乡三大基本医疗保险和大病医疗救助为构成的中国基本医疗保险制度体系快速建立起来,广大城乡群众看病就医有了基本的保障,长期发展滞后的公共卫生预防体系得以不断加强和完善。随着新医改制度设置和相关改革政策的全面展开,适应中国经济社会发展新阶段、新要求的医疗卫生发展制度体系已基本建立并不断得以完善。

三、正确处理中国医疗事业发展中政府与市场的关系

回顾新中国成立以来中国医疗事业发展的历史进程,我们可以看出,

正确处理政府与市场的关系对于促进医疗事业的不断发展尤为重要,这其中的历史经验教训也很值得我们汲取。

在新中国成立后的前 30 年,中国建立起了高度集中的计划经济体制,在此经济体制和政治意识形态指导下,国家统摄经济社会资源的规划、分配、管理等,党和政府的力量也可以说几乎渗透到人们经济社会生活的方方面面。相形之下,社会市场的力量非常微弱,市场的力量几乎没有发挥多大的作用。在医疗卫生领域,党和政府在城市建立公费医疗和劳保医疗制度,在农村发展集体合作医疗,各级各类医疗卫生机构主要由政府包办,卫生资源的筹集与分配统一实行自上而下的行政化管理,除此之外国家只是有条件地允许私人或联合诊所在城乡基层开业行医,并且在"大跃进"、人民公社化运动和"文革"的特殊时期这些私人医生或联合诊所也几乎绝迹。可以说,在整个计划经济体制时期,中国医疗事业发展中市场化的力量是极其微弱的,新中国以强大的政府力量使得在中国经济发展水平还非常落后的情况下创造了医疗事业发展的辉煌历史业绩。党和政府通过对各级各类医疗卫生机构的建设,特别是将基层医疗卫生机构一直延伸到城市街道和农村村落,在不到 30 年的时间里就使全国绝大多数人口处于医疗服务体系的覆盖范围之内,彻底改变了旧中国广大城乡特别是农村地区缺医少药的状况。同时,各级政府对医疗卫生的强有力管制也充分保证了"预防为主"这一基本医疗技术路线的贯彻和实施,实现了新中国医疗卫生资源的低投入、高产出的医疗卫生服务绩效。但是,正如传统计划经济体制有着难以克服的自身弊端一样,完全通过计划体制和主要依赖政府之手来举办医疗事业,也不可避免地存在一些问题和弊端。在中国计划经济体制时期,由于医疗卫生领域过分严格的政府计划管理、缺乏微观的竞争激励机制,医疗卫生机构臃肿、人浮于事,卫生人员医疗服务效率低下,缺乏积极性和创造性。同时,政府之手的失灵也不可避免地出现医疗卫生资源配置不当等现象,这在新中国的公费医疗和劳保医疗中表现得尤为突出。

十一届三中全会后,中国经济体制改革逐渐由计划经济体制向社会主义市场经济体制转型。中国医疗卫生体制改革也随之开启,改革的主导方向是政府向市场放权,通过引入市场机制的力量来激发医疗事业发展的活力。随着医疗卫生体制改革的不断推进,在医疗卫生领域中政府和市场的关系也逐渐发生了根本性的变化,政府已不再包办一切,而是逐步给市场让出发展空间,以借助社会市场化的力量来多方筹集医疗卫生发展资源,发展多种所有制结构并存的办医格局,并且主要运用市场激励机制的作用来有效提高医疗卫生资源的服务效率和医疗卫生资源的配置。总体而言，从 20 世纪 80 年代开始到 90 年代末，党和政府已越来越把医疗事业的发展引向了市场化，无论是医疗保障方面的改革，还是医疗卫生服务体系的改革，都明显带有市场化的改革发展逻辑，市场已经主导了医疗卫生资源的配置。应当肯定，随着中国市场经济体制改革推进，医疗卫生领域中所进行的市场化改革也是经济社会发展的必然要求，改革也极大地促进了中国医疗事业的快速发展，从 20 世纪 80 年代到 90 年代末，中国医疗卫生资源总量的快速增加也是有目共睹的。进入 90 年代后，伴随着中国社会主义市场经济体制的建立，中国医疗卫生领域的改革也快速走向市场化，政府把发展医疗卫生责任的"包袱"几乎都甩向了市场，导致 90 年代以后中国医疗事业发展中一系列问题和矛盾激增，结果在医疗卫生改革领域出现了"市场失灵"和"政府失灵"严重并存的现象。①

进入 21 世纪以后，随着中国经济社会发展面临的新局面，党和政府在医疗卫生体制改革的路径选择上矫正"过度市场化"的趋向，政府在医疗事业发展中的主导作用显著增强，新医改确立了政府主导型的医疗卫生发展模式，并科学地划分了政府与市场的边界，强调新时期全面深化医疗卫生改革既要发挥政府的主导作用也要充分发挥市场的作用，努力使政府主导与发挥市场机制作用相结合，这可以说是基于以往中国医疗改革发展历史经验教训的一个正确选择。

四、中国医疗事业发展应该始终坚持公益性的基本导向

医疗事业关系到广大人民群众的生、老、病、死，其蕴含着社会公益性的本质属性。公益性是指政府、社会组织、个人投资不是为了营利，而是为了提供公共产品、公共服务。坚持医疗事业发展的公益性既是由中国社会主义国家政权的性质所决定的，又是由医疗卫生服务自身的特殊性所决定的，更是维护中国社会公平正义的基本要求。

在整个计划经济体制时期，党和政府在中国经济发展水平还相当低的情况下就一直把医疗卫生工作当作社会福利性的公益事业来筹办，通过有效的政策和制度安排以及群众动员等方式满足了几乎所有社会成员的基本医疗卫生服务需求。具体而言，新中国成立后不久，党和政府就以卫生

---

① 顾昕：《医疗卫生资源的合理配置：矫正政府与市场双失灵》，《国家行政学院学报》2006 年第 3 期。

工作的四大方针为根本指导,着力构建起了比较完善的城乡基层医疗卫生服务体系,在城市建立起了以市区两级医院为中心、企业及单位与街道门诊部(所)为基本依托的三级医疗服务及卫生防疫体系;而在广大的农村地区则初步建立起了以县级医院为龙头、以乡镇卫生员为枢纽、以行政村卫生室为基础的三级医疗预防保健网络,此后农村三级医疗卫生保障网络得到不断发展,确保了广大农民对基本医疗卫生服务的需求。党和政府对医疗卫生工作实行统一的计划管理,医务人员的工资福利待遇与医收收入没有直接的联系,各级、各类医疗卫生机构基本上都以服务当地人民群众的医疗需要为己任而不以营利为目的。

同时,在计划经济体制时期,党和政府为有效保障广大人民群众享有基本的医疗卫生服务,逐步建立起了广泛覆盖城乡人民群众的医疗费用保障制度。在城市实行了几乎是免费的公费医疗和劳保医疗制度,而在广大农村国家虽没有财力实行同样的免费医保制度,但却通过发展集体合作经济积极引导农民走合作医疗道路。在具体的医疗卫生工作中,党和政府始终强调"预防为主"的卫生工作方针,充分发挥中国传统医疗卫生资源的优势,集中于医疗成本低、收效好的常见病和多发病的防治和治疗上,更多地为城乡居民提供最基本的公共医疗卫生服务,从而最大限度地维护了广大人民群众的基本健康服务需求。

改革开放以后,中国逐渐由计划经济向社会主义市场经济体制转变,与整个经济社会的市场化改革相适应,中国医疗事业也在改革中获得长足发展。进入20世纪90年代,党和政府深化医疗卫生体制改革,改革的基本走向是商业化、市场化。在一系列相关政策的作用下,各类医疗卫生服务机构事实上都已经发展成为类似企业化的经营管理模式,其日常运行必须依赖于医疗服务的经营性收费,在此情况下,各类医疗卫生服务机构全面追求营利性的经济目标更加突出。党和政府对传统公费医疗和劳保医疗保障制度进行根本性改革,希望建立一体化的新型城镇职工医疗保障制度,但改革的举措并没有达到"广覆盖"的预想目标,有相当多的城镇职工和城镇居民没有基本的医疗保障。在医疗服务市场化而又缺乏基本医保的情况下,城乡困难群众出现了有病不医的情况,"看病难、看病贵"问题突出。

进入21世纪以后,中国经济和社会发展的总体战略导向发生了显著变化,党和政府以科学发展观为指导,提出了构建社会主义和谐社会的战略目标。党和政府开始着力推进社会民生建设,加快发展医疗事业成为民生建设中的应有之义,由此中国医疗事业开始重新回归公益性的方向。

2003年党和政府在战胜"非典"疫情后高度重视医疗卫生工作,决心扭转过度市场化的倾向,在不断完善城镇职工医疗保险制度的基础上,国家很快建设了新型农村合作医疗制度、城乡医疗救助制度、城镇居民医疗保险制度,并加大对城乡医保体系的财政支持力度,有效缓解了人民群众看病就医的经济负担。同时,21世纪以来,各级政府用于公共卫生的投入明显增加,城乡基本公共卫生服务体系不断完善,农村三级医疗卫生服务网络得到加强,城市社区卫生服务建设得到高度重视并不断取得进展。2009年,党和政府决定实施新一轮医疗卫生体制改革,新医改确立了回归公益性的方向,明确要把基本医疗卫生制度作为公共产品向全民提供,努力实现全体人民病有所医。新医改实施以来,五项重点医改工作扎实推进,"保基本、强基层、建机制"得到有效落实,强化公立医院的公益性改革取得进展,逐步破除了"以药养医"的机制,城乡居民获得了较大实惠。

总之,从新中国成立以来中国医疗事业发展的历史实践经验来看,中国的医疗事业发展只有始终坚持公益性的方向,才能赢得广大人民群众的支持。

五、农村始终是中国医疗事业发展的重中之重

中国是一个农村人口占大多数的发展中大国,能否解决好广大农村居民的医疗卫生问题决定着中国医疗事业发展的成败。新中国成立前,中国广大农村缺医少药,医疗卫生机构、设施贫乏,广大农民贫病交加,基本没有任何医疗卫生保障。新中国成立以后,党和政府从中国的实际国情出发,高度重视农村的医疗卫生工作,中国农村医疗事业发展取得了历史性成就。

新中国成立之初,中国农村经济基础条件非常落后,医疗卫生资源极其缺乏,各种医疗卫生问题尤为突出,当时严重危害中国农村居民生命健康的是旧中国遗存而来的各类烈性传染病和地方病。面对如此严峻状况,党和政府在动员有限医疗卫生资源,加强农村疫病紧急防控的条件下着力建设县、乡、村三级医疗预防保健服务组织,到20世纪50年代末,中国广大农村地区实际上已初步建立起了以县级医疗卫生服务机构为中心、乡卫生院为枢纽、行政村卫生所(保健站)为基础的三级医疗卫生服务保健网。依托这些医疗卫生服务组织网络,党和政府大力培养乡村医疗卫生人员并有效动员乡村传统医疗卫生资源的力量来加强农村疫病防治,为广大农民

提供最基本的医疗卫生保健服务,从而从根本上改变了旧中国农村缺医少药的面貌。60年代初,党和政府决心对严重失衡的国民经济进行整顿调整,一度过热的农村医疗事业发展局面在国民经济调整中又迅速降温,农村医疗卫生机构被大幅度调整压缩,许多地方的合作医疗在迅速创办中又迅速解散。历经如此"过热又过冷"的曲折发展,60年代中期中国农村医疗事业发展又出现了非常困难的局面。从农村经济发展要求的大局出发,毛泽东发出了"把医疗卫生工作的重点放到农村去"的"六二六"指示。此后,"六二六"指示得到彻底贯彻,党和政府采取强有力的政策措施把医疗卫生资源重点向广大农村地区下沉,在城市医疗卫生资源大力支持农村医疗事业发展的过程中,中国农村三级医疗卫生服务体系得到不断强化,农村合作医疗迅速普及全国,赤脚医生队伍发展迅速,这一切都充分保障了中国广大农村居民对基本医疗卫生服务的可得性和可及性。也正因如此,中国农村医疗事业的发展成果也得到了国际社会的赞誉。

十一届三中全会后,中国开启了市场化的经济体制改革,伴随着宏观经济体制改革的推进,中国农村医疗事业发展的经济基础环境发生了根本性的变化。农村经济体制的市场化改革直接冲击了农村原有的医疗卫生三级服务体系。原来靠集体经济基础和集体化管理支撑的农村合作医疗迅速解体,大批的赤脚医生被迫另谋他业,乡村一些优质医疗卫生资源开始不断向市场化力量比较活跃的地方聚集,而急于发展地方经济的县、乡政府也开始不断把举办公共医疗卫生事业的责任推向市场,政府用于农村医疗事业发展的公共财政投入也逐年减少。在此情势下,中国广大农民也日益面临着有病难医的困境,其中有不少农村困难群众更是陷入了"因病致贫,因病返贫"的境地。从20世纪90年代开始,党和政府不断采取政策措施来加强农村三级医疗卫生服务体系建设,其中一个重要的政策实践就是力图恢复和重建农村合作医疗。但是,农村合作医疗的总体覆盖率仍然在低位徘徊,广大农民仍然没有参加任何医保,看病就医的医疗成本依然很高,广大农民群众"看病难、看病贵"问题不但没有根本缓解反而有进一步严峻之势。可以说,整个20世纪90年代中国农村医疗事业发展仍然困难重重,步履维艰。

进入21世纪以后,随着国家经济发展战略的重大转变,党和政府对农村采取"多予、少取、放活"的发展原则,不断加大对"三农"的政策及财政扶持力度,扎实推进社会主义新农村建设。2003年,党和政府在中国广大农村普遍开始建立新型农村合作医疗制度,各项政策措施的建立和完善以及各级政府逐年不断加大的财政支持力度都为新型农村合作医疗制度的发展运行提供了坚实的基础。2009 年,中国新医改正式实施,此后"强基层、保基本、建基制"的政策设置得以有效落实,中国农村三级医疗卫生服务组织和基本公共卫生服务体系得以不断地夯实,中国农村基层医疗卫生组织的医疗服务能力显著增强,确保了对广大农村居民医疗服务的效率和质量。当然,由于中国农村地区广、人口多,21 世纪以来虽然中国农村医疗事业发展呈现了令人瞩目的新局面,但农村卫生发展还依然面临着诸多的矛盾和问题,需要党和政府仍然把中国医疗卫生工作的重中之重放在中国广大农村地区。

以史为鉴,可以知兴替。以上诸方面是本书研究新中国成立以来中国医疗事业发展历史所总结的几点基本历史经验。健康是一个公民获得生存发展能力的基本前提和基础,是现代国家经济社会发展所追求的主要目标之一。医疗卫生虽不是影响公民健康的唯一决定因素,但它对保障和维护每一个公民的生命健康却极其重要。21 世纪以来,中国医疗事业发展问题备受社会广泛关注,党和政府为破解广大人民群众的"看病难、看病贵"问题而正在着力全面深化中国医疗卫生体制改革,新医改战略举措及系列政策举措也正在扎实有效地推进。

我们既需要充分借鉴世界上其他国家医改的有益做法,也需要充分汲取中国自己在既往医疗事业发展中的历史经验教训,立足于中国的实际国情,走中国特色的医疗事业改革发展之路。历史是一面镜子,许多现实问题还需要从动态的历史演变进程中加以溯源和厘清。笔者希望本书的研究能为党和政府及相关的政策决策部门提供决策参考。以史为鉴,面向未来。我们坚信党和政府一定能够在充分汲取中国医疗事业发展基本历史经验的基础上,立足当代中国经济社会发展的新要求,不断开创中国医疗事业发展的新局面。

参考文献
REFERENCES

[1] 中共中央文献研究室.建国以来重要文献选编[M].北京：中央文献出版社,1993.

[2] 中共中央马克思恩格斯列宁斯大林著作编译局.马克思恩格斯文集：第2卷[M].北京：人民出版社,2009.

[3] 中共中央文献研究室.十三大以来重要文献选编(上)[M].北京：人民出版社,1991.

[4] 国家卫生和计划生育委员会.中国卫生和计划生育统计年鉴(2014)[M].北京：中国协和医科大学出版社,2014.

[5] 中华人民共和国卫生部.中国卫生统计年鉴(2004)[M].北京：中国协和医科大学出版社,2004.

[6] 中华人民共和国卫生部.建国四十年全国卫生统计资料(1949—1988)[M].北京：中华人民共和国卫生部,1989.

[7] 《中国卫生改革开放30年》编辑委员会.中国卫生改革开放30年[M].北京：人民卫生出版社,2008.

[8] 中央人民政府卫生部.卫生法令汇编：第一辑[M].北京：中央人民政府卫生部,1951.

[9] 蔡仁华.中国医疗保障制度改革实用全书[M].北京：中国人事出版社,1997.

[10] 黄树则,林士笑.当代中国的卫生事业(上、下)[M].北京：中国社会科学出版社,1986.

[11] 黄永昌.中国卫生国情[M].上海：上海医科大学出版社,1994.

[12] 中共中央党校理论研究室.历史的丰碑：中华人民共和国国史全鉴：卫生卷[M].北京：中央文献出版社,2004.

[13] 王书城.中国卫生事业发展[M].北京：中医古籍出版社,2006.

[14] 武力. 中华人民共和国经济史：上、下卷[M].增订版.北

京:中国时代经济出版社,2010.

[15] 张怡民.中国卫生五十年历程[M].北京:中医古籍出版社,1999.

[16] 姚力.当代中国医疗保障制度史论[M].北京:中国社会科学出版社,2012.

[17] 尹力,任明辉.医疗保障体制改革:一场涉及生老病死的变革[M].广州:广东经济出版社,1999.

[18] 张自宽.论农村卫生及初级卫生保健[M].太原:山西人民出版社,1993.

[19] 王冠中.20世纪50年代中共整合组织资源防控血吸虫病的实践及启示[J].党史研究与教学,2011(3).

[20] 董国强,邵京,王江南.新中国成立以来麻风病防控与救治工作的历史回顾[J].中共党史研究,2013(9).

[21] 肖爱树.1949—1959年爱国卫生运动述论[J].当代中国史研究,2003(1).

[22] 李洪河.反细菌战调查与建国初期爱国卫生运动的肇始[J].河北师范大学学报(哲学社会科学版),2010(3).

[23] 李玉荣.中共第一代领导集体与中国卫生事业[J].首都师范大学学报(社会科学版),2011(5).

[24] 李玲,江宇,陈秋霖.改革开放背景下的我国医改30年[J].中国卫生经济,2008(2).

[25] 张自宽.卫生改革与发展探究[M].哈尔滨:黑龙江人民出版社,1999.

后 记

POSTSCRIPT

　　健康是个体生存之本和民族国家发展之基,而发展医疗事业则是维护国民健康的重要保障。新中国成立以来,党和政府始终高度重视医疗事业发展,中国的医疗事业取得了辉煌的历史成就。然而,新中国成立以来中国医疗事业的发展并非一帆风顺,而是充满艰辛曲折的探索历程。历史经验教训弥足珍贵,今天当我们探讨当下中国的医疗事业发展问题之时也不能不追溯其历史发展的动态演进脉络,从中汲取历史经验教训,以少走弯路,更好地推动当代中国医疗事业发展。同时,2019年,党和政府将迎来中华人民共和国成立70周年大庆。在此之际,我们系统总结新中国成立以来中国经济社会发展进程中的辉煌历史成就无疑有着重要的纪念意义,而医疗事业历史发展成就亦是其中的重要方面。因此,本论著的研究无疑有着重要的现实意义。当然,由于新中国医疗事业发展历史时段较长,涉及的研究内容亦比较宽泛,本论著的谋篇布局较为困难,更难以涵盖医疗事业发展的方方面面。同时,由于笔者学术研究能力有限,论著中的一些研究问题也不免存在分析的广度和深度都不够深入的缺憾。这些方面的不足都需要笔者在今后的研究中继续付出努力,也祈望相关研究的学术同仁和专家给予批评、指正。

　　此书在撰写的过程中得到了中国社会科学院当代中国所武力教授的全力支持和精心指导。武力先生宽厚仁慈、平易近人、治学严谨、淡泊名利,有大师风范。此书从选题到架构的设定和内容的修改、完善等都无不凝聚着武力先生的辛勤指导。在书稿付梓之际,我首先要感谢武力先生对本书顺利完成所给予的关心帮助及辛勤指导。特别是,承蒙先生厚爱,本书被列为"中华人民共和国经济与社会发展研究丛书(1949—2018)"系列出版著作之一,笔者倍感荣幸。感谢陈争平、赵云旗、郑有贵、王瑞芳、兰日旭、郭旭红、王爱云、肜新春、肖翔、李扬、申晓勇等诸位老师在此书修正过程中所给予的指导建议。最后,笔者还要感谢华中科技大学出版社的编辑,感谢他们为此书的出版所付出的辛勤劳动,使我们的研究成果及时与读者见面。此外,本书写作过程中还参考了诸多学术文献资料,对原作者一并致以谢意。

作 者

2018 年 5 月 30 日